Für meine Söhne Vitus und Veverin

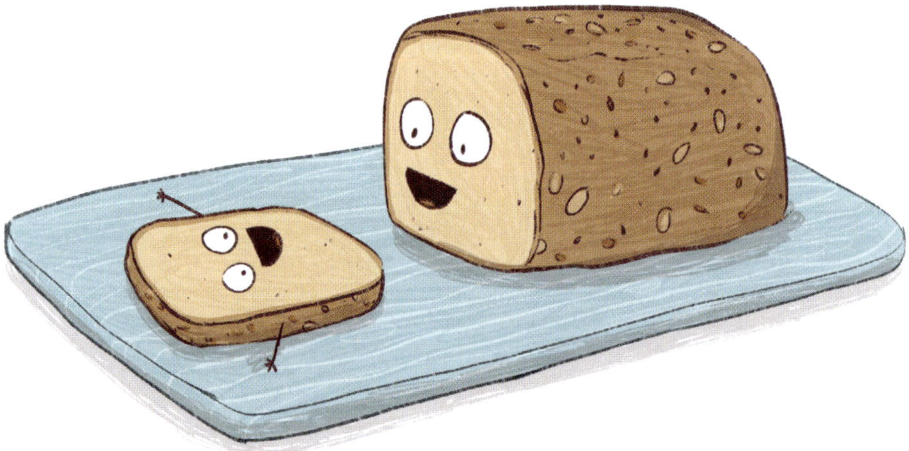

KATRIN LINKE

SO ernähren WIR UNS richtig

DAS EINMALEINS DES ESSENS

Loewe

INHALT

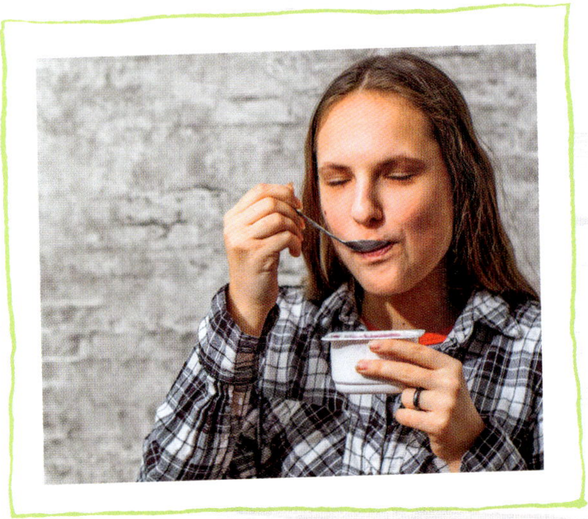

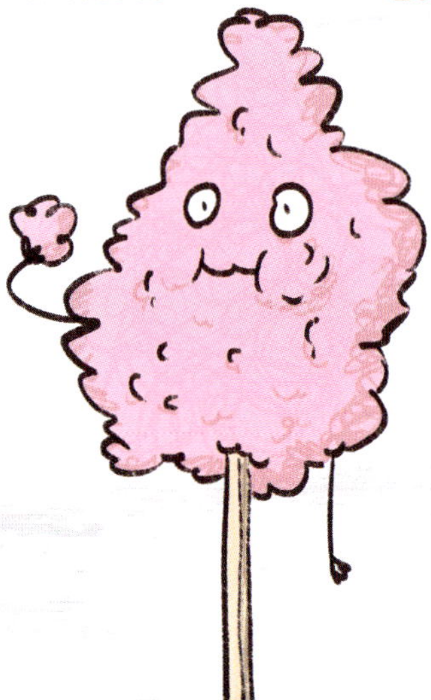

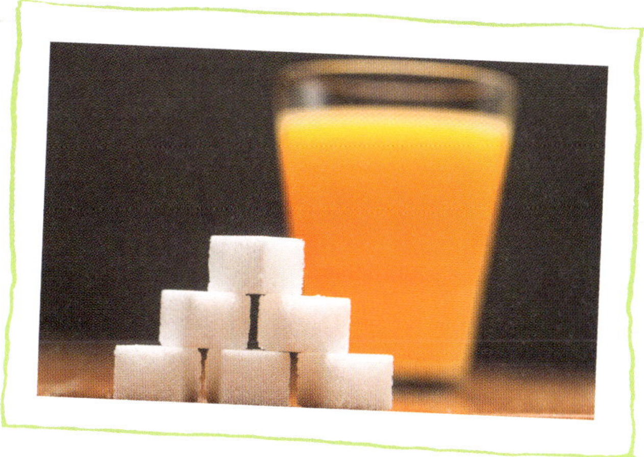

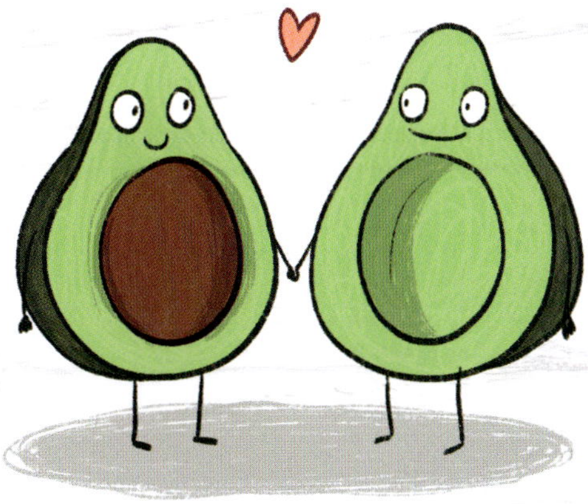

LIEBE LESERIN, LIEBER LESER,

meine Großmutter sagte immer: „Wer alle Tage Süßes isst, trinkt Kakao und kriegt Schokolade, der weiß gar nicht, wann Sonntag ist, und so was find ich schade." Eine Lebensweisheit, die ich erst heute als Erwachsene so richtig verstehe: Wir leben in einer Überflussgesellschaft, in der es alles zu jeder Zeit gibt. Das ist fatal, denn tief in unserem Inneren sind wir immer noch Steinzeitmenschen und für diese war vor allem eins wichtig: möglichst viel zu essen.

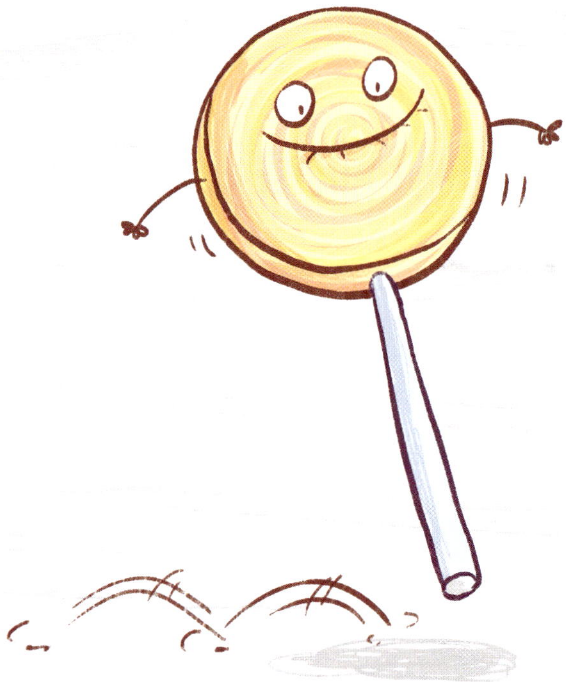

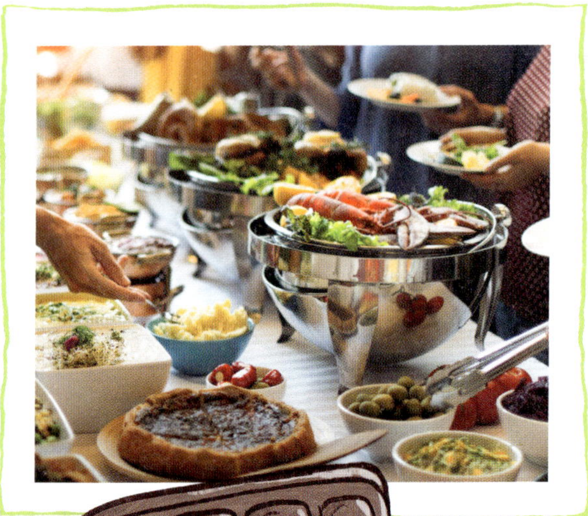

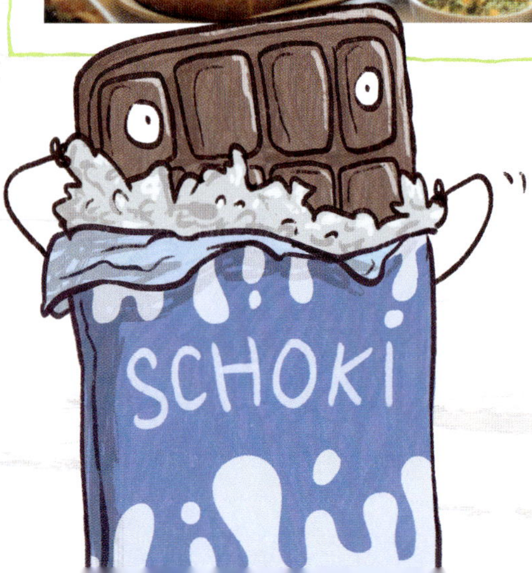

Was damals half, um zu überleben, führt heute allerdings dazu, dass wir krank werden.

Vielleicht hast du schon einmal von der Krankheit Altersdiabetes gehört. Leider bekommen sie inzwischen nicht mehr nur alte Menschen, wie es der Name vermuten lässt – der jüngste Patient der Welt war gerade einmal drei Jahre alt!

Krank kann aber auch folgendes Phänomen machen, das mein Freund Bas Kast als „Eiweißverdünnung" bezeichnet und auf das er während der Recherchen für seinen Bestseller *Der Ernährungskompass* gestoßen ist: Unser Körper misst nämlich sehr genau, wie viel Eiweiß wir essen. Erst wenn wir genug Eiweiß zu uns genommen haben, kommt das Signal: „Ich bin satt.“ Doch in Zeiten von Tiefkühlpizza und Fertigessen sendet unser Körper dieses Signal meist viel zu spät. Warum das so ist und was das für schlimme Auswirkungen haben kann, kannst du in diesem Buch nachlesen.

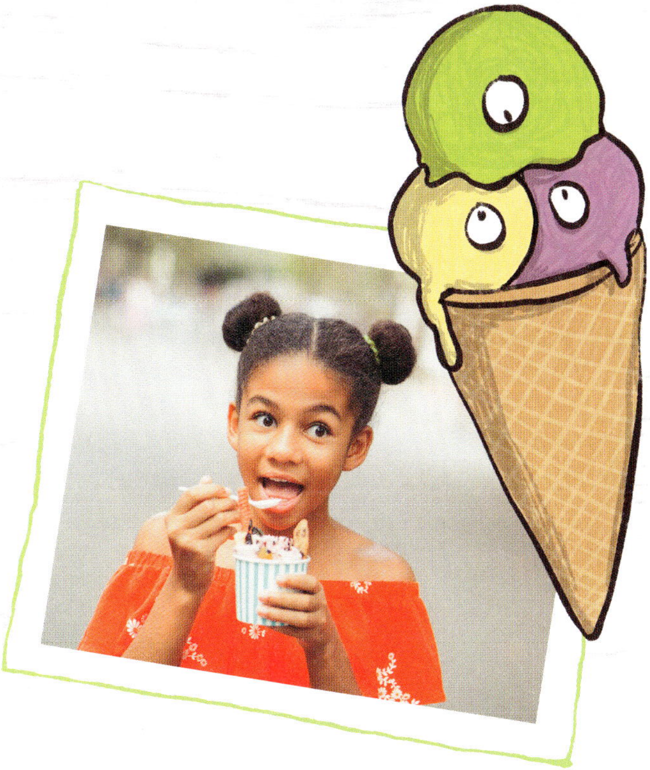

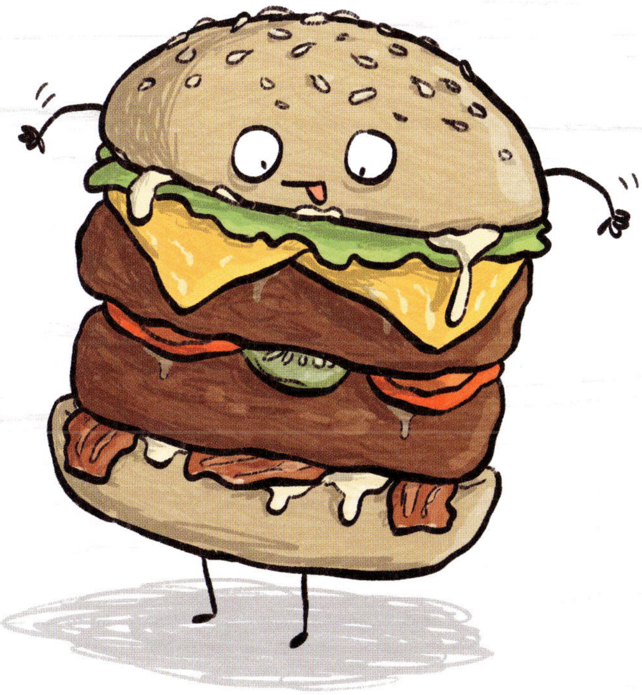

Wir alle wollen sportlich, schlank und gesund sein, doch in unserer Welt voll leckerer Versuchungen ist das oft schwer. Damit es für dich leichter wird und du nicht in die vielen ungesunden Fallen tappst, habe ich dieses Buch geschrieben. Du wirst sehen: Gesunde Ernährung ist einfach und am Ende sogar viel leckerer als alles andere. Und schreit der Steinzeitmensch in dir mal wieder allzu laut, kannst du ihn mit der „Sonntagsregel“ meiner Oma locker ausbremsen.

Viel Spaß beim Lesen!
Deine Katrin

KOHLENHYDRATE

Unser Treibstoff

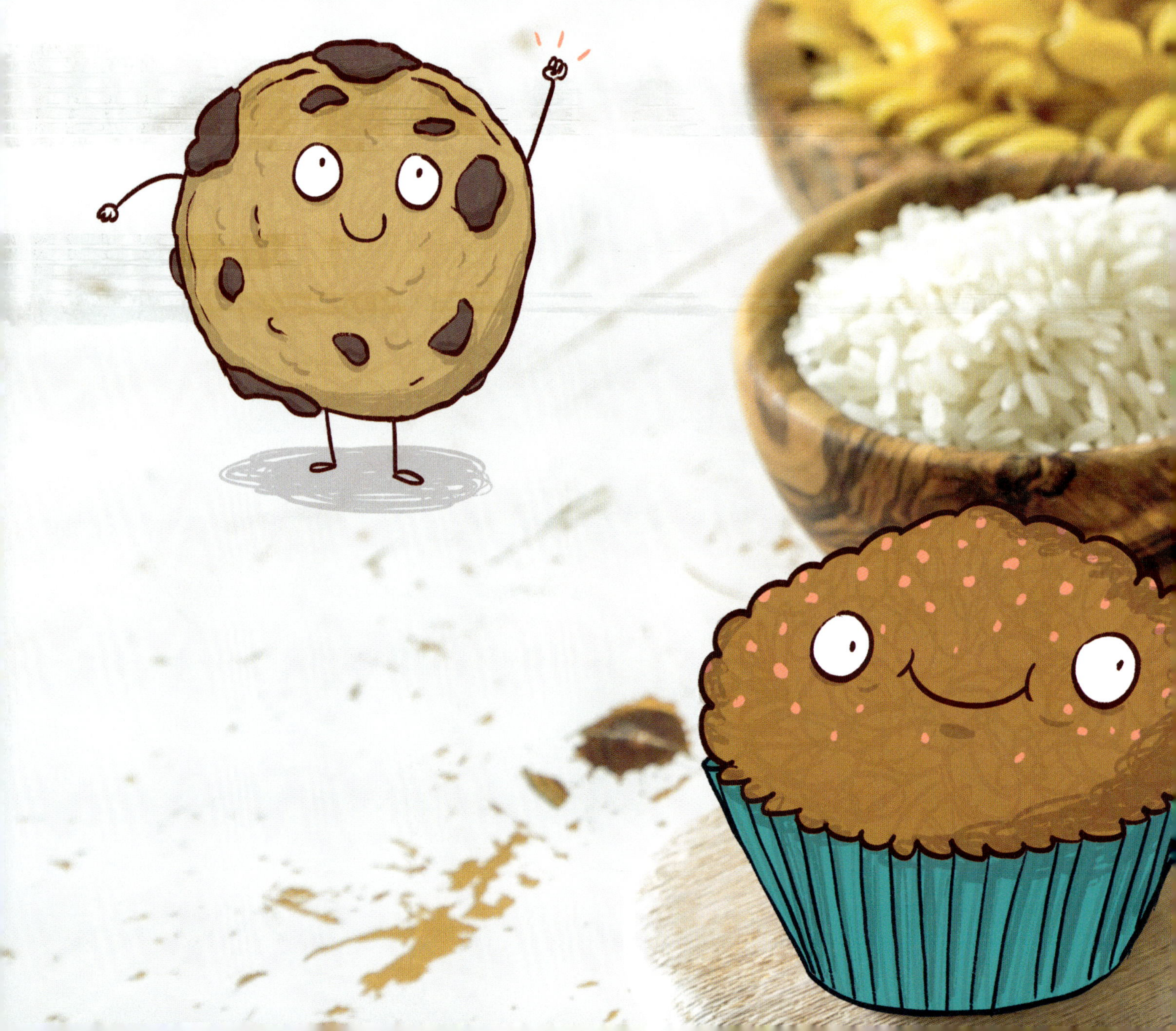

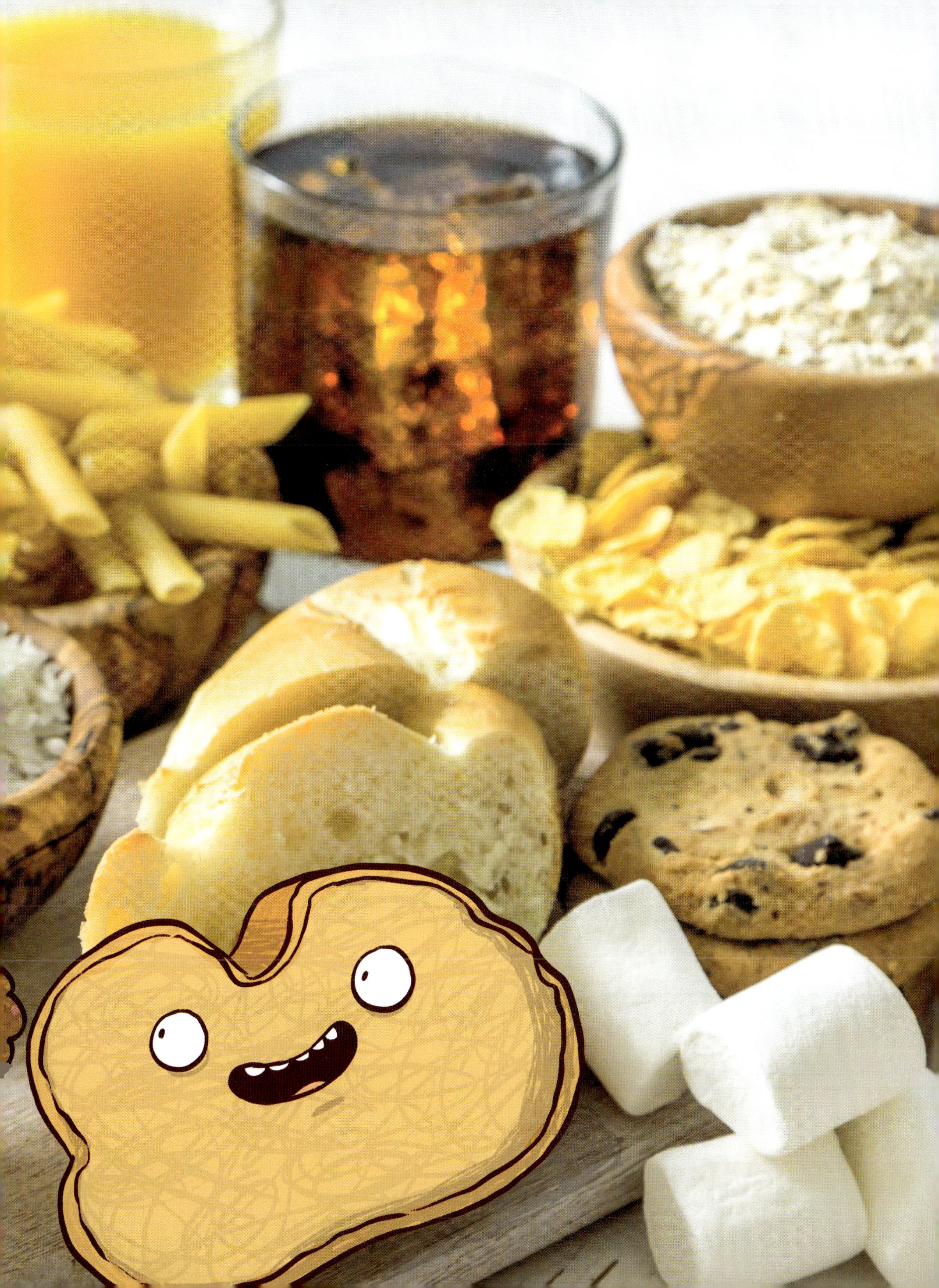

ZUCKERSÜß

Warum wir so scharf auf Süßes sind

Hast du auch manchmal Heißhunger auf Süßes? Mir geht es genauso, ich habe nämlich einen riesigen Kuchenzahn! Doch warum ist ausgerechnet Süßes für uns so unwiderstehlich? Das könnte uns ja auch mit etwas Salzigem oder Saurem so gehen.

Forscher haben etwas ganz Erstaunliches herausgefunden: Zucker wird in unseren Körpern zu einer Hälfte direkt als Energie verwendet, zur anderen Hälfte aber in Fett verwandelt. Vermutlich hat dieser Trick unseren Vorfahren sogar das Leben gerettet (siehe nächstes Kapitel) und ohne ihn gäbe es uns vielleicht überhaupt nicht.

Um das zu verstehen, müssen wir eine kleine Zeitreise in unsere Vergangenheit machen. Wir Menschen haben erst vor ca. 10.000 Jahren mit Ackerbau und Viehzucht begonnen. Davor hatten wir Jahr für Jahr dieselbe Sorge: Wie überstehen wir den Winter? Denn es war uns unmöglich, Lebensmittel über mehrere Monate aufzubewahren. Deshalb aßen wir uns im Spätsommer und Herbst eine dicke Speckschicht an. Womit? Mit Obst, das am Ende des Sommers in Hülle und Fülle zur Verfügung steht und auch noch lecker süß schmeckt. Wurde die Nahrung im Winter knapp, zehrte unser Körper von unserem Körperfett und wir überlebten.

Obwohl das schon sehr lange her ist, tickt unser Körper noch immer wie damals: Sobald es etwas Süßes gibt, denkt er, der Winter steht vor der Tür. Deshalb gibt er den Befehl: Iss so viel Süßes, wie du kannst, und werde so dick wie möglich! Süßes ist also deswegen so lecker für uns, damit wir gut über den Winter kommen.

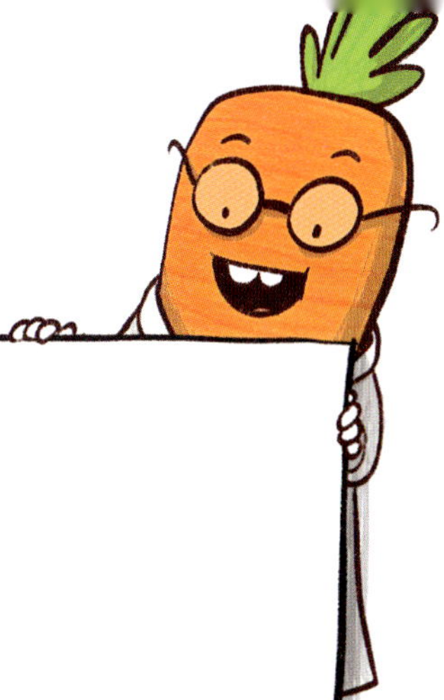

INFOKASTEN

Superschlaue Pflanzen

Pflanzen haben ein Problem: Sie können sich nicht bewegen. Und so müssen sie ihre Samen dort runterfallen lassen, wo sie stehen. Damit ihre Nachfahren trotzdem auf Wanderschaft gehen können, wenden Pflanzen verschiedene Tricks an. Der Trick von Obstpflanzen ist superlecker: Sie bauen süßes Fruchtfleisch um ihre Samen. So werden sie von Tieren gefuttert. Die fliegen, laufen oder schwimmen dann mit den Samen im Bauch herum. Und müssen irgendwann aufs Klo. Weil nur das Fruchtfleisch verdaut werden kann, werden die Samen, beispielsweise Kirschkerne, mit dem Häufchen ausgeschieden. So gelingt es Pflanzen, sich zu verbreiten oder neue Gebiete zu erobern. Ganz schön schlau!

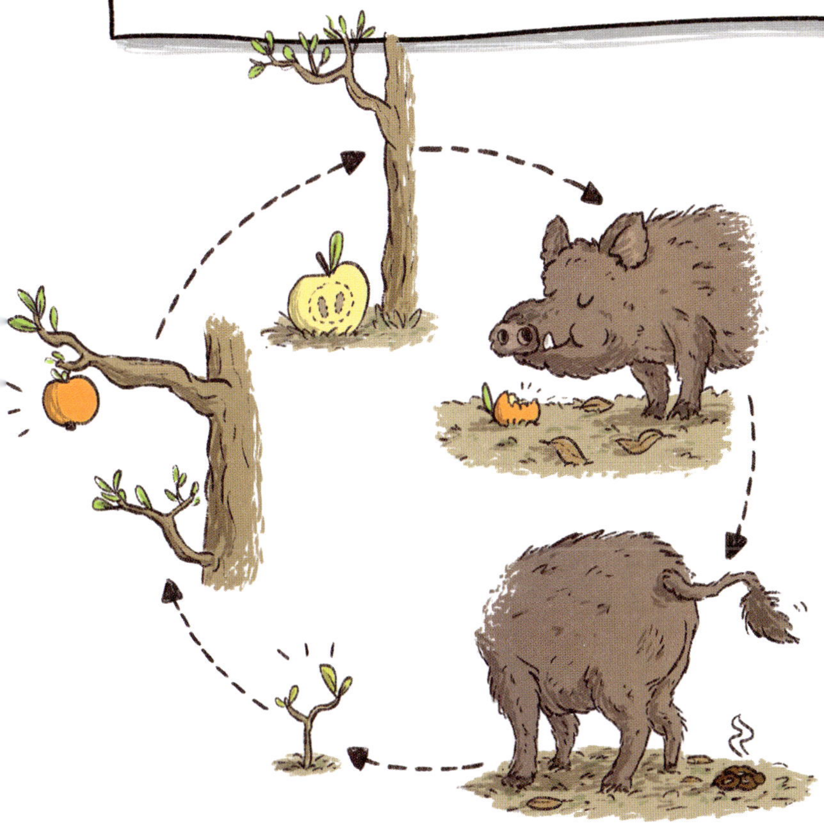

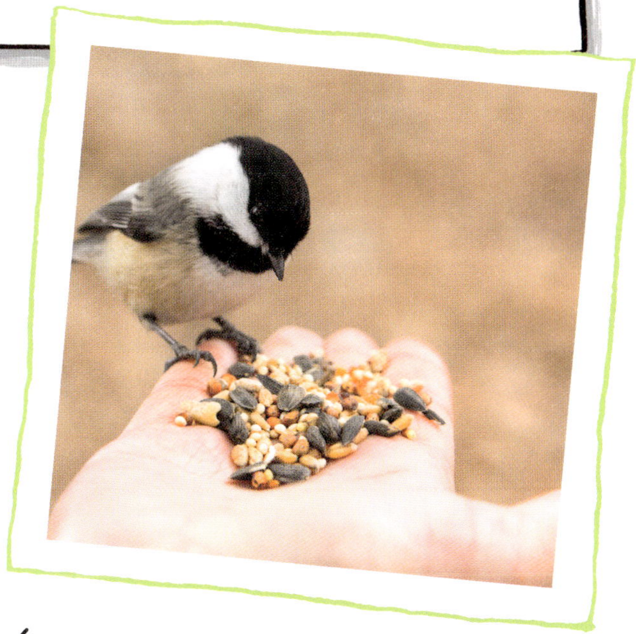

Tiere spielen Taxi für Pflanzensamen und werden dafür mit leckerem Fruchtfleisch bezahlt.

Der bekannte Forscher Lewis Cantley weist darauf hin, was das in unserer heutigen Welt bedeutet: Süßes gibt es das ganze Jahr über. Und nicht nur in Form von Obst, sondern auch als Schokolade, Kuchen, Gummibärchen oder Eiscreme. Süßes steht heutzutage bei den meisten Menschen fast täglich auf dem Speiseplan. Das Signal: „Hallo, iss so viel Süßes, wie du kannst, damit du den Winter überstehst!“ Umgekehrt sagen wir unserem Körper mit jeder Süßigkeit: „Mach mich fett!“

Besonders die Fettzellen unter der Haut sind für das Signal „Macht euch dick und fett!“ empfänglich. Das ist noch so ein genialer Trick, denn indem wir das Fett direkt unter der Haut lagern, bekommen wir eine prima Isolationsschicht für den Winter und müssen weniger frieren.

Doch wenn die Fettzellen unter unserer Haut zu viel Süßes bekommen, sind sie irgendwann voll. Dann versucht unser Körper, das Fett woanders unterzubringen. Du kannst das sehr gut bei vielen Erwachsenen, manchmal aber auch bei Kindern beobachten (siehe ***Auf Spurensuche***, S.15).

Nun passiert etwas sehr Gefährliches: Die verfetteten Zellen in den Organen können nicht mehr richtig arbeiten. Zum Beispiel können die Zellen der Bauchspeicheldrüse kein Insulin (siehe Infokasten auf Seite 59) mehr herstellen und man wird zuckerkrank (dazu mehr im Kapitel ***Zuckerkrank***).

Das, was früher ein Segen war, wird uns nun zum Verhängnis. Aber wie genau funktioniert dieser Trick eigentlich? Wie kann aus Zucker Fett werden? Und ist Zucker immer Zucker?

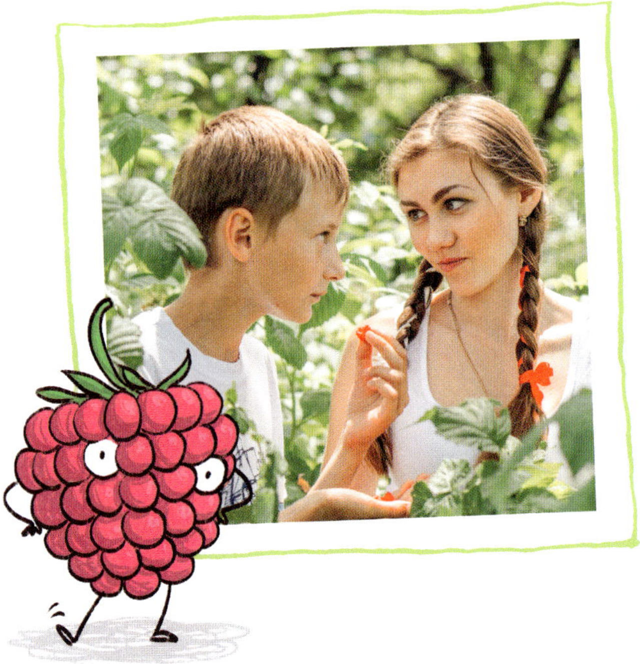

Wenn es um Süßes geht, steckt unser Körper noch in der Steinzeit fest.

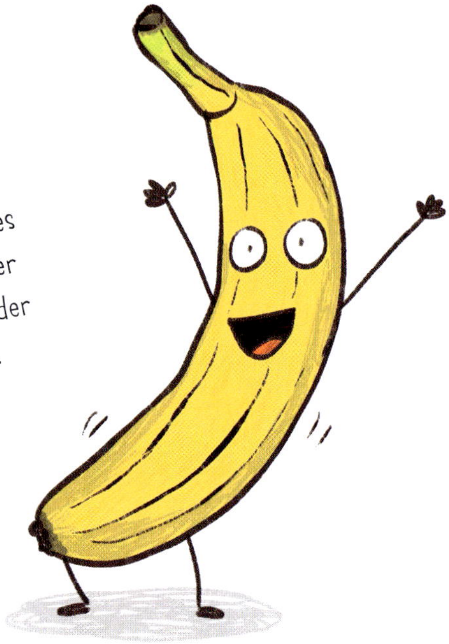

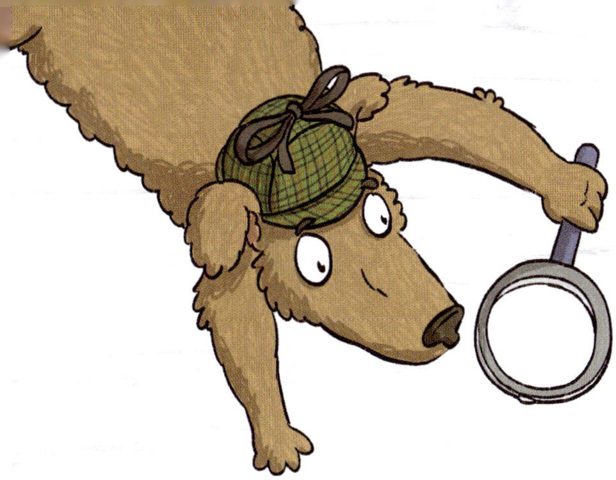

AUF SPURENSUCHE

Fasse dir doch mal an deinen Bauch. Kannst du in eine kleine, weiche Fettrolle unter der Haut greifen? Das ist ganz normal und gut so, denn dein Körper möchte immer ein bisschen Reserve haben. Dadurch könntest du ohne Probleme ein paar Tage ohne Essen auskommen. Solltest du unter dem Fettröllchen der Haut einen verhältnismäßig festen Untergrund fühlen, dann ist Folgendes passiert: Zwischen dem Darm und den inneren Organen sowie auch in ihnen wurde Fett gespeichert. Es drückt von innen gegen die Bauchmuskulatur. Bei viel Fett kann sich der Bauch fest und wie ein Ballon anfühlen. Mit so viel Fett können die Organe nicht mehr gut arbeiten und das ist ungesund.

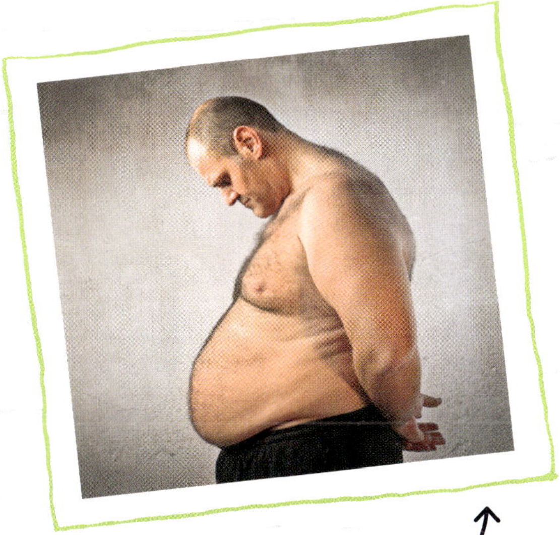

Von innen prall gefüllter Bauch – solcher Speck gefährdet die Gesundheit.

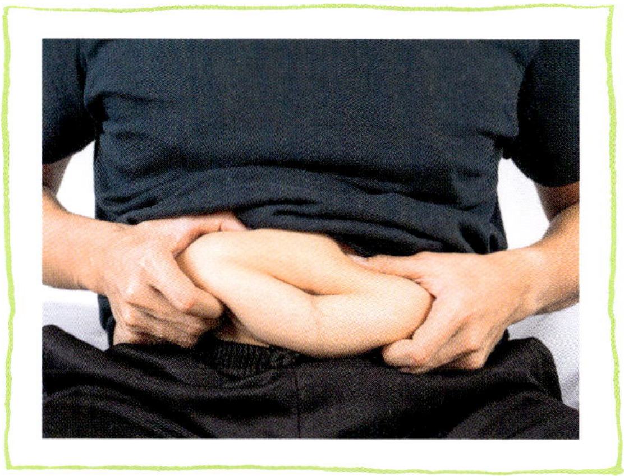

Typische Speckrolle, in der wir Energie für schlechte Tage speichern.

PURE ENERGIE

Was sind Kohlenhydrate?

Zucker gehört mit zu der **Stoffgruppe** der Kohlenhydrate, und wenn du dich umschaust, findest du Kohlenhydrate in allen Dingen, die leben oder mal gelebt haben. Genau genommen bestehen zwei Drittel aller biologischen Dinge aus Kohlenhydraten. Ein Wald besteht fast nur aus Zellulose, ein Kohlenhydrat, das du unter dem Namen Holz kennst. Zellulose ist das Hauptbaumaterial von Pflanzen und wir nutzen es vielfältig als Baustoff, aber auch für unsere Kleidung. Denn Pflanzenfasern wie Baumwolle bestehen auch aus Zellulose.

Eine weitere wichtige Gruppe ist die Stärke. So wie Tiere ihre Energiereserven als Fett anlegen, so speichern Pflanzen ihre Energie als Stärke. Isst du zum Beispiel eine Möhre, verzehrst du eine Wurzel, in der eine Pflanze ihre Stärke gespeichert hat. Wenn du eine Kartoffel isst, dann futterst du einen Auswuchs des Pflanzenstamms, in dem die Kartoffelpflanze ihre Stärke gespeichert hat. Aus Stärke besteht auch jedes Brot. Denn um Mehl herzustellen, wurden die Samen von Gräsern (z. B. Weizen oder Roggen) klein gemahlen. Auch dort wurde Stärke gespeichert, aber diesmal für die Nachkommen der Pflanzen. Ihre Samenkörner bestehen beinahe vollständig aus Stärke.

Zellulose und Stärke sind sogenannte Mehrfachzucker (Polysaccharide), dazu gleich mehr.

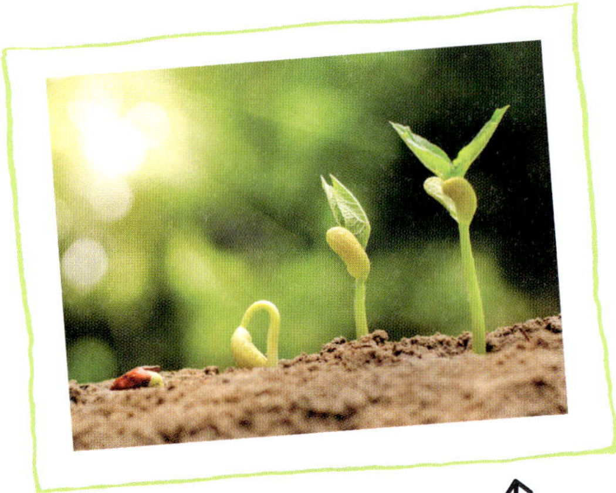

Pflanzensamen sind pure Energie.

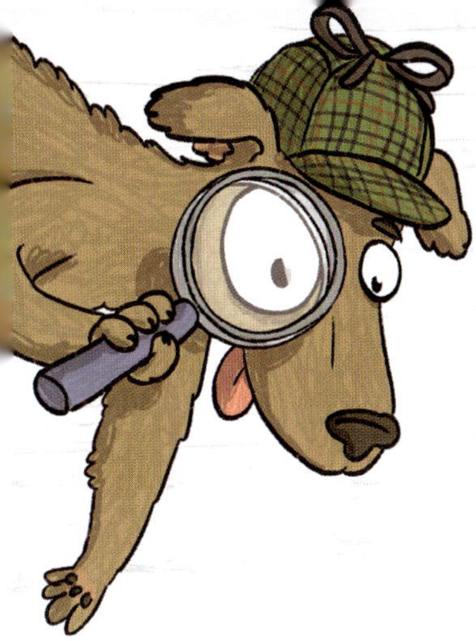

AUF SPURENSUCHE

Eiszeit

Nimm zwei Schüsseln. Lass in einer eine Kugel deines Lieblingseises schmelzen, lege dann in die andere eine kalte Kugel. Probier doch mal: Schmeckt beides gleich süß oder ist eins davon süßer? Hast du eine Idee, warum? Die Antwort findest du im Kapitel *Vom guten Geschmack*.

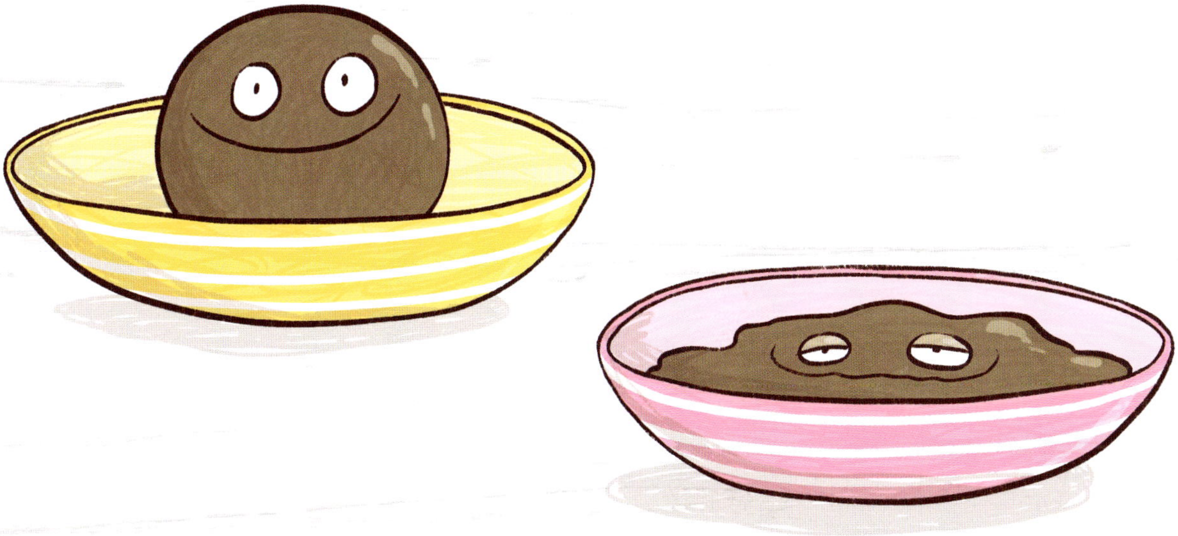

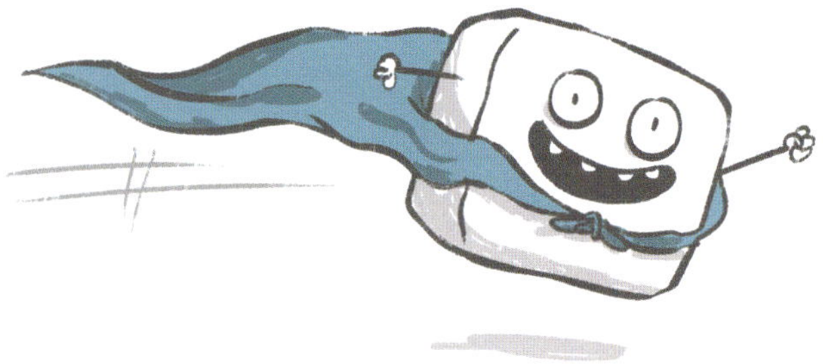

Zu der dritten großen Kohlenhydratgruppe neben Zellulose und Stärke gehört der Zucker. Auch er dient den Pflanzen als Speicherstoff. Eine Zuckerrübe besteht übrigens zu fast 20 % aus Zucker, da kommt kein anderes Gemüse mit. Daher wird aus ihr auch unser Kristallzucker gemacht. Normalerweise ist Zucker aber in Früchten und du weißt ja auch schon warum.

Zucker ist übrigens ein Zweifachzucker (Disaccharid). Nun schauen wir uns mal an, was es mit diesen Zwei- und Mehrfachzuckern auf sich hat.

Im Großen und Ganzen sind alle Kohlenhydrate aus Einfachzuckern (Monosacchariden) aufgebaut. Die kennst du als Traubenzucker. So ein Einfachzucker besteht aus einem Ring von sechs **Kohlenstoffatomen**. Alle Mehrfachzucker bestehen aus Ketten solcher Ringe – also Ring an Ring, wie bei einer Kette. Diese Ketten bilden die Zellulosefasern, aus denen Holz, Seile oder Baumwollfäden bestehen. Sie sind fest miteinander verklebt und dadurch sehr stabil. Essen können wir sie nicht, denn wir können sie nicht verdauen. Das können nur **Mikroorganismen**.

Weniger fest verklebt sind die Ketten, die Stärke bilden. Sie können wir verdauen. Zu Brot verbacken, ist Stärke richtig lecker. Auch Zucker, gemeint damit ist der weiße Kristallzucker, können wir verdauen. Als sogenannter Zweifachzucker besteht er aus zwei unterschiedlichen Einfachzuckern, nämlich **Glukose** (Traubenzucker) und **Fruktose**. Sie werden von unserer Leber ganz unterschiedlich behandelt. Glukose geht sofort weiter ins Blut und steht unserem Körper als Energie zur Verfügung. Fruktose aber wird in Form von Fett zunächst in der Leber gespeichert. Das ist eine super Idee, denn wenn wir in der Nacht nichts essen und die Glukose irgendwann verbraucht ist, gibt unsere Leber das Fett wieder ab. Darüber freut sich besonders unser Gehirn, denn das ist auch im Schlaf recht aktiv und braucht deshalb Energie, also Nahrung.

Hast du schon mal was von Laktose gehört? Sie ist ein Zucker, der in Milch enthalten ist. Auch Laktose ist ein Zweifachzucker und besteht aus einem **Kohlenstoffring** Glukose und einem Kohlenstoffring **Galaktose**. Laktose schmeckt süß und daher nennt man sie auch Milchzucker. So, nun kennst du alle wichtigen Kohlenhydrate: Zellulose, Stärke und Zucker.

INFOKASTEN

„Weißes Gold“

Zucker, genannt „Weißes Gold“, musste früher über weite Strecken nach Europa transportiert werden und war nur den Reichen vorbehalten. Hergestellt aus eingetrocknetem Weintraubensaft und später aus Zuckerrohr, wurde er meist in Apotheken verkauft. Erst 1747 änderte sich das: Der Apotheker und Chemiker Andreas Sigismund Marggraf muss ein echter Zucker-Liebhaber gewesen sein! Denn er begann, systematisch den Zuckergehalt von einheimischen Pflanzen zu analysieren. Dabei entdeckte er die Runkelrübe, heute besser bekannt als Zuckerrübe.

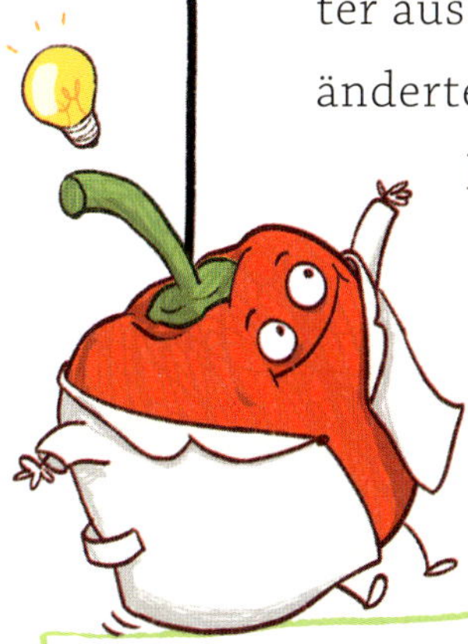

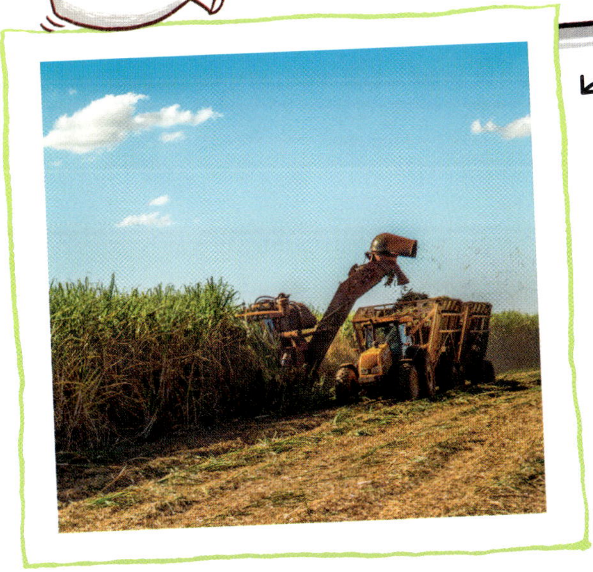

Fast drei Viertel des gesamten Zuckers der Welt stammten von Zuckerrohrpflanzen. Für ihren Anbau muss vielerorts Regenwald weichen. Wenig Zucker essen schützt also auch die Umwelt. Am nachhaltigsten ist Bio-Rübenzucker.

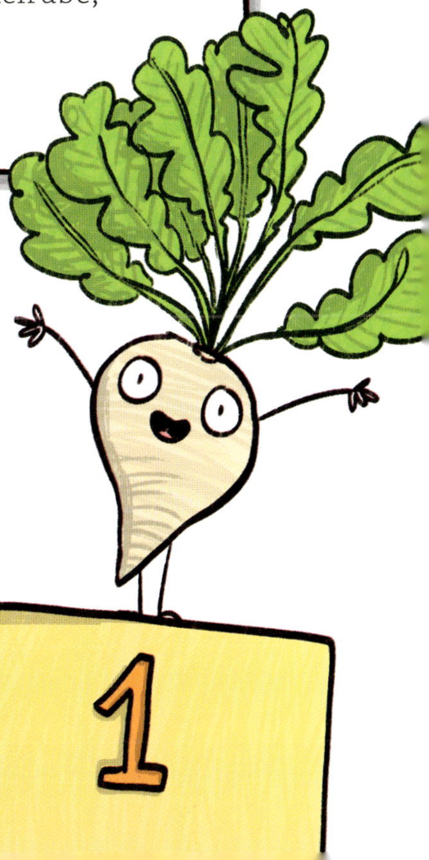

AUS DEM VOLLEN SCHÖPFEN

Ballaststoffe sind kein Ballast!

Als ich so alt war wie du, haben mich Raumschiffe und alles, was mit Astronauten zu tun hatte, unglaublich fasziniert. Vor allem die Nahrung der Astronauten fand ich genial: Sie war von allen Ballaststoffen befreit, um auf unnötigen Ballast zu verzichten. Denn wo immer es ging, wurde Gewicht gespart, weil jedes Gramm im Weltall teuer mit Treibstoff erkauft werden musste. Und so wurde Astronautennahrung zu purer Energie. Hätten die Forscher damals schon gewusst, was wir heute über gesundes Essen wissen, hätten die Astronauten mit Sicherheit etwas anderes bekommen.

Ballaststoffe sind nämlich überhaupt kein Ballast, sondern eher das Gegenteil. Sie enthalten die kleinen, aber feinen Bestandteile der Nahrung: Vitamine und Mineralien. Ich finde, sie sind so viel wert wie Gold und Edelsteine. Allerdings können wir auf Gold und Edelsteine verzichten, Vitamine und Mineralien sind dagegen unverzichtbar, denn wir brauchen sie zum Leben. Wozu wir sie genau benötigen, erfährst du im Kapitel *Gold und Edelsteine des Essens*.

Aber wenn Mineralien und Vitamine so wichtig sind und sich hauptsächlich in den Ballaststoffen befinden, warum spricht man dann überhaupt von Ballast, also von einem Gewicht, das irgendwie zu viel ist?

Tatsächlich handelt es sich bei Ballaststoffen um pflanzliche Stoffe, die wir nicht verdauen können. Wir haben also überhaupt nichts davon, sie zu essen. Das zumindest haben die Forscher früher gedacht. Heute wissen wir, dass viele dieser Ballaststoffe sehr wohl verdaut werden, allerdings nicht von uns.

Das mag jetzt seltsam klingen, aber du bist nicht allein! In deinem Darm, aber auch im Magen, in der Lunge und auf deiner Haut leben unzählige **Mikroorganismen**. Es sind sogar mehr, als du selbst Körperzellen hast. Doch dazu mehr im Kapitel *Reise durch unseren Körper*.

Diese Mikroorganismen verdauen viele der Ballaststoffe. Man könnte sogar sagen, dass wir sie mit Ballaststoffen füttern. Im Gegenzug dafür bekommen wir zum Beispiel besondere Fette, die uns vor **Krebs** und anderen Krankheiten schützen. Unglaublich, ja, aber wahr!

INFOKASTEN

In deiner Nahrung sollten Ballaststoffe mindestens in einem Verhältnis 1 : 10, besser noch 1 : 5 vorliegen. Also 20 % Ballaststoffe und 80 % Kohlenhydrate. Basmatireis hat nur ca. 2 % Ballaststoffe, wohingegen Linsen ca. 40 % Ballaststoffe besitzen.

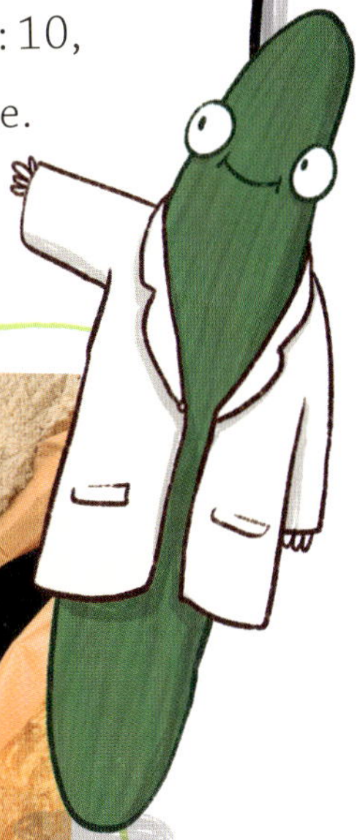

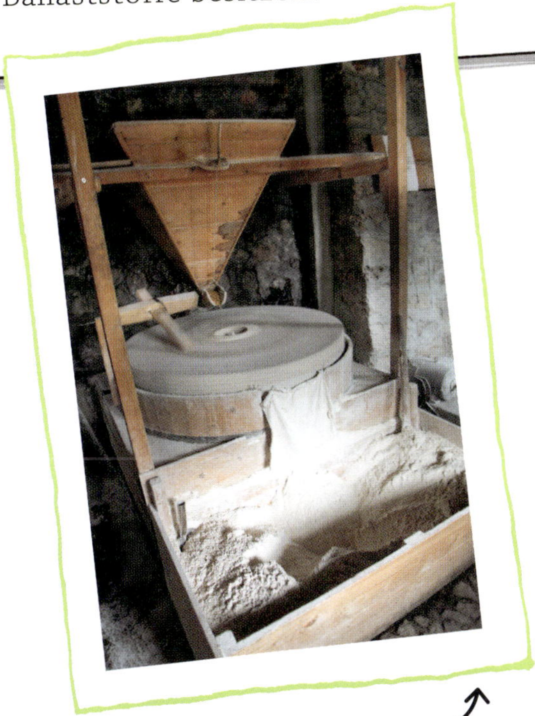

Getreide zu mahlen ist einfach.

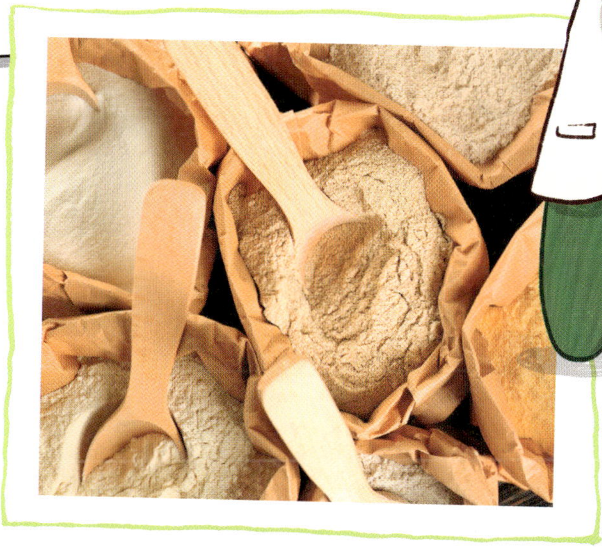

Mit bloßem Auge zu erkennen: Gesundes Mehl ist gröber als fein ausgemahlenes Mehl.

Leider schmecken uns Ballaststoffe nicht besonders gut, meist sind sie bitter oder zumindest langweilig. Ganz anders schmeckt ein leckeres weißes Brötchen! Dafür wurden die Pflanzensamen von ihrer Schale befreit. Das, was danach übrig bleibt, ist die reine Stärke des Korns. Dieses wird ganz fein zu weißem Auszugsmehl zermahlen und zu Kuchen, Weißbrot und Brötchen verbacken. Was dabei auf unserer Zunge landet, ist so locker, leicht und lecker, dass wir gern mehr essen, als gut für uns ist. Der Ballast sind hier die Schalen, also der Abfall, und wir nennen ihn Kleie. Sie enthält unglaublich viel Gutes. Meist landet die Kleie im Tierfutter. Man kann sie aber auch kaufen. Bei uns gibt es zum Beispiel jeden Morgen einen Löffel Haferkleie ins Müsli.

Was uns so gut schmeckt, ist für unseren Körper leider gar nicht gut. Denn in den sogenannten Auszugsprodukten wurden die vielen lebenswichtigen Bestandteile vorher entfernt. Aber nicht nur das: In unserem Bauch wird das feine Auszugsmehl viel zu schnell aufgelöst und gelangt als **Glukose**, also als purer Traubenzucker, in unser Blut. Damit unser Blut nicht überzuckert, gibt die Bauchspeicheldrüse einen **Botenstoff** ab, das Insulin. Er sagt all unseren Zellen: „Achtung, macht die Tore auf, jetzt kommt Zucker!“

Vielleicht hast du schon einmal gehört, dass sich Zuckerkranke nach jeder Mahlzeit Insulin spritzen müssen. Sie tun das, weil ihr Körper nicht genügend Insulin produziert und der Zuckerwert, also der Zucker in ihrem Blut, gefährlich hoch ist.

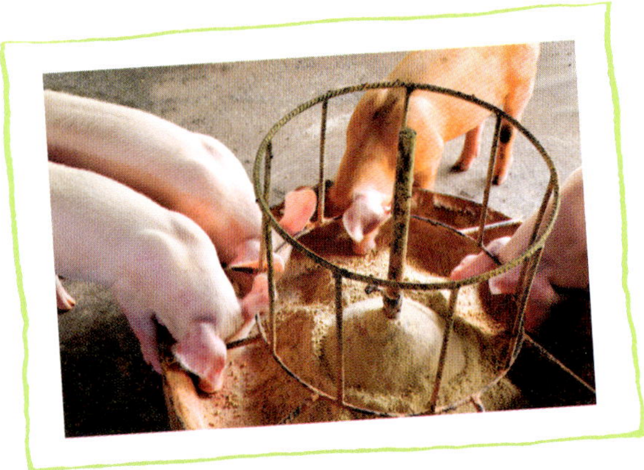

Kleie, das Wertvollste aus dem Getreide, landet oft im Tierfutter.

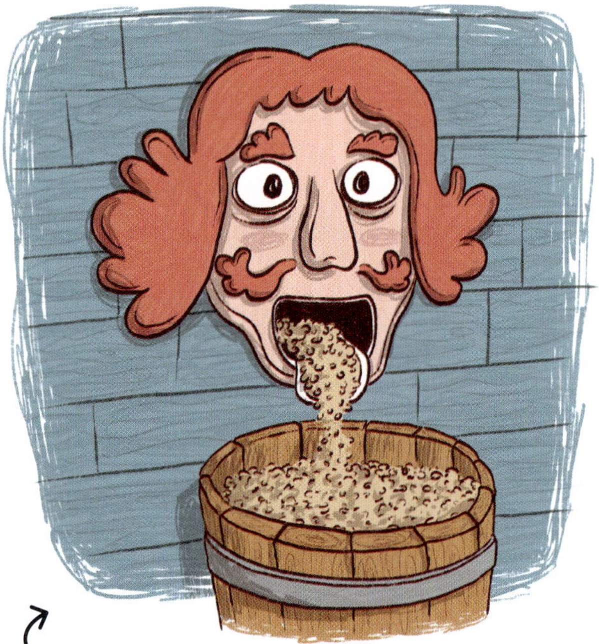

Früher kam aus dem Kleiekotzer der vermeintliche Abfall.

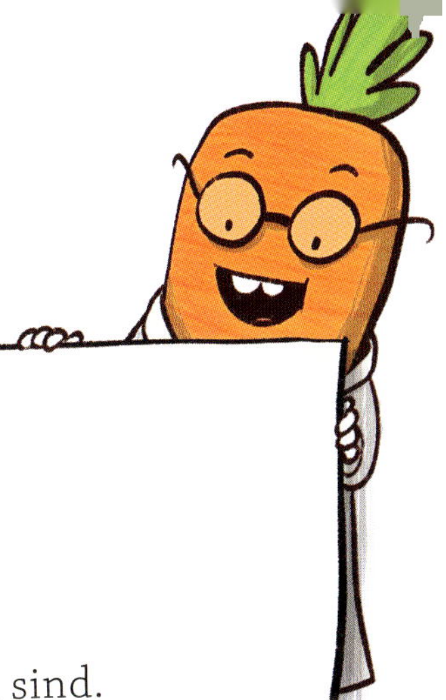

INFOKASTEN

Die Mehltypen geben an, wie viel Mineralien in dem Mehl enthalten sind. Dazu werden 100 g Mehl verbrannt. Das, was übrig bleibt, sind die Mineralien. Sie werden gewogen. Bleibt ein Rückstand von 0,405 g übrig, nennt man die Mehltype „405“, bleiben 1,6 g übrig, dann nennt man die Mehltype „1600“. Je höher also der Wert, desto mehr Mineralien sind noch im Mehl und desto gesünder ist es. Zum Kuchenbacken nimmt man meist das ganz fein ausgemahlene Weißmehl Typ 405.

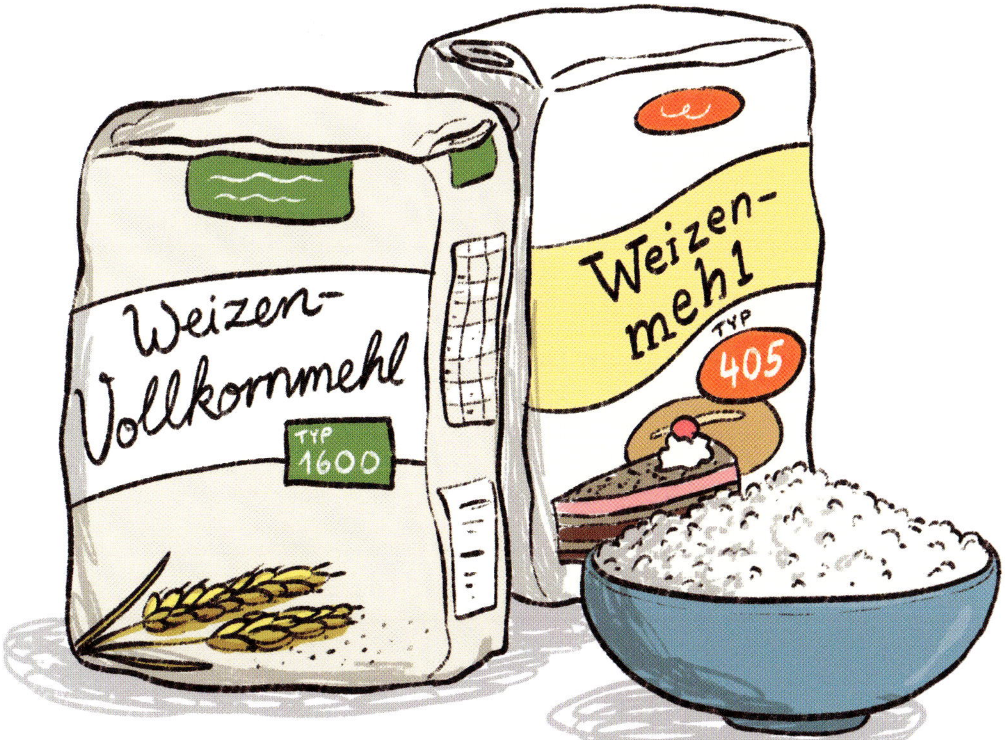

Tagtäglich geht das so hin und her. Wir nehmen Nahrung auf und unsere Zellen bekommen den Auftrag, sich für die Nahrung zu öffnen. Das Problem sind die Extreme. Wenn unser Zuckerwert in sehr kurzer Zeit sehr hoch steigt, müssen wir sehr schnell Insulin nachproduzieren. Dies können wir zwar, aber auf unser ganzes Leben gesehen ist es Stress, der auf Dauer krank macht.

Viel besser ist es, wenn wir Essen zu uns nehmen, das wir nur langsam verdauen können. Vollkornprodukte, egal ob es Vollkornmehl, Vollkornreis oder Vollkornnudeln sind, behindern unsere Verdauung auf natürliche Weise und erleichtern unserem Körper die Energiegewinnung. Und wir bleiben länger satt! Die Energie aus unserer Nahrung wird nach und nach in unseren Blutkreislauf entlassen, und so hat unser Körper genau so viel Energie, wie er braucht. Natürlich bekommen auch jetzt unsere Zellen vom Insulin den Auftrag, die Energie in Form der Glukose**moleküle** aufzunehmen. Doch die Insulinproduktion ist nicht so hoch, und so fließt die Energie langsam und koordiniert in unsere Körperzellen hinein.

Besonders problematisch ist dieser Effekt bei Getränken. Ihre Kohlenhydrate sind schon flüssig und gelangen superschnell in unsere Blutbahn. Aus diesem Grund ist es ein großer Unterschied, ob du 1 kg Äpfel isst oder einen halben Liter Apfelsaft trinkst. Der Saft treibt deinen Insulinwert sofort in die Höhe, wohingegen Äpfel reich an Ballaststoffen sind und ihre Energie langsam abgeben. Im nächsten Kapitel bekommst du noch ein paar weitere Beispiele für versteckte Zuckerbomben.

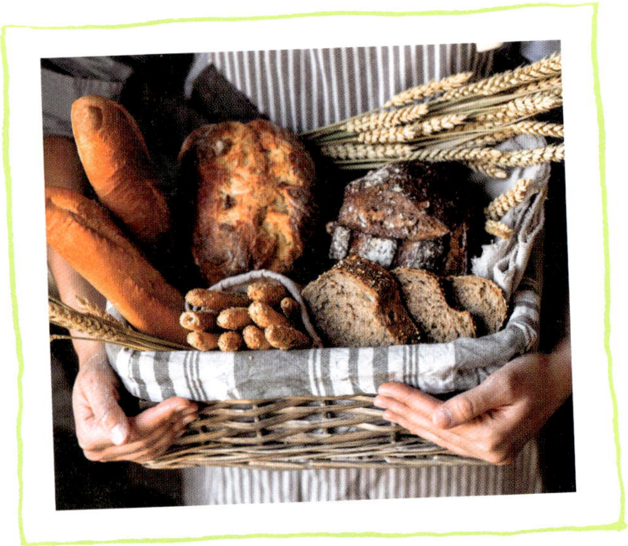

Aufgepasst: Nicht jedes Brot, das dunkel ist, enthält Vollkorn. Oft ist es nur gefärbt.

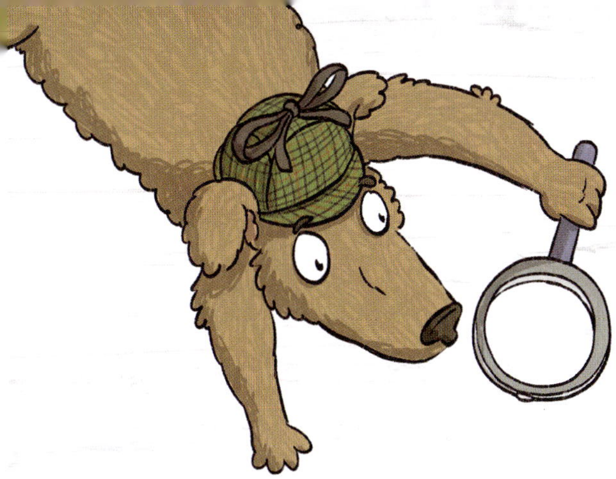

AUF SPURENSUCHE

Finde ein Vollkornbrot!

Grundsätzlich gilt: Je dunkler das Mehl, desto mehr Ballaststoffe sind enthalten und umso gesünder ist das Brot. Die meisten Menschen wissen, dass Auszugsmehl nicht gesund ist, und daher kaufen sie gern dunkles Brot. Echtes Vollkornbrot schmeckt aber vielen Menschen nicht so gut. Deshalb sind die Bäcker auf die Idee gekommen, Brot aus Auszugsmehl einfach mit Sirup zu färben. Dieses Brot schmeckt lecker und sieht schön gesund aus. Leider ist es aber nicht gesünder. Denn es besteht aus gefärbtem weißem Mehl und ist somit aller wertvollen Bestandteile beraubt. Nun kommt dein Auftrag: Versuche doch mal, im Supermarkt und beim Bäcker herauszufinden, welches Brot wirklich aus 100 % Vollkorn hergestellt ist. Du wirst feststellen, das ist gar nicht so einfach! Viele Bäcker wissen es überhaupt nicht oder wollen es nicht verraten. Wenn du eins findest, probiere, wie es dir schmeckt.

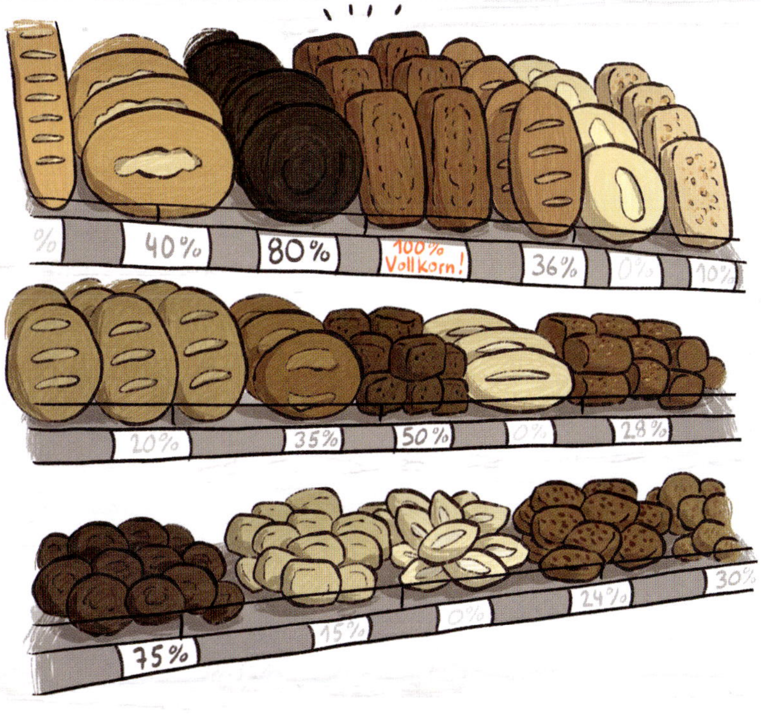

ZUCKERBOMBEN IM ALLTAG

Gut versteckt

Für meine Abschlussarbeit im Studium habe ich ein Jahr in Florida gelebt und dort Delfine erforscht. Amerika ist bekannt für seine Shopping Malls, das sind gigantische Einkaufszentren. In deren Mitte befindet sich meist ein Food Court, eine Art riesiger Schnellimbiss, in dem es nichts gibt, was es nicht gibt. Besonders Fast Food! Alles ist superlecker und verhältnismäßig preiswert. Mir schmeckte damals Hühnchenfleisch in einer süßen, nussigen Soße besonders gut. Die Kombination aus etwas Herzhaftem mit etwas Süßem war ungewohnt, aber saulecker. Heute weiß ich, dass jede Menge Zucker in solchen Soßen steckt und sie wahre Zuckerbomben sind.

Wenn du einmal auf den Packungen von verschiedenen Lebensmitteln nachsiehst – ich spreche hier nicht von Süßigkeiten –, wirst du überrascht sein, in wie vielen Zucker enthalten ist: Brot, Fertigsalate wie Fleisch- oder Krautsalat, Gewürzgurken, Rotkohl im Glas, Fruchtjoghurt oder Buttermilch und Smoothies sind nur einige Beispiele. Hättest du gedacht, dass pro 100 g in manchem Ketchup bis zu 30 g Zucker stecken? Oder dass salzige Chips 2–3 g Zucker enthalten?

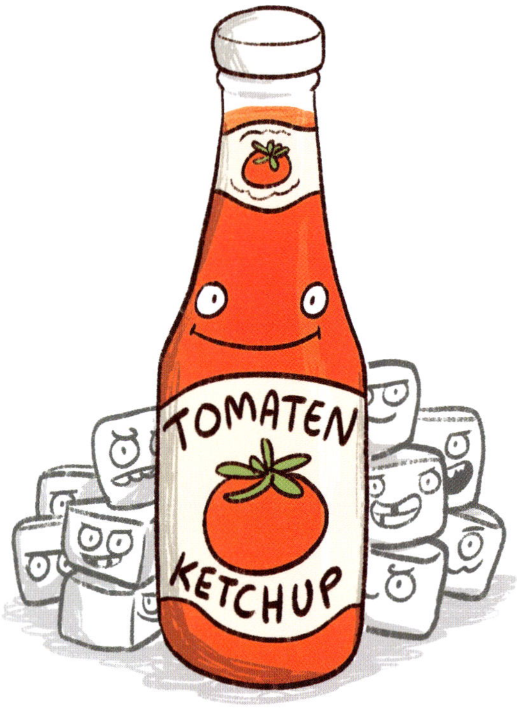

Unsere Lieblingsmarmelade bringt es auf 45 g – sie besteht also fast zur Hälfte aus Zucker!

Was bedeuten diese Zahlen eigentlich? Die Angaben beziehen sich immer auf 100 g. Wenn eine Tafel Schokolade 100 g wiegt und 59 g Zucker enthält, dann bedeutet das, dass 59 g von den 100 g Zucker sind, also mehr als die Hälfte. Eigentlich müsste so was statt Schokolade „Zuckerlade" heißen.

Unsere Nuss-Nugat-Creme enthält 50 g Zucker auf 100 g, ist aber in einem 400-Gramm-Glas. Mit anderen Worten: In diesem Glas sind 200 g Zucker. Als wir eines aufgegessen hatten, haben wir mal ein Experiment gemacht: Wir haben 200 g Kristallzucker reingekippt und nicht schlecht gestaunt – das Glas war fast voll. Aber um ehrlich zu sein, ein Aufstrich wie Marmelade oder eine Schokocreme sind gar nicht das Problem. Pro Scheibe Brot verwenden wir gerade mal 6 g, das sind 3 g Zucker und entspricht einem Stück Würfelzucker oder einem halben Teelöffel Zucker.

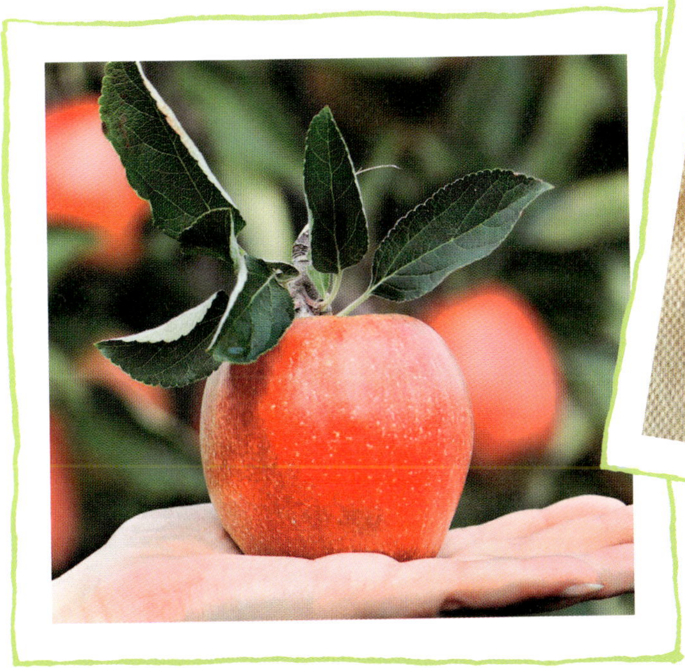

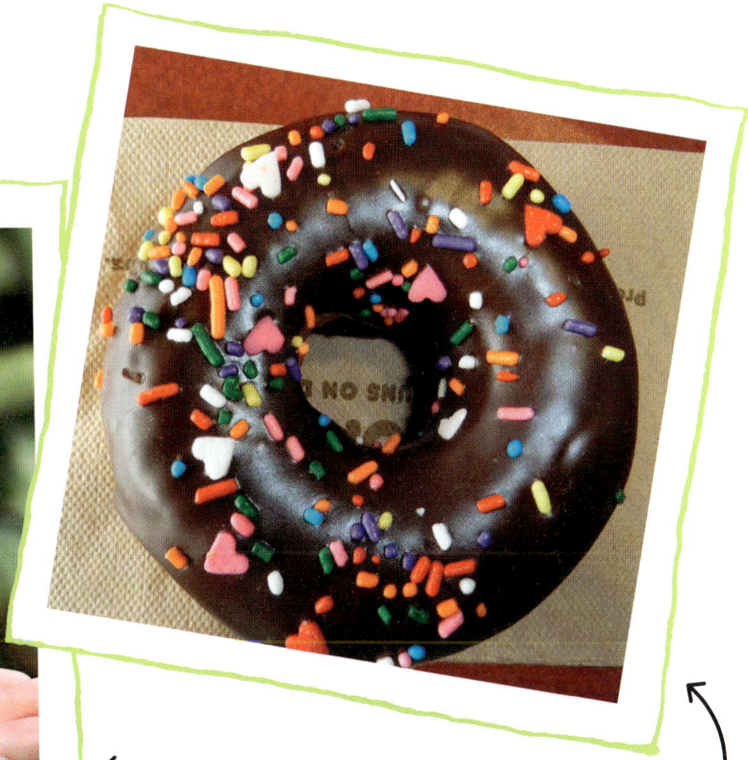

100 g Apfel enthalten drei Zuckerwürfel.

100 g Donut enthalten neun Zuckerwürfel.

AUF SPURENSUCHE

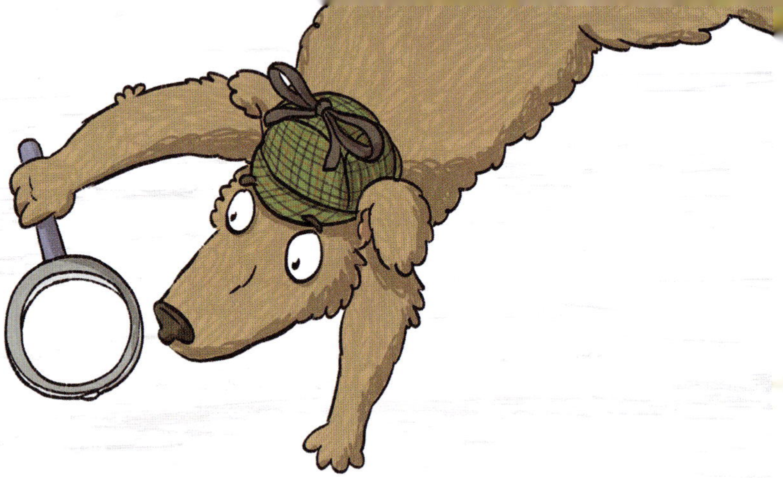

Zucker tarnt sich gern unter vielen Namen. Geh im Supermarkt auf Spurensuche und finde sie:

- Saccharose
- Dextrose
- Raffinose
- Glukose
- Fruktosesirup oder Fruktose-Glukose-Sirup
- Glukosesirup
- Glukose-Fruktose-Sirup oder Stärkesirup
- Karamellsirup
- Laktose
- Maltose oder Malzextrakt
- Maltodextrin
- Dextrin oder Weizendextrin
- Süßmolkenpulver
- Gerstenmalz/Gerstenmalzextrakt

INFOKASTEN

Kohlenhydrate und Zucker

Auf Verpackungen wird immer angegeben, wie viel Kohlenhydrate in einem Produkt enthalten sind. Bei Getreideprodukten ist dieser Anteil zwangsläufig sehr hoch. Die Stärke des Getreides ist ja ein Kohlenhydrat. Aber auch der Zucker gehört zu den Kohlenhydraten und ist daher mit angegeben. Unsere Vollkornnudeln haben zum Beispiel 67 g Kohlenhydrate, davon sind 3 g Zucker. Das bedeutet also, dass die Kohlenhydrate aus 64 g Stärke und 3 g Zucker bestehen. Du kannst leider bei solchen Angaben nicht herauslesen, ob der Zucker natürlich dazugehört (zum Beispiel der Zucker aus Trockenfrüchten im Müsli) oder ob er künstlich zugesetzt wurde.

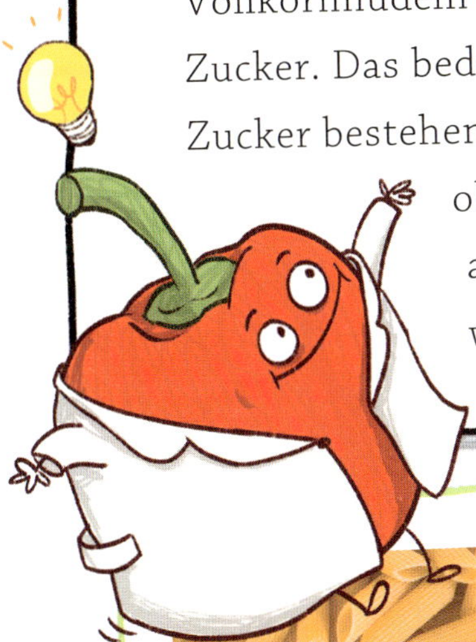

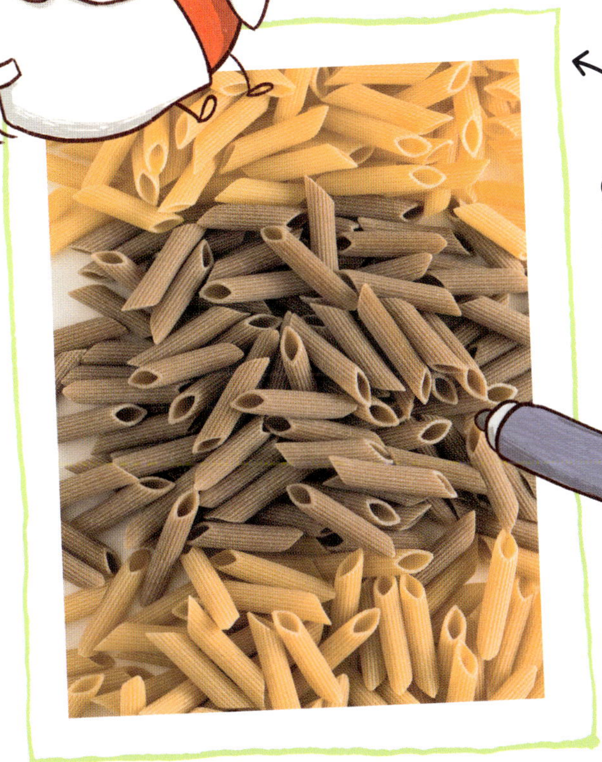

Gesundes Vollkorn kann man auch mit Nudeln futtern.

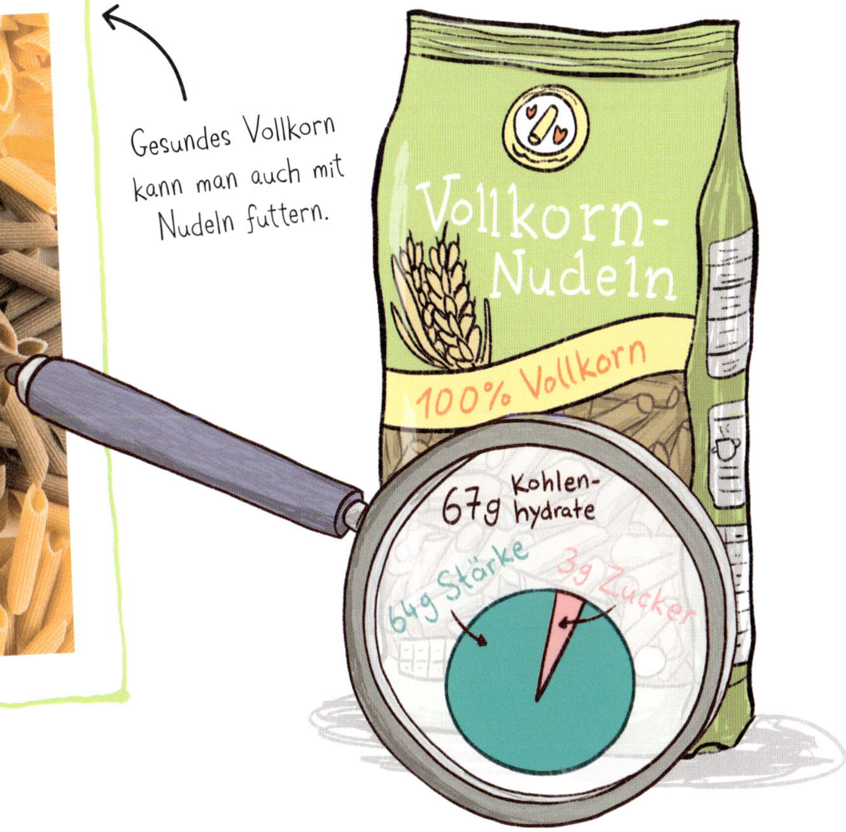

Eine große Kugel Eis wiegt ca. 90 g, davon sind etwa 30 g Zucker. Statt einer Kugel Eis könntest du also zehn Marmeladenbrote essen. Hand aufs Herz: Wie viele Kugeln schaffst du? Du kannst dir ausrechnen, wie viele Marmeladenbrote das sind.

Natürlich ist dir bei Eis klar, dass es eine Zuckerbombe ist. Gefährlicher sind eher die Lebensmittel, bei denen wir es nicht ahnen. Viele Fertigmüslis enthalten zum Beispiel 20 g Zucker. Vielleicht isst du jeden Morgen ungefähr 50 g davon. Das bedeutet: Eine Portion Müsli entspricht drei Brotscheiben mit Marmelade oder Schokocreme. Das ist schon überraschend, oder? Meist sind sogar normale Cornflakes gesüßt (und ich rede jetzt gar nicht von den ganzen Schokopops, die noch mehr Zucker drinhaben als dein Müsli).

Bei uns mixen wir das Müsli aus den puren Zutaten zusammen: Hafer- und Dinkelflocken, verschiedene Nüsse, frisches Obst und Naturjoghurt. Sehr beliebt bei uns: Beeren und Bananen mit Naturjoghurt gemixt. Die Bananen machen den Joghurt angenehm süß, zusätzlichen Zucker braucht da keiner mehr.

Zucker versteckt sich aber nicht nur in fester Nahrung. Ganz heimtückisch sind die flüssigen Zuckerbomben. Ein Liter 100%iger Apfelsaft enthält zum Beispiel 100 g Zucker. In ein Glas passen meist 250 ml rein, das sind dann 25 g Zucker, immerhin auch acht Marmeladenbrote oder acht Stücke Würfelzucker. Denke daran: Jedes dieser Zuckermoleküle sagt deinem Körper, dass er sich am Ende der Saison befindet und möglichst viel Energie für den Winter speichern soll.

Das Gleiche gilt natürlich auch für alle anderen Süßgetränke wie Cola oder Brause. Die sind zusätzlich vollgepumpt mit künstlichem Geschmack und Farbe (siehe Kapitel *Lecker, cremig, bunt und haltbar*).

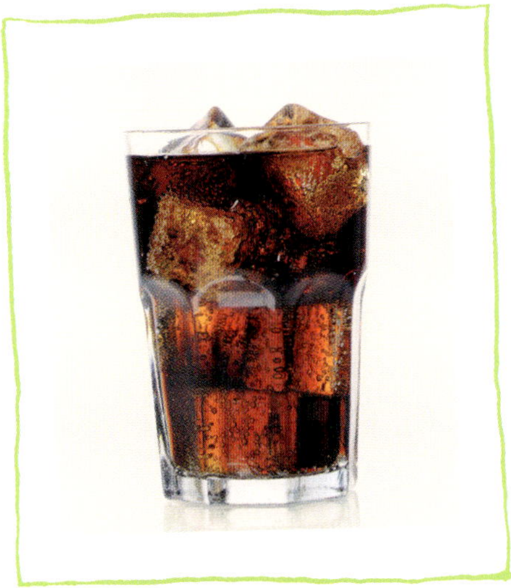

Softdrinks wie Cola oder Limonade sind reine Dickmacher!

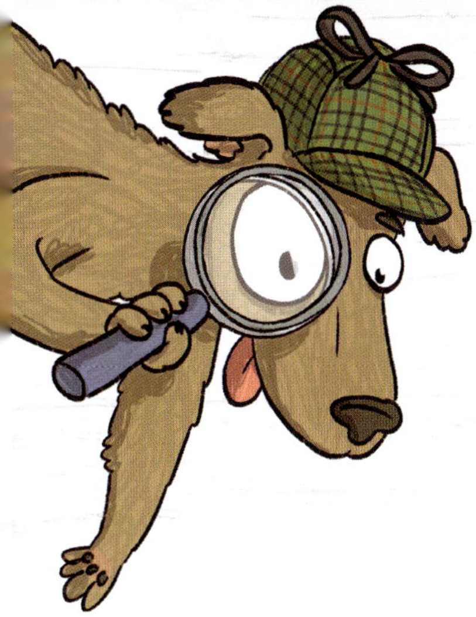

AUF SPURENSUCHE

Magst du Apfelsaft? Dann besorge dir so viel 100%igen Apfelsaft, wie du glaubst, auf einmal trinken zu können. Du kannst aber auch einen anderen Fruchtsaft nehmen, Hauptsache, du magst ihn. Wenn du dich ganz normal fühlst, also weder Hunger noch Durst verspürst, dann trinke einfach so viel von dem Saft, wie du schaffst (natürlich darfst du auch mal eine Minute Pause machen), und schreibe dir auf, wie viel es war. Keine Sorge, das ist zwar viel Zucker, aber du machst das ja nur einmal in deinem Leben.

Nun musst du ein bis zwei Tage warten, bis du den zweiten Teil des Experiments machen darfst. Dazu besorgst du dir 2 kg Äpfel oder das andere Obst, von dem du den Saft getrunken hast. Aus 2 kg Äpfeln wird übrigens ungefähr 1 Liter Apfelsaft hergestellt. Wenn du es geschafft hast, 1 Liter Apfelsaft zu trinken, dann müsstest du also auch zwei Kilo Äpfel auf einmal essen können – oder?

Nun weißt du, warum Süßgetränke Zuckerbomben sind: Du schaffst es einfach nicht, so viele Früchte zu essen, wie du sie trinken kannst. Eine wahre Zuckerflut!

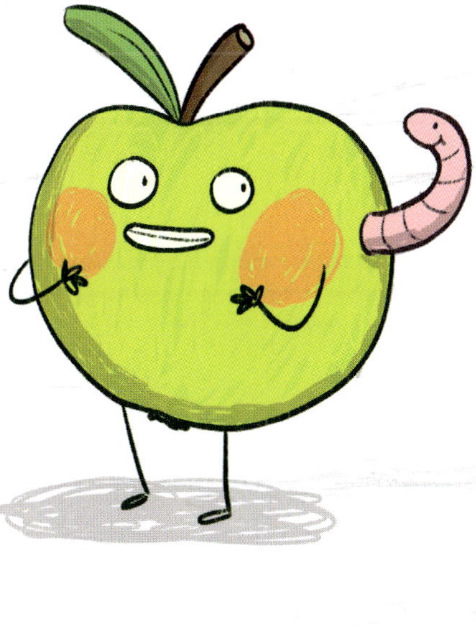

GUT GEMACHT!

Essen als Belohnung

Es beginnt schon an unserem ersten Lebenstag: Kurz nachdem wir aus unserem gemütlichen Heim, dem Bauch unserer Mutter, vertrieben wurden, meldet sich ein unangenehmes Gefühl. Wir wissen nicht, was das für ein Gefühl ist, und fangen an zu schreien. Unsere Mütter wissen, dass wir Hunger haben, und legen uns an ihre Brust. Nun passiert etwas Herrliches: Eine warme, süße Flüssigkeit fließt in unseren Mund und wir beginnen automatisch zu saugen. Das ist anstrengend, **aber es lohnt sich!** Denn je mehr wir saugen, desto mehr bekommen wir von dieser köstlichen Flüssigkeit. Du weißt ja bereits, was an der Muttermilch so lecker süß ist – es ist die Laktose, der Milchzucker.

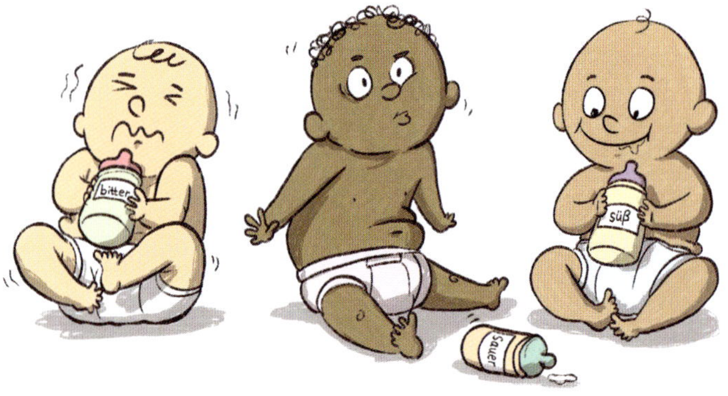

In der linken Spalte sind die vier Worte **aber es lohnt sich** fett und grün markiert. Das hat einen ganz besonderen Grund: Es geht nämlich um die Belohnung für etwas. Dazu musst du wissen, dass das Verhalten von Menschen und Tieren durch zwei Mechanismen gesteuert wird: zum einen durch das Denken und zum anderen durch das Fühlen. Wir können zum Beispiel Zuneigung und Freude empfinden. Beides sind Gefühle, die Einfluss auf unser Verhalten haben.

Im Gehirn gibt es verschiedene Bereiche, die eng miteinander zusammenarbeiten und dafür verantwortlich sind, dass wir angenehme Gefühle bekommen, wenn wir etwas tun, was für unser Überleben sinnvoll ist. Man nennt diese Bereiche das Belohnungssystem. Sobald wir im Mund leckeres Essen schmecken, schaltet sich unser Belohnungssystem ein und gibt uns angenehme Gefühle. Auf diese Weise werden wir dazu motiviert zu essen. Würden wir diese Freude nicht empfinden, würden wir weniger essen, vielleicht sogar zu wenig, weil wir keine Lust zu essen haben.

Aber die Geschichte ist noch nicht zu Ende: Nicht nur unser Mund sendet Signale an unser Gehirn, sondern auch unser Magen. Ist der nämlich voll und du hast genug gegessen, dann produziert das Gehirn ein Sättigungsgefühl und du hast keine Lust, noch mehr zu essen. Das ist prima!

Problematisch wird es, wenn wir diesen Mechanismus missbrauchen. Wenn du zum Beispiel eine schwierige Hausaufgabe erledigen musst und nebenbei Süßes naschst, lernt dein Gehirn, dass du bei Schwierigkeiten etwas essen musst. Du nimmst mehr Essen auf, als dein Körper verbraucht. Die Folge: Du wirst zwangsläufig dick. Das Gleiche passiert, wenn man sich bei Traurigkeit mit etwas Süßem tröstet. Es ist ein Teufelskreis und es ist am besten, wenn du gar nicht erst anfängst, Essen als Belohnung oder als Befriedigung zu benutzen.

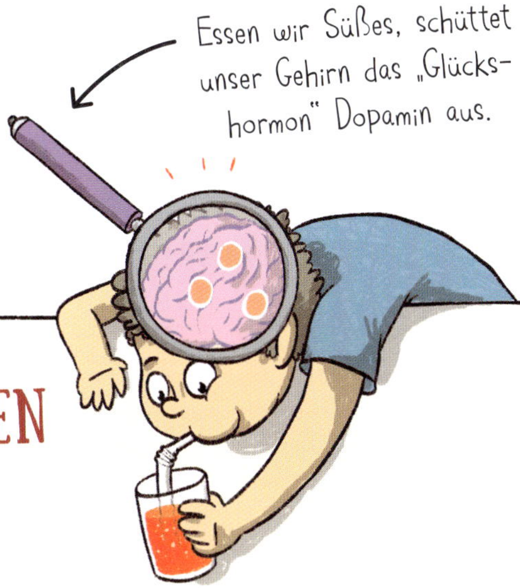

INFOKASTEN

Appetit und Heißhunger

Wie kann man „echten" von „falschem" Hunger unterscheiden? Echter Hunger kommt langsam, und wenn man etwas gegessen hat, fühlt man sich danach satt. Falscher Hunger, wir nennen ihn auch Heißhunger, kommt von einem Moment auf den nächsten. Man denkt an etwas Leckeres und schon hat man Riesenappetit. Doch selbst wenn der Appetit gestillt wurde, fühlt man sich nicht satt und würde am liebsten weiteressen.

ZUCKERKRANK

Eine Krankheit, die man vermeiden kann

Du hast bestimmt schon einmal gehört, dass jemand „Zucker hat". Gemeint ist damit eine Krankheit namens Diabetes Typ 2. Sie ist auch als „Alterszucker" bekannt, weil die Krankheit meist erst im fortgeschrittenen Lebensalter auftritt. Diabetes Typ 2 ist eine typische **Zivilisationskrankheit**, die durch unsere Lebensumstände hervorgerufen wird: Wir essen viel zu viel und bewegen uns viel zu wenig. Die Folge: Wir werden dick und lagern Fett in unsere Organe, beispielsweise die Leber oder die Bauchspeicheldrüse, ein.

Tatsächlich hat in Deutschland jeder vierte Junge und jedes fünfte Mädchen im Alter zwischen 14 und 17 Jahren Übergewicht. Und so gibt es die Krankheit, die früher nur Oma und Opa hatten, inzwischen auch bei Kindern: Aktuell ist der jüngste Patient gerade mal drei Jahre alt. Das ist schrecklich, denn was viele nicht wissen: Ein hoher Zuckerspiegel und Übergewicht verändern auch die Gedächtnisleistung. Betroffene können sich einfach weniger merken.

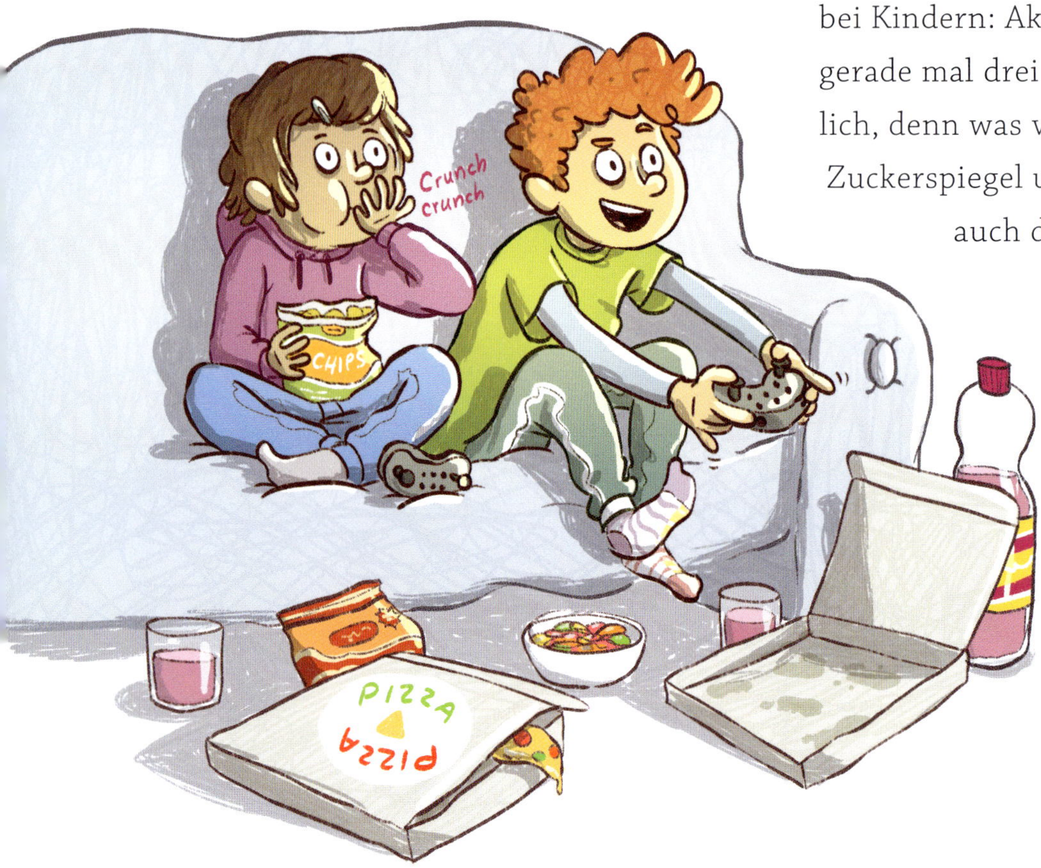

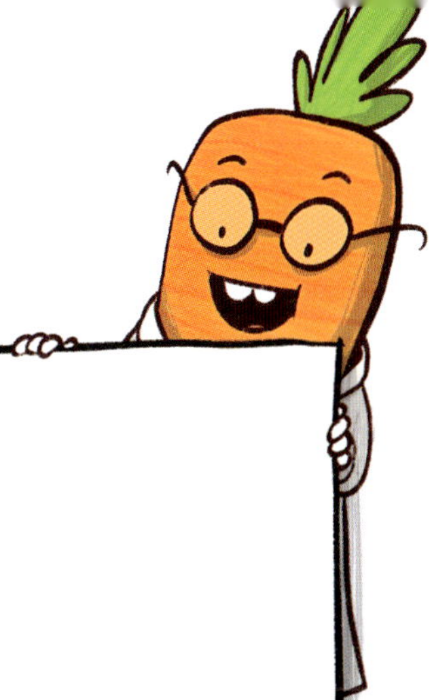

INFOKASTEN

Was passiert bei der Zuckerkrankheit?

Wenn die Bauchspeicheldrüse verfettet, sind ihre Zellen am Ende so fett, dass sie kein Insulin (mehr dazu im Kapitel *Eiweiße*) mehr produzieren können. Das Insulin ist aber wichtig, um den Zuckerspiegel im Blut zu senken. Ist er dauerhaft zu hoch, funktionieren Organe wie beispielsweise unsere Nieren, die Augen oder das Herz immer schlechter. Es gibt noch einen weiteren gefährlichen Mechanismus, der dazu führen kann, dass man zuckerkrank wird: Wenn du sehr oft Süßes isst, muss oft schnell viel Insulin produziert werden. Dadurch werden deine Körperzellen unempfindlich gegenüber Insulin. Die Folge: Du hast immer mehr Zucker im Blut, als gesund ist.

Der Zuckerspiegel kann so hoch sein, dass sogar der Urin süßlich schmeckt. Ärzte haben früher tatsächlich auf diese Weise getestet, ob ein Patient zuckerkrank ist. Ganz schön eklig, oder?

In vielen Fällen gibt es eine einfache Medizin, um die Krankheit zu besiegen. Hast du eine Idee? Ganz genau: Gesund essen und sich viel bewegen, um dadurch das Gewicht zu reduzieren. Und schon beginnen die Zellen der Bauchspeicheldrüse wieder mit ihrer Arbeit. Viel besser ist es allerdings, gar nicht erst dick zu werden oder Essgewohnheiten anzunehmen, die dich langfristig dick machen. Das hinzukriegen ist oft gar nicht so einfach. Denn tatsächlich wirst du bei manchem Essen regelrecht betrogen (mehr dazu im Kapitel *Zu wenig des Guten*).

FETTE

Baustoff und Energie für unseren Körper

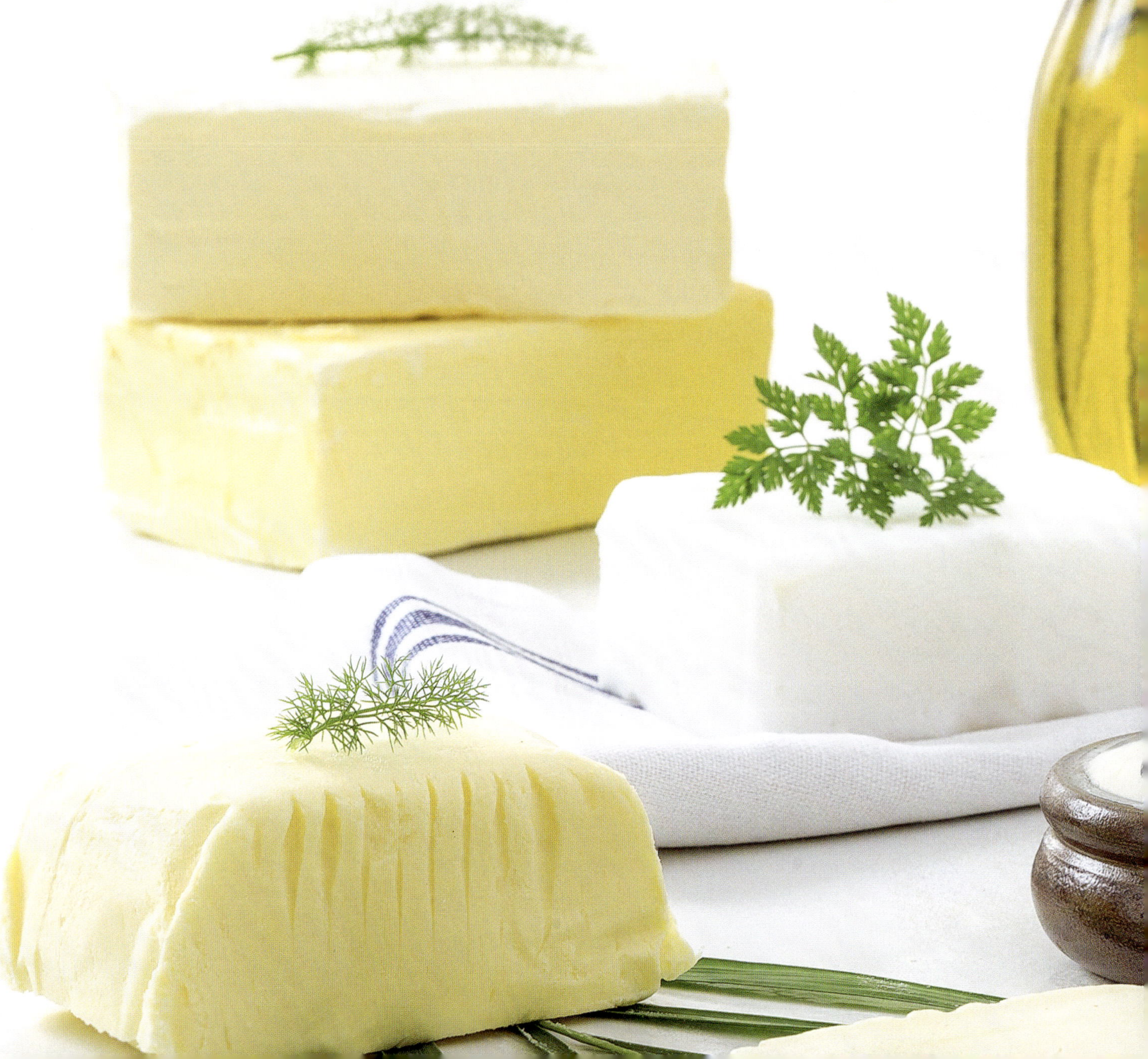

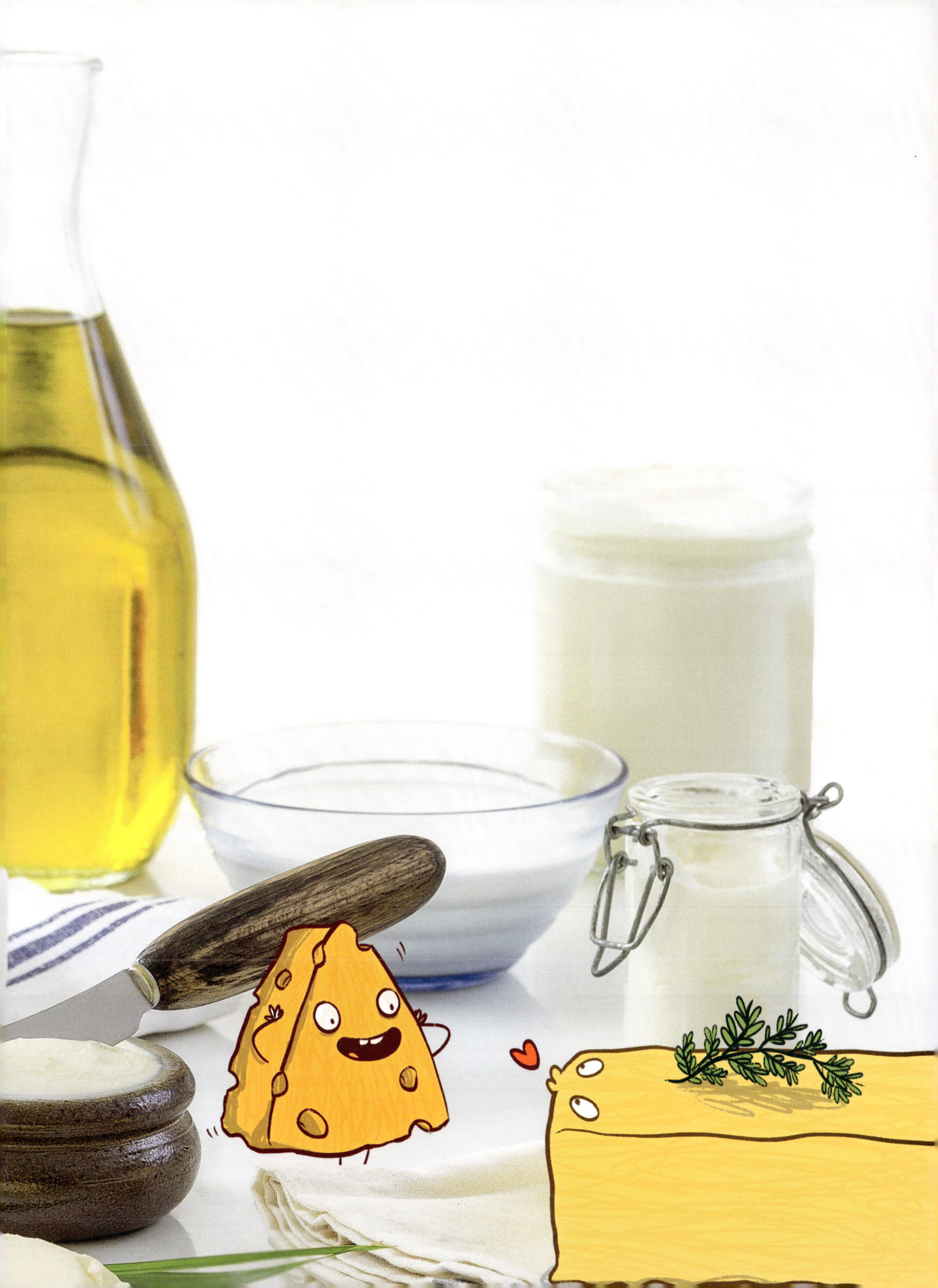

MACHT FETT FETT?

Das Großmutter-Experiment

Die Kuchenzähne in meiner Familie sind recht groß geraten. Deshalb freuen wir uns riesig, wenn der Postbote ein Paket von Amilein, unserer Oma, bringt. Sie schickt uns gelegentlich ihren berühmten „Schokikuki", einen Sandkuchen mit einem großen Anteil Kakao.

Leider benutzt Amilein zum Backen und auch zum Braten immer noch Margarine. Ich fände es besser, wenn sie Öl, beispielsweise von Sonnenblumen, nehmen würde. Dann würden meinen Söhnen nämlich beim Kuchenessen Muskeln wachsen.

Das haben Forscher von der Uni Uppsala in Schweden herausgefunden. In ihrem „Großmutter-Experiment" aßen Probanden mehrere Wochen lang täglich drei Muffins zusätzlich zu dem, was sie sonst so zu sich nahmen. Getreu dem Motto „Wer alle Tage Kuchen isst …" hatten alle Probanden am Ende des Experimentes zugenommen. Das wunderte die Forscher nicht, bestätigte sie vielmehr darin, dass Kuchen nun mal was für Sonntage ist.

Doch dann schoben sie die Muffin-Esser in einen **Kernspintomografen** und staunten nicht schlecht: Eine Gruppe der Probanden hatte nicht nur Fett angesetzt, sondern auch Muskeln aufgebaut! Das war ein spektakuläres Ergebnis, denn die Muffins hatten alle gleich viel Eiweiß gehabt, den Stoff, der in Muskeln enthalten ist. Dennoch unterschieden sich die kleinen Kuchen: Die Muffins in der Gruppe mit dem Muskelaufbau waren mit Sonnenblumenöl gebacken worden, wohingegen die Muffins in der anderen Gruppe mit Palmöl gebacken worden waren.

Zu allem Überfluss hatte sich das Fett in der Palmölgruppe in der Leber und als inneres Bauchfett eingelagert. Sowohl in der Leber als auch im Bauchraum sollten wir besser nicht so viel Fett haben, denn die Funktion unserer inneren Organe wird durch diese Verfettung eingeschränkt. Daran solltest du denken, wenn du das nächste Mal Schokoriegel, Margarine, Pralinen, Kartoffelchips, Backwaren, Brotaufstriche, Schokocremes und Fertiggerichte wie Pizza isst. All diese Lebensmittel werden meist mit Palmöl zubereitet. Das gilt natürlich nicht, wenn du dir selbst Brotaufstriche, Schokocremes und Kekse machst.

Warum die beiden pflanzlichen Öle so unterschiedlich auf unseren Körper wirken, erfährst du im nächsten Kapitel.

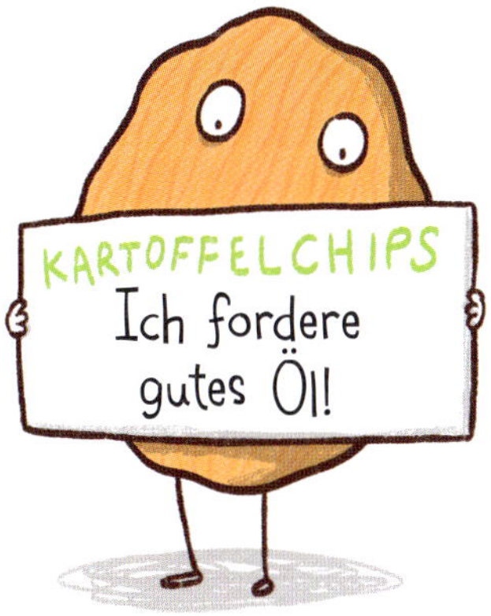
KARTOFFELCHIPS
Ich fordere gutes Öl!

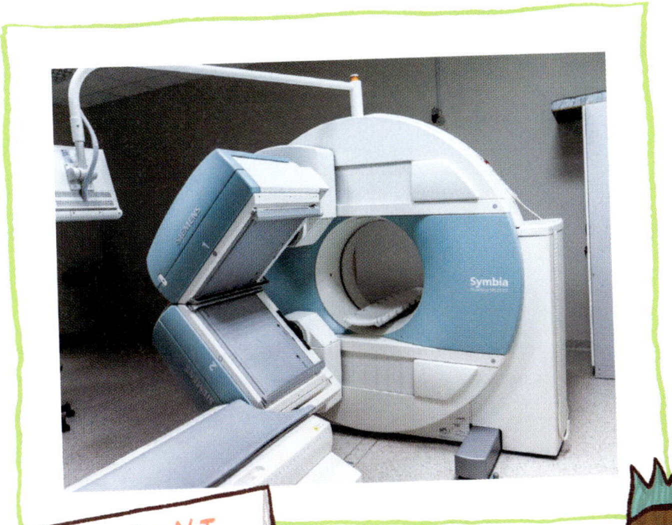

Mit Kernspintomografen kommen Forscher bösen Fetten auf die Spur.

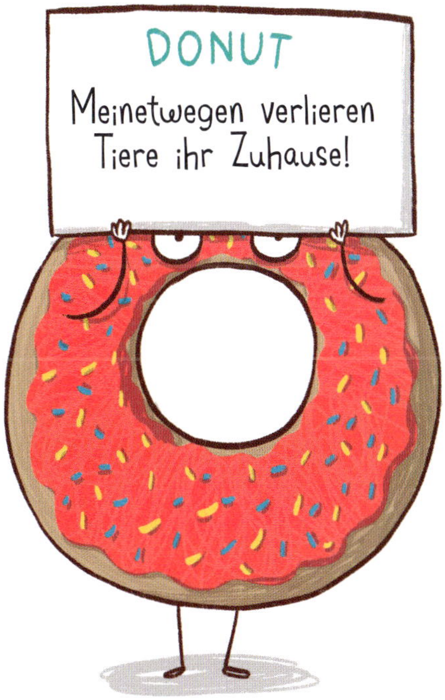
DONUT
Meinetwegen verlieren Tiere ihr Zuhause!

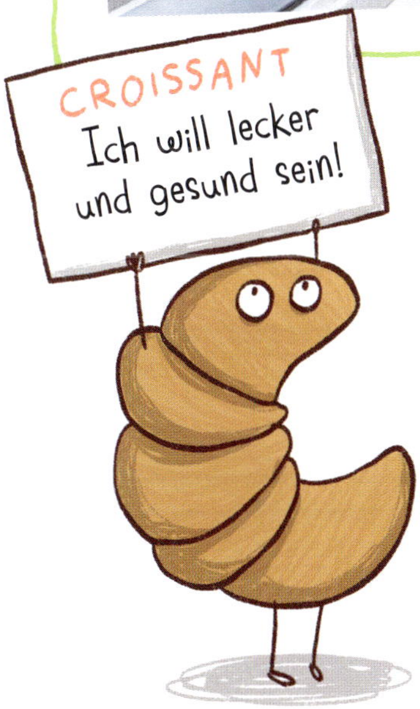
CROISSANT
Ich will lecker und gesund sein!

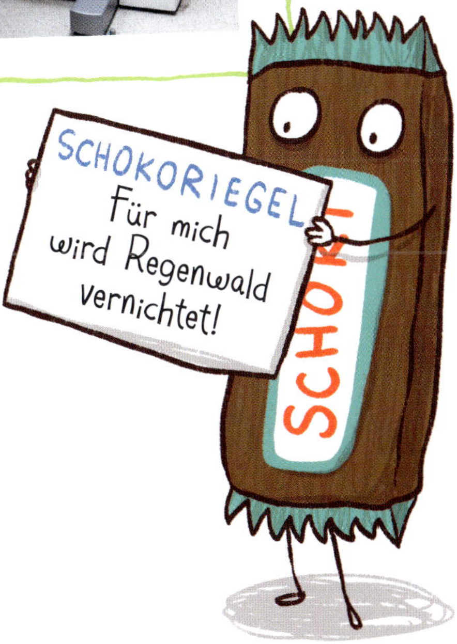
SCHOKORIEGEL
Für mich wird Regenwald vernichtet!
SCHOKO

GUTES FETT

Lecker …

Fett ist ein wahnsinnig wichtiger Stoff in unserem Körper. An der richtigen Stelle kann Fett uns im Winter vor Auskühlung schützen und uns zudem über Wochen ernähren. Aus Fetten kann unser Körper auch **Hormone**, also körpereigene **Botenstoffe**, produzieren. Fette standen aber auch ganz am Beginn der Entstehung des Lebens, denn sie bilden die Hülle jeder einzelnen Zelle.

Im Prinzip besteht dein Körper aus unzähligen kleinen **Zellmembranbläschen**. Die Bläschen sind wie ein Autoreifen kräftig aufgepumpt und dadurch bekommt dein Körper seine Stabilität.

Die **Membran** selbst ist einfach, aber genial gebaut: Sie besteht aus sogenannten Phospholipiden. Das sind **Moleküle** mit einem Köpfchen und zwei Schwänzen aus Fettsäuren. Die Köpfchen lieben Wasser und die Schwänzchen lieben Fett.

Durch diese Eigenschaft passiert etwas ganz Fantastisches: Die fettigen Schwänze werden fast magisch voneinander angezogen und richten sich entsprechend aus. Die Köpfchen hingegen drehen sich zum Wasser, und so entsteht eine Doppelschicht, die Doppellipidschicht genannt wird. Sie umgibt jede einzelne Zelle und trennt sie von der Umgebung ab.

Diese fettige Membranschicht ist, ähnlich einer Plastikfolie, undurchlässig für Wasser. So kann die Zelle sehr genau kontrollieren, was in sie hinein- und aus ihr herausgelangt. Dabei helfen ihr **Proteine**, die sich in der Membran hin und her bewegen wie in einer dicken Schleimschicht.

Nun wird es interessant: Je besser sich die Proteine in der Schleimschicht bewegen können, desto besser funktioniert die Zelle und desto gesünder, dynamischer und sportlicher bist du.

Die Frage ist nur: Was kannst du dafür tun, dass deine Zellmembran schön flexibel ist? Das ist ganz einfach: Du musst die richtigen Fette essen.

INFOKASTEN

Fett hat unberechtigterweise einen schlechten Ruf. Wortspielereien wie „Er hat sein Fett abgekriegt!“, oder „Sie ist ins Fettnäpfchen getreten“ lassen am Wort „Fett“ umgangssprachlich kein gutes Haar.

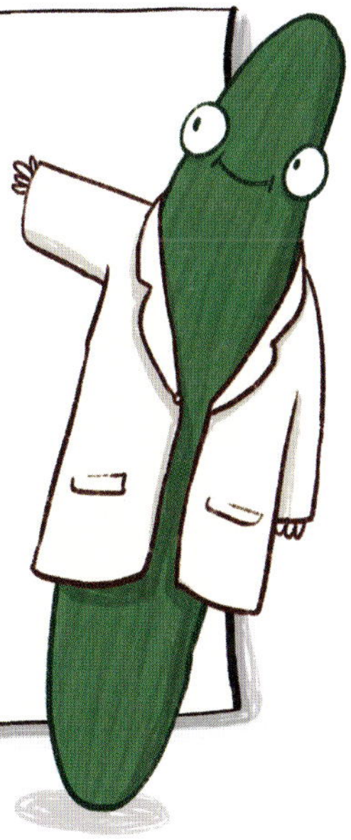

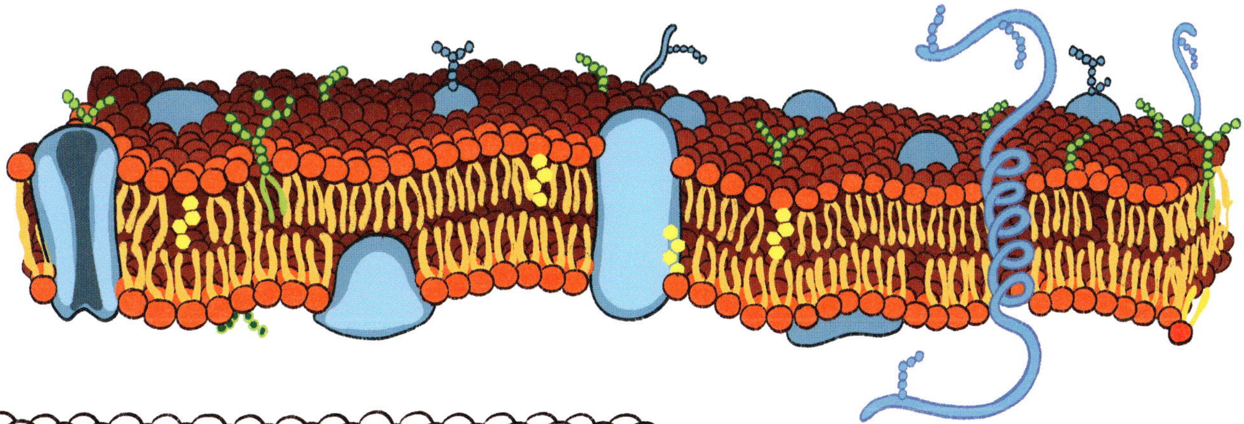

Zellmembran mit Proteinen

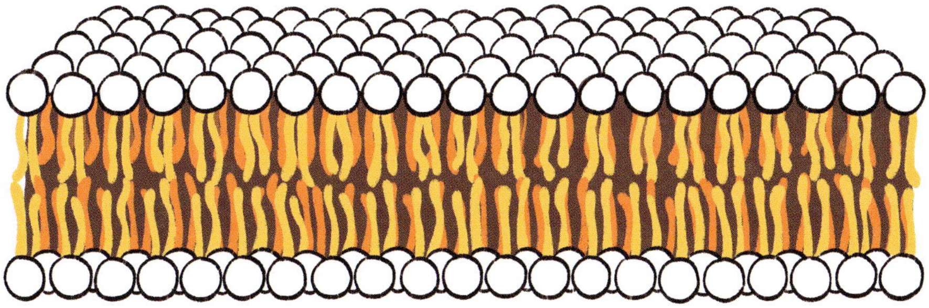

Doppellipidschicht

Um das zu verstehen, müssen wir uns die Fette genauer ansehen. Es gibt gesättigte, ungesättigte und mehrfach ungesättigte Fette. Doch was bedeutet das eigentlich? Mein Freund Bas Kast hat dafür eine geniale Beschreibung ausgeklügelt:

Eine gesättigte Fettkette kannst du dir wie einen geraden Zahnstocher vorstellen. Wenn du viele davon nebeneinanderlegst, dann passen sie prima zusammen in ihr Döschen. Jedes Stäbchen liegt eng an seinem Nachbarn an.

Ungesättigte Fettsäuren haben einen kleinen Knick, fast so, als wäre der Zahnstocher angebrochen. Versuchst du nun, dieses angebrochene Stäbchen mit zu den anderen ins Döschen zu packen, dann passt es schlecht dazwischen. Der Knick sorgt für mehr Abstand, und wenn viele Stäbchen einen Knick haben, dann wird es dir schwerfallen, die Stäbchen zu einem dünnen Bündel zusammenzubringen.

Genauso ist es mit der Zellmembran. Wenn sie aus gesättigten Fettsäuren aufgebaut ist, liegen die Fettketten eng aneinandergedrängt und können sich kaum noch bewegen. Haben die Ketten aber einen Knick, gibt es viel mehr Spielraum. Habt ihr Zahnstocher im Haus? Dann probiere es aus!

Flüssige Fette, wie zum Beispiel die verschiedenen pflanzlichen Öle, haben viele ungesättigte Fettsäuren, wohingegen festes Fett, wie Butter oder Kokosfett, zum großen Teil aus gesättigten Fettsäuren besteht. Die ungesättigten Fettsäuren helfen also deinen Proteinen, sich in der Membran locker und leicht hin- und herzubewegen.

In unserer Alltagsernährung essen wir viel zu viele gesättigte Fettsäuren. Fast alle Fette von Tieren (Fleisch, Milch, Käse, Butter, Quark) haben einen großen Anteil an gesättigten Fettsäuren und leider haben auch viele pflanzliche Fette gesättigte Fettsäuren.

Es ist also wichtig, bei der Ernährung darauf zu achten, dass du so viel ungesättigte Fettsäuren wie möglich zu dir nimmst. Die gesättigten Fettsäuren sind grundsätzlich nicht schlecht, aber wir bekommen sie sowieso im Überfluss. Daher solltest du immer versuchen, Lebensmittel mit vielen ungesättigten oder auch mehrfach ungesättigten Fettsäuren zu essen.

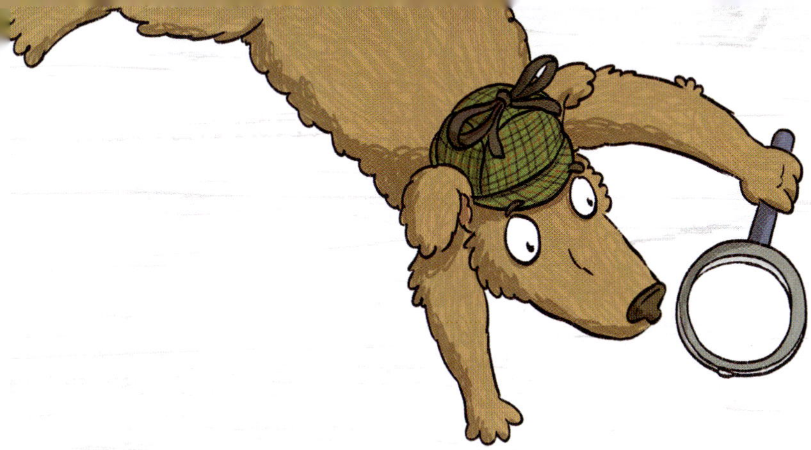

AUF SPURENSUCHE

Checke im Supermarkt verschiedene Lebensmittel wie Butter, Fisch, Öle und Margarine auf ihren Anteil an ungesättigten Fettsäuren.

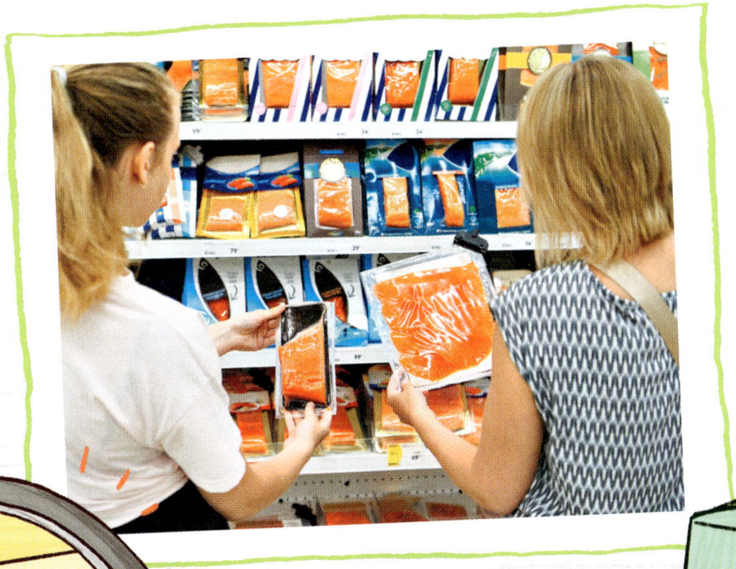

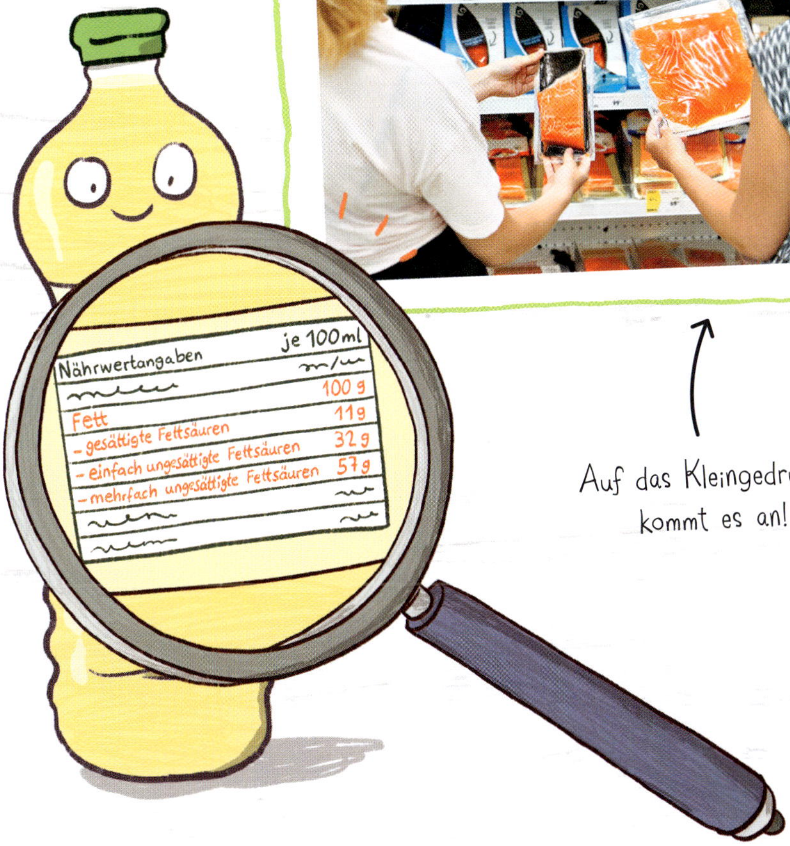

Nährwertangaben
je 100 ml
100 g
Fett
11 g
- gesättigte Fettsäuren
32 g
- einfach ungesättigte Fettsäuren
57 g
- mehrfach ungesättigte Fettsäuren

Auf das Kleingedruckte kommt es an!

Guck in die Nährwerttabelle!

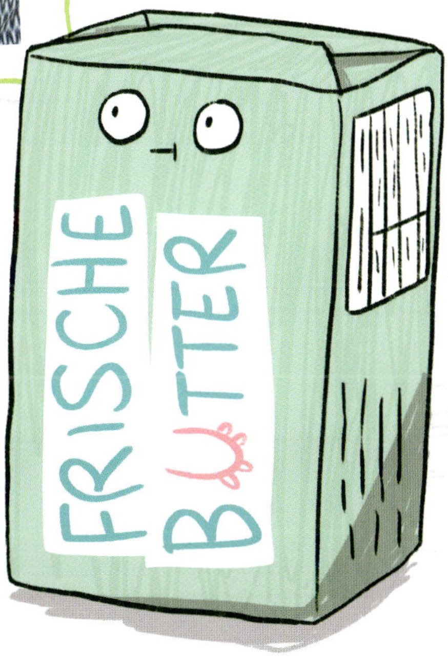

FRISCHE
BUTTER

INFOKASTEN

Fette und Öle sind **chemisch** das Gleiche, aber Fette sind bei Zimmertemperatur fest und Öle sind flüssig.

Wichtig:

Speiseöle müssen immer gut verschlossen sein und dunkel und kühl gelagert werden, weil die UV-Strahlen des Sonnenlichtes, Wärme und Luft die Inhaltsstoffe des Öls, beispielsweise Vitamine, zerstören und sie ranzig werden.

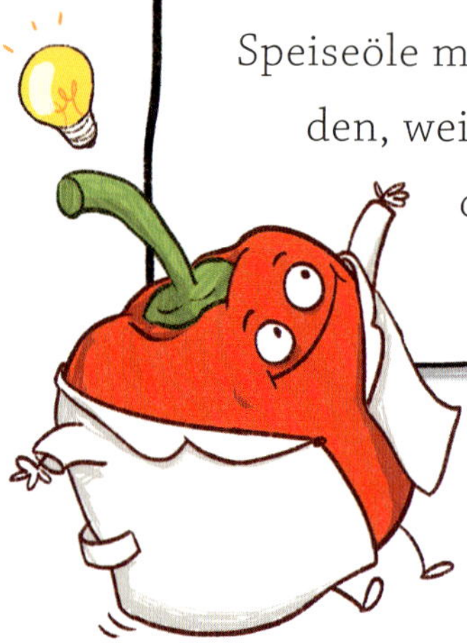

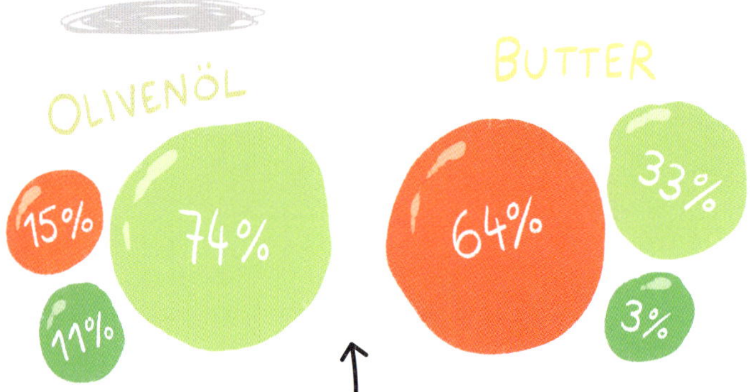

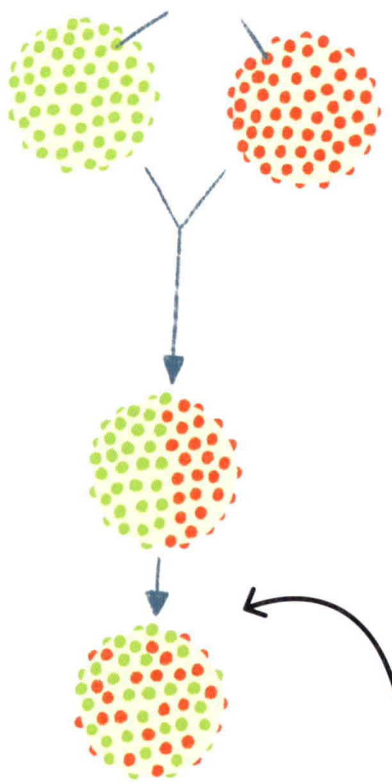

Du siehst, Olivenöl enthält deutlich weniger gesättigte Fettsäuren als ungesättigte. Butter besteht größtenteils aus gesättigten Fetten.

Bringt man künstlich die Zelle einer Maus mit der Zelle eines Menschen zusammen, dann werden sich die Membranen vereinigen und eine große Zelle bilden. Die roten und grünen Punkte stellen die Proteine der Maus und des Menschen dar. Schon nach 40 Minuten haben sich die Proteine gleichmäßig in der Membran verteilt. Eine Membran mit hauptsächlich gesättigten Fettsäuren verzögert diesen Prozess. In einer Membran mit vielen ungesättigten Fettsäuren können sich die Proteine schneller hin und her bewegen.

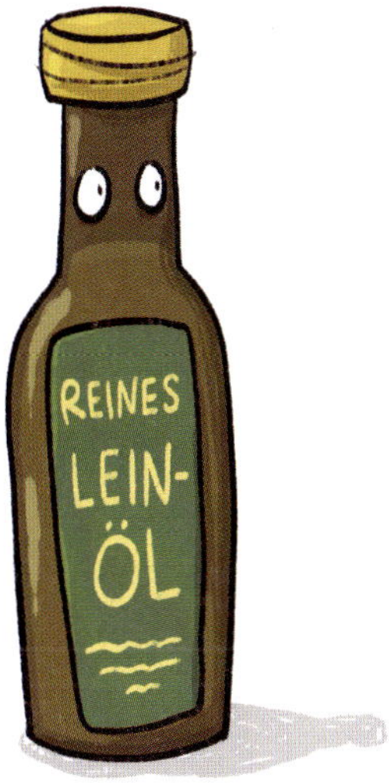

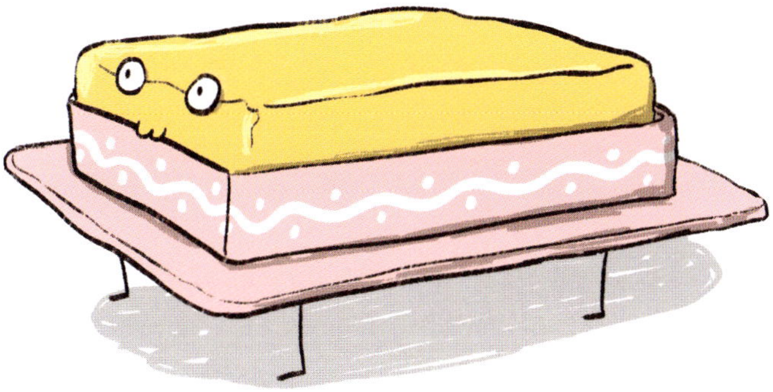

Fettzusammensetzung von Speisefetten in %

	gesättigte Fettsäuren	einfach ungesättigte Fettsäuren	mehrfach ungesättigte Fettsäuren
Butter	64	33	3
Distelöl	10	13	77
Erdnussöl	19	37	44
Kokosfett	92	6	2
Kürbiskernöl	20	28	52
Leinöl	10	18	72
Maiskeimöl	15	33	52
Olivenöl	15	74	11
Palmkernöl	83	15	2
Palmöl	52	38	10
Rapsöl	13	56	31
Rindertalg	52	44	4
Schweineschmalz	41	49	10
Sesamöl	13	42	45
Sojaöl	15	21	64
Sonnenblumenöl	12	24	64
Walnussöl	10	16	74
Weizenkeimöl	16	22	62

BÖSES FETT

Leider auch lecker ...

Alle Untersuchungen zur menschlichen Ernährung haben ein großes Problem: Man weiß eigentlich nie genau, wie sich eine bestimmte Ernährung im Verlauf eines ganzen menschlichen Lebens auswirkt. Daher untersucht man entweder bestimmte Völker oder Gemeinschaften mit eindeutigen Ernährungsgewohnheiten oder macht Tierversuche.

In einem außergewöhnlich langen Tierexperiment an der Wake Forest University in North Carolina (USA) bekamen Meerkatzen – das sind kleine, süße Äffchen – sechs Jahre lang eine genau auf ihren Bedarf abgestimmte Ernährung. Mit diesem Essen sollten sie weder abnehmen noch zunehmen.

Es gab zwei Gruppen: Die eine Gruppe bekam Essen mit einem hohen Anteil an ungesättigten Fetten und die andere Gruppe bekam den gleichen Anteil Transfette. Transfette sind **chemisch** veränderte Pflanzenöle (mehr dazu im Infokasten).

Das Ergebnis: Die Äffchen der Transfettgruppe waren um einiges dicker, obwohl die Tiere gleich viel Energie gefuttert hatten. Auf einen Menschen von 70 Kilogramm umgerechnet, hatten sie 5 Kilo mehr auf der Hüfte als ihre Artgenossen. Bedenkt man die Länge des Experimentes und die Lebenserwartung der Äffchen, dann hatten die Forscher beobachtet, wie viel Gewicht ein Mensch nach 20–25 Jahren zugenommen hätte.

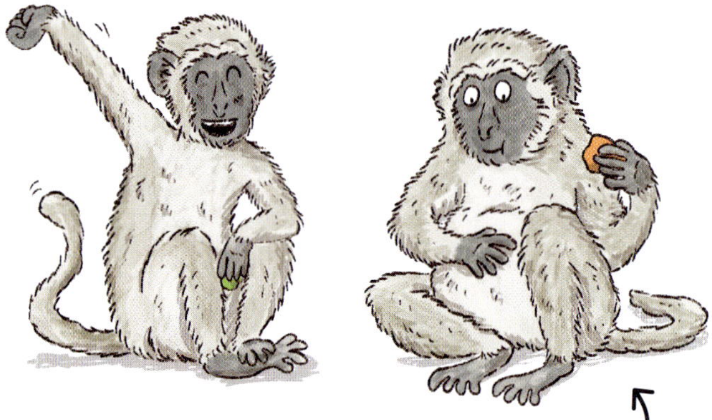

Falsches Fett macht fett.

INFOKASTEN

Transfette

Im Prinzip wurde bei Transfetten der Knick der ungesättigten Fettsäuren einfach gerade gebogen. Das Ergebnis: Ein flüssiges Pflanzenöl wird fest und man kann es wie Butter aufs Brot schmieren. Ein typisches Produkt, in dem sich Transfette gern verstecken, ist Margarine.

Ähnlich wie Palmfett werden Transfette in der Lebensmittelindustrie benutzt, damit Schokoriegel, Pralinen, Kartoffelchips, Backwaren, Brotaufstriche, Schokocremes und Fertiggerichte wie Pizza fest werden.

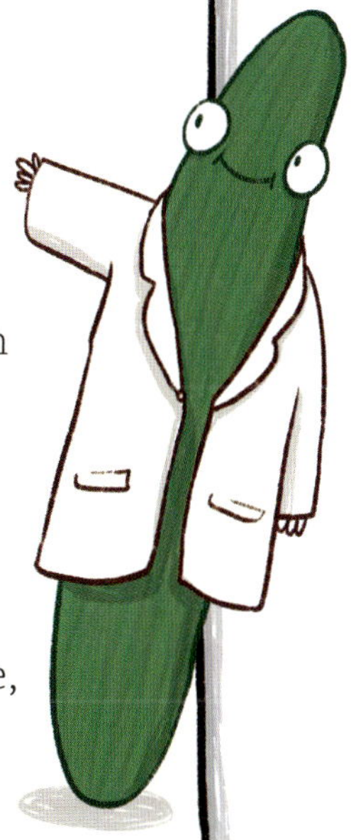

Transfette stehen aber auch im Verdacht, Ablagerungen in unseren Adern zu verursachen. Sie machen unsere Körperzellen gegenüber dem wichtigen **Botenstoff** Insulin „schwerhörig“ und sie bringen unser **Immunsystem** durcheinander, indem unser Körper so reagiert, als hätte er eine Entzündung.

Darum sind Transfette in manchen Ländern sogar verboten. Auch in Deutschland werden sie inzwischen reduziert und Lebensmittel dürfen nicht mehr als 2 % enthalten. Leider muss auf Verpackungen nicht angegeben werden, ob Transfette bei der Herstellung verwendet wurden.

Bei Fertiggerichten kannst du Transfetten auf die Schliche kommen: Begriffe wie „pflanzliches Fett, zum Teil gehärtet" oder „ungesättigte Fettsäuren, enthält gehärtete Fette" deuten auf Transfette hin.

Neben Fertiggerichten stecken die ungesunden Fette in Fast Food, Backwaren und Knabberkram.

Bei uns zu Hause vermeiden wir Lebensmittel, in denen sie sich versteckt haben könnten, so gut es geht.

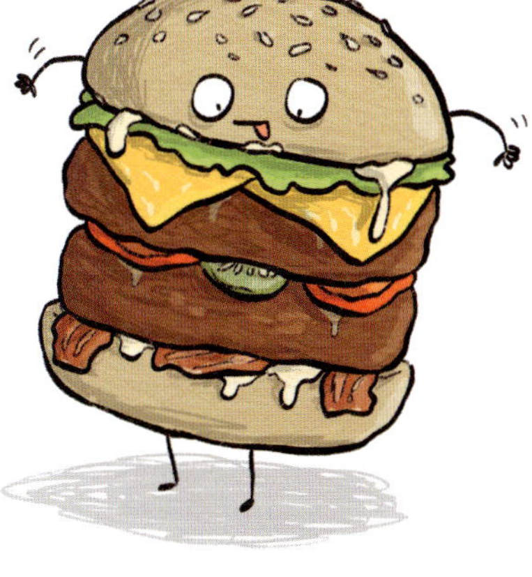

SUPER-FETT SELBST GEMACHT

Achtung: etwas eklig!

Es gibt einige Fette, die sind besonders gut. Man könnte sie fast als „Heilfette" bezeichnen. Ich habe dir ja schon erzählt, dass in deinem Bauch, genau genommen in deinem Darm, unzählige **Bakterien** leben, die sich zum Beispiel von den Ballaststoffen ernähren, die du isst. Diese Bakterien produzieren, genauso wie du, Abfall. Allerdings einen ziemlich wertvollen: Es sind kurzkettige Fettsäuren, die dir bei der Verdauung helfen. Diese Fettsäuren kannst du leider nicht einfach mit den Pommes, der Gurke oder sonstigem Essen zu dir nehmen, sondern du bist auf den „Müll" der Bakterien angewiesen. Eines ihrer Abfallprodukte ist die kurzkettige Fettsäure namens Buttersäure.

Eine andere kurzkettige Fettsäure, die von unseren Bakterien produziert wird, heißt Propionsäure. Sie ist Nahrung für eine ganz bestimmte Art von Fresszellen. Dazu musst du wissen, dass es überall in unserem Körper Fresszellen gibt, die dafür sorgen, dass Abfallstoffe und abgestorbene Zellen abtransportiert werden. Solche Fresszellen gibt es auch im Gehirn, wir nennen sie dort Mikrogliazellen. Wenn sie ihren Job nicht richtig machen, so vermuten einige Forscher, kommt es zu verschiedenen Krankheiten wie Parkinson oder Alzheimer. Diese Mikrogliazellen ernähren sich aber von Propionsäure und wenn wir davon zu wenig haben, können sie nicht richtig arbeiten.

Eigentlich ganz schön blöd, dass wir so wichtige Stoffe nicht mit unserer Nahrung aufnehmen oder sie selbst bauen können. Wer ist schon gern von einer Bakterie abhängig? Vielleicht kannst du sie dir wie kleine Untermieter vorstellen, um die du dich kümmern musst, damit sie nicht verhungern. Füttere sie mit Gemüse und Obst, dann geht es ihnen gut und alles läuft im wahrsten Sinne des Wortes wie geschmiert. Auch auf dem Klo!

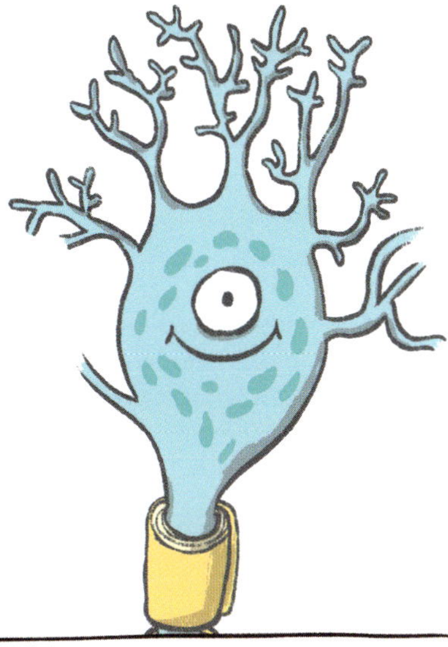

INFOKASTEN

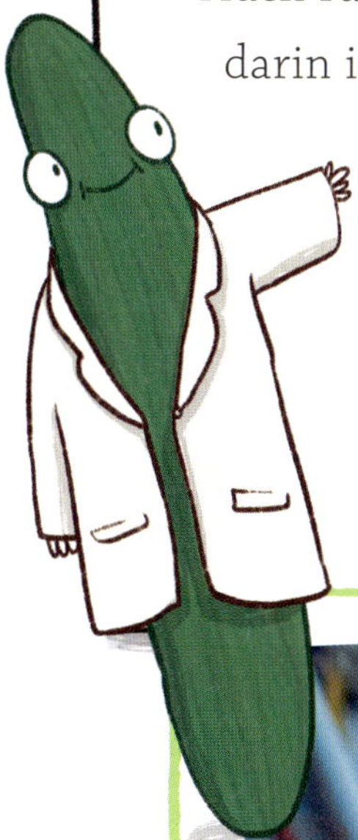

Auch für deine Nerven ist Fett wichtig! Stell dir ein Stromkabel vor: Der Draht darin ist von Gummi umgeben, damit wir vor Stromschlägen geschützt werden. Das Gummi unserer Nerven sind die sogenannten Myelinscheiden. Die bestehen neben Wasser und Proteinen (siehe Kapitel *Eiweiße*) mehrheitlich aus Fett. Das Fett wirkt wie die Isolation bei einem Stromkabel: Es verhindert einen Kurzschluss und sorgt dafür, dass die Nervenimpulse effizient und schnell weitergeleitet werden.

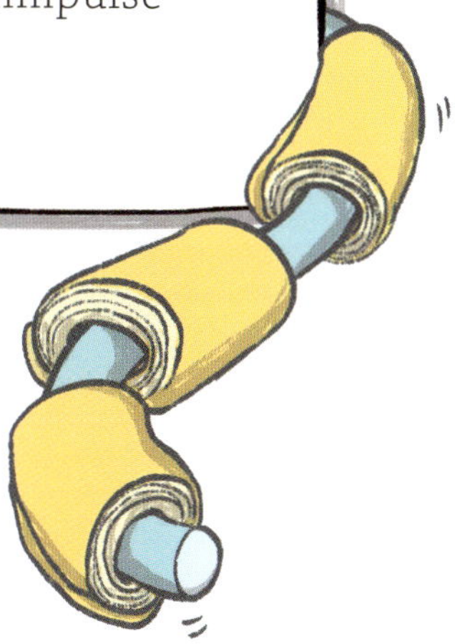

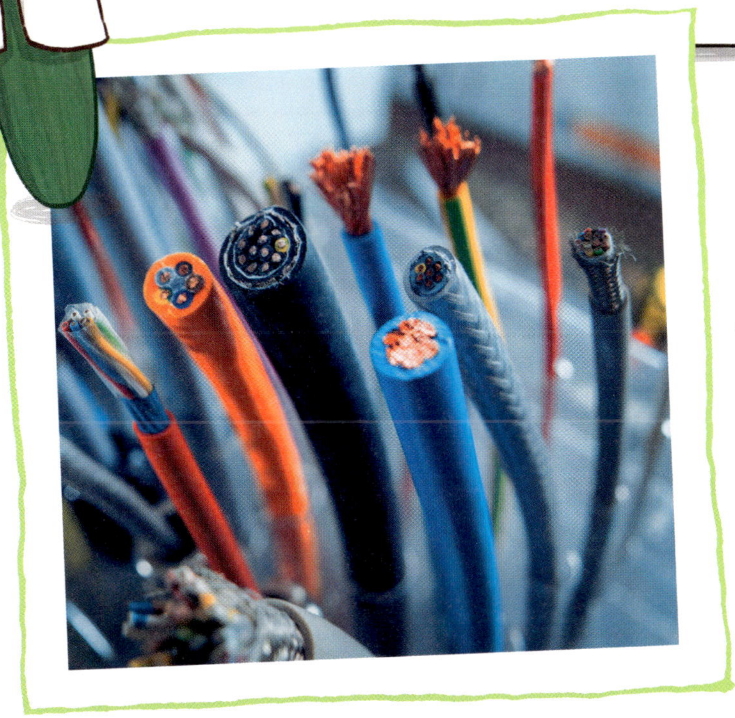

Nicht nur elektrische Kabel sind isoliert, sondern auch unsere Nerven.

Eine weitere Gruppe von Fetten mit nahezu heilender Wirkung sind die Omega-3-Fettsäuren. Es handelt sich um ungesättigte Fette, die an ihrem drittletzten Kettenglied einen Knick haben (daher die 3). Unter anderem machen die Omega-3-Fettsäuren genau das Gegenteil von Transfetten: Während Transfette unser **Immunsystem** stressen, hat man beobachtet, dass es von Omega-3-Fettsäuren beruhigt wird.

Hier ein Beispiel: Ein bestimmter Bereich im Gehirn, der sogenannte Hypothalamus, regelt unsere Körpertemperatur, den Schlafrhythmus und er sagt uns, wann wir satt sind. Wird unser Immunsystem durch falsche Ernährung gestresst, weil wir zum Beispiel zu viel Fast Food und damit zu viele ungesunde Transfette gegessen haben, dann kann es überreagieren. Dabei kann es zu einer Art Entzündung des Hypothalamus kommen. Mein Freund Bas Kast hat einen guten Vergleich gefunden: Wenn der Hypothalamus entzündet ist, dann ist es ähnlich wie bei einer Erkältung, wenn die Schleimhäute unserer Nase entzündet sind und wir nicht mehr gut riechen können. Er kann dann nicht mehr „riechen“, dass wir satt sind. Die Folge: Wir essen immer weiter. Vielleicht können wir auch schlecht schlafen. Wenn du viele Omega-3-Fettsäuren isst, wird dein Immunsystem also beruhigt und es kommt nicht zu ungesunden Überreaktionen.

Omega-3-Fettsäuren haben sogar Einfluss auf unsere Psyche. Wissenschaftler haben festgestellt, dass sich Menschen mit zu wenig Omega-3-Fettsäuren oft traurig fühlen. Besonders betroffen können Frauen sein, die gerade ein Baby bekommen haben: Ihr Körper will dem Baby alles Gute aus der Nahrung zukommen lassen und am Ende reichen die Omega-3-Fettsäuren nicht mehr für die Mutter. Wissenschaftler nennen dieses Phänomen Wochenbettdepression oder Babyblues.

Es ist daher ausgesprochen wichtig, genügend Nahrung mit Omega-3-Fettsäuren zu sich zu nehmen. Ich gebe mir deshalb täglich ein paar Walnüsse und einen Esslöffel Leinöl in mein Müsli. Den etwas bitteren Geschmack des Öls schmecke ich zwischen dem süßen Obst gar nicht.

Omega-3-Fettsäuren sind aber auch in fettigem Wildfisch wie Lachs oder Hering. Ich habe extra „Wildfisch“ geschrieben, denn die Omega-3-Fettsäuren stammen ursprünglich aus Meeresalgen. Die Fische in der **Aquakultur** werden aber meist anders gefüttert, und so haben sie auch nur einen geringen Teil an Omega-3-Fettsäuren. Wenn du Fisch essen möchtest, dann achte bitte auf das blaue MSC-Siegel.

INFOKASTEN

Das MSC-Siegel bedeutet u. a., dass in einem bestimmten Gebiet nur so viele Fische gefangen werden dürfen, wie auch Jungfische geboren werden. Das klingt eigentlich logisch, aber viele Fischer halten sich nicht daran und daher sind die meisten Fischbestände überfischt, das heißt, die Fische werden Jahr für Jahr weniger.

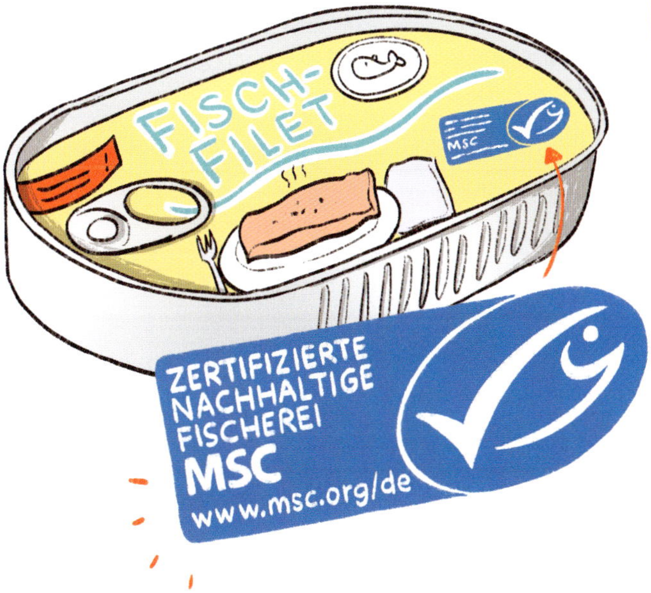

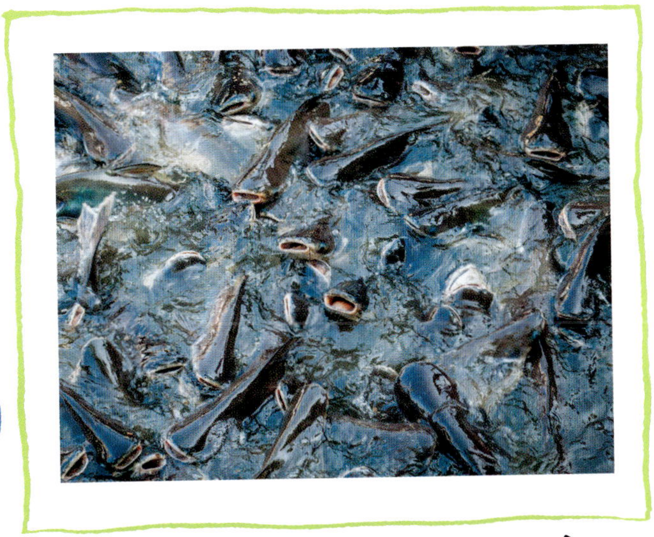

Solch gestressten Fisch aus einer Zuchtanlage möchte niemand essen.

WERDE ZUM NUSSKNACKER

Fette naschen

Wusstest du, dass Eichhörnchen ihre Schneidezähne bis zu drei Millimeter auseinanderspreizen können? Ihre Zähne sind dank Muskeln beweglich. Das ist äußerst praktisch, denn so können Eichhörnchen Nussschalen aufhebeln oder Löcher reinknabbern und den Inhalt wie mit einer kleinen Pinzette herausangeln. Ob Eichhörnchen Nüsse einfach nur lecker finden oder wissen, dass Nüsse sehr gesund sind?

Das sind sie nämlich tatsächlich. Der Grund: Sie enthalten viel Fett. Es ist noch gar nicht allzu lange her, dass viele Menschen Nüsse genau deshalb für Dickmacher hielten und, im Gegensatz zu Eichhörnchen, einen großen Bogen um sie machten. Inzwischen weiß man es besser. Forscher haben sogar herausgefunden, dass Nüsse wahre Schlankmacher sind. Denn sie enthalten viel ungesättigtes Fett.

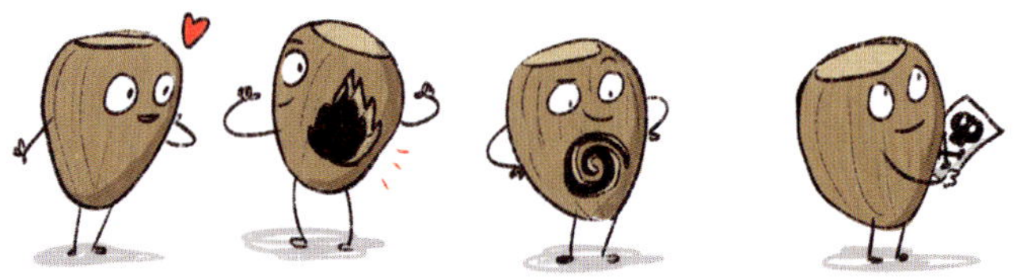

Neben gesunden Fetten liefern Nüsse auch reichlich Eiweiß (siehe Kapitel ***Eiweiße***) sowie Ballaststoffe, Vitamine und Mineralstoffe (siehe Kapitel ***Gold und Edelsteine des Essens***). Du kannst also ruhig öfter mal Eichhörnchen spielen und Nüsse knabbern, auch wenn du deine Zähne leider nicht zum Nüsseknacken auseinanderspreizen kannst.

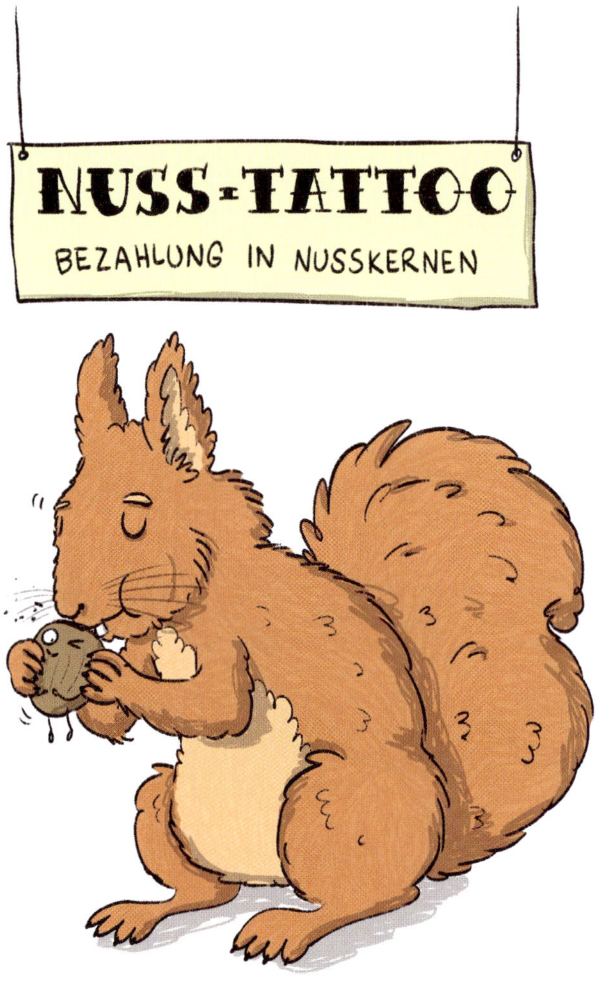

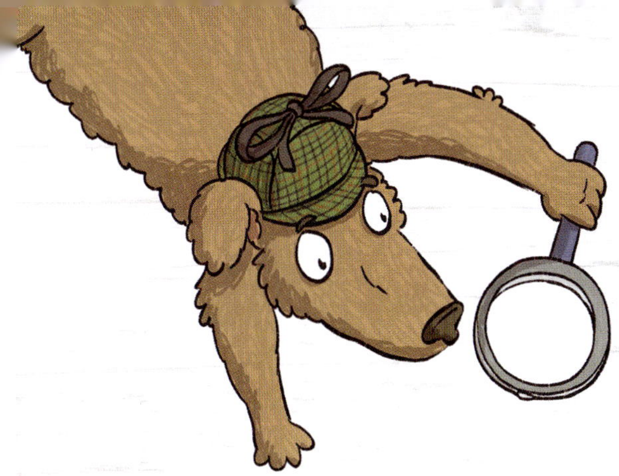

AUF SPURENSUCHE

Am besten machst du das Experiment an zwei aufeinanderfolgenden Tagen. Wenn du Hunger hast, iss am ersten Tag Nüsse (Erdnüsse, Cashewnüsse, Walnüsse) und am zweiten Tag ein Stück Kuchen oder ein Marmeladenbrot. Wichtig ist, dass du an beiden Tagen genau die gleiche Menge zu dir nimmst, zum Beispiel 20 g Kuchen und 20 g Nüsse (benutze dafür eine Küchenwaage). Wonach hattest du schneller wieder Hunger?

INFOKASTEN

Es geht um die Nuss

Nicht bei allem, was wir als Nüsse bezeichnen, kaufen und verzehren, handelt es sich auch wirklich um Nüsse. Bei „echten" Nüssen ist der Samen von einer holzartigen Schale eingehüllt. Das ist bei Haselnüssen, Walnüssen oder Macadamianüssen der Fall.

Die Erdnuss hingegen ist eine Hülsenfrucht und daher mit Erbsen und Bohnen verwandt. Pistazien und Pekannüsse wiederum sind Steinfrüchte, genau wie Pfirsiche, Pflaumen oder Oliven.

Die Paranuss schließlich ist eine Kapselfrucht. Das bedeutet, dass das Fruchtfleisch um den Samen, den wir essen, verholzt ist.

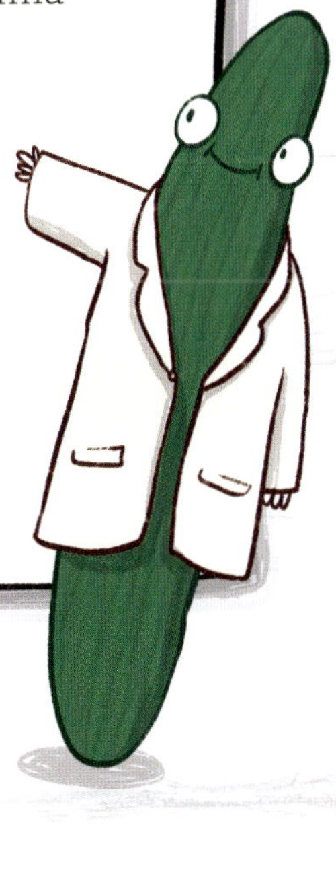

EIWEIẞE

Proteine, die Sattmacher für unseren Maschinenpark

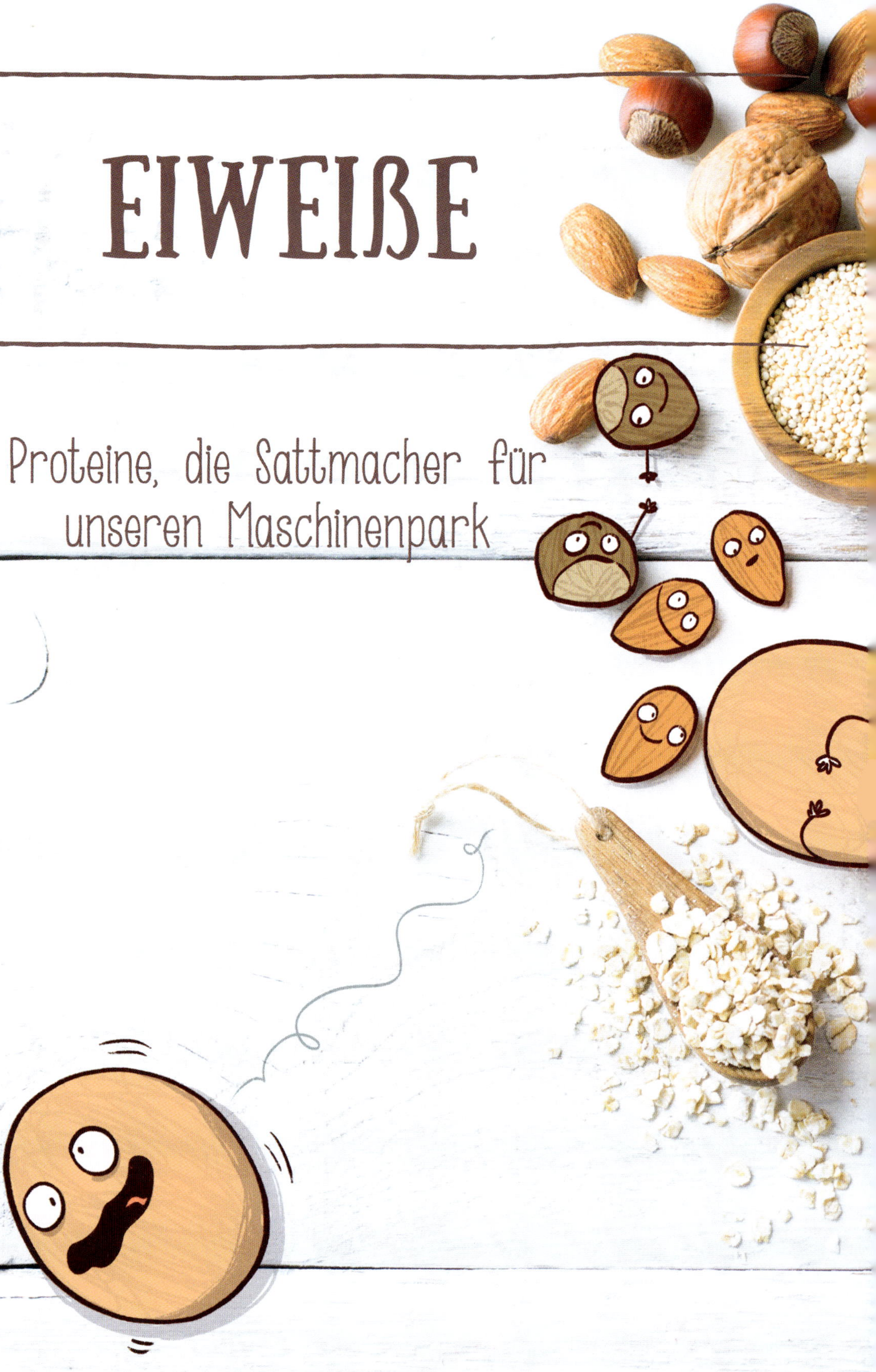

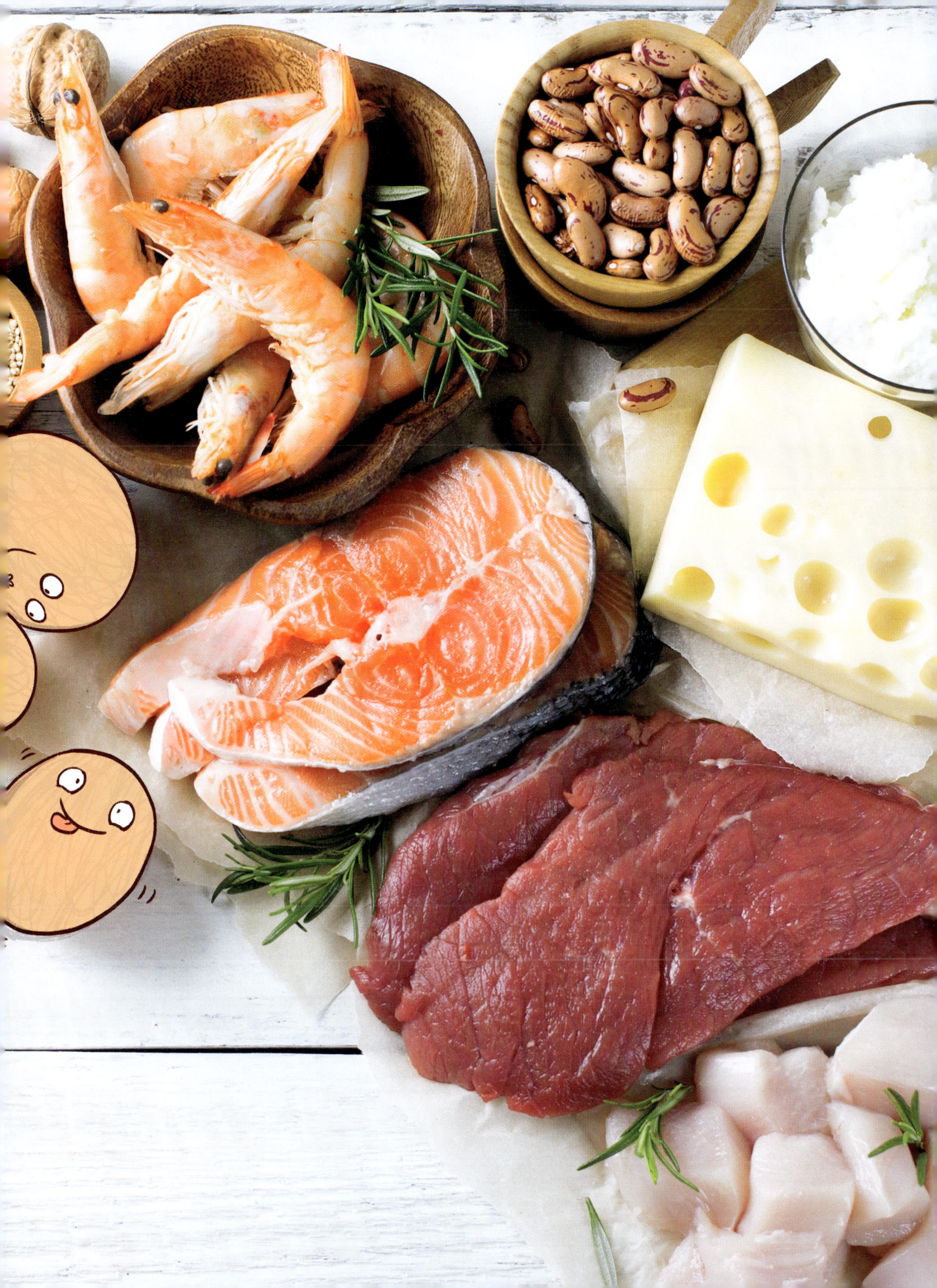

WOFÜR BRAUCHEN WIR EIWEIßE?

Ein Ausflug in unsere Zellen

Eiweiß, auch **Protein** genannt, ist ein ganz besonderer Stoff! Du kannst ihn dir – ähnlich wie die Kohlenhydrate – als eine Kette vorstellen. Die einzelnen Kettenglieder heißen Aminosäuren. Ist die Kette schön gerade, spricht man von einer Primärstruktur.

Doch Eiweiße sind etwas Magisches und ihre Ketten sind meistens zu den komischsten Figuren verdreht. Du kannst dir das wie einen Wollfaden vorstellen: Aus Wolle kann man viele verschiedene Dinge stricken – eine Mütze, einen Schal oder auch Socken. So ähnlich ist das mit den Eiweißen. Sie sind für viele Prozesse im Körper wichtig und je nach Bedarf baut unser Körper sie in unterschiedlichen Strukturen: mal gebogen, in Schleifen oder auch im Zickzack. Manchmal werden auch mehrere Formen zusammengebaut: Dabei können lang gezogene Gebilde entstehen (wie bei Muskelfasern) oder kugelförmige (wie beim Insulin, siehe Infokasten ***Insulin*** auf S. 59). Dann spricht man von Sekundär- und Tertiärstruktur. Ganz am Ende entstehen die unterschiedlichsten Maschinen und Werkzeuge. Je nachdem, wie diese aufgebaut sind, sind sie für etwas anderes gut.

Genau genommen sind diese Maschinen die eigentlichen Träger des Lebens. Kohlenhydrate und Fette sind nur Baustoffe und Energie. Proteine können ebenfalls Baustoffe und Energieträger sein, aber auch noch viel mehr:

- Aus ihnen werden bewegliche Muskeln oder festes Horn und elastische Haare.
- Sie sind Gifte und Gegengifte.

- Als **Enzyme** sind sie an fast allen chemischen Reaktionen in deinem Körper beteiligt.
- Sie sind eine Art Taxi für andere Stoffe (z. B. transportiert das Protein **Hämoglobin** den Sauerstoff aus deiner Lunge in deinen Körper und das Abfallprodukt **Kohlendioxid** wieder zurück).
- Sie sind Botenstoffe (Hormone und Neurotransmitter).
- Sie sind für die **Blutgerinnung** verantwortlich, wenn du dich verletzt.
- Sie sind deine wichtigsten Waffen gegen **Keime**.
- Und sie machen praktisch alle Dinge, die in oder an deinen Zellen passieren.

Nichts in unserem Körper würde ohne Proteine funktionieren. Wenn du mehr darüber erfahren möchtest, wie sie gebaut werden und wie das Leben überhaupt entstanden ist, dann wirf doch mal einen Blick in mein Buch *Die spannende Welt der Viren und Bakterien*.

INFOKASTEN

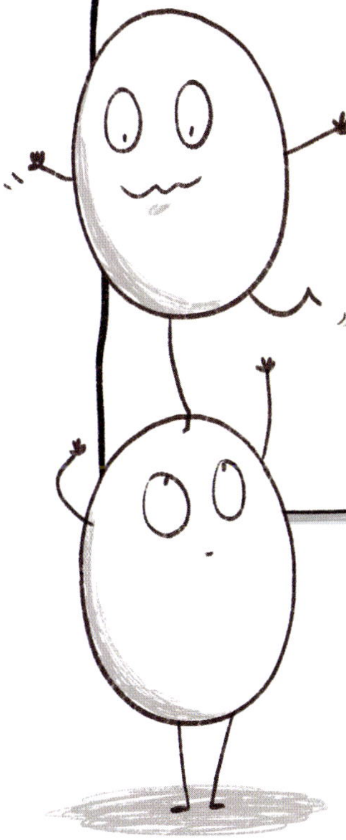

Eiweiß im Ei

Ein Ei enthält nur 13 % Eiweiß, das heißt auf 100 g Ei kommen nur 13 g Eiweiß. Was denkst du, wo ist wohl mehr Eiweiß drin: im Eigelb oder im Eiweiß? Kaum zu glauben, aber Eiweiß hat tatsächlich nur 10 %, wohingegen das Eigelb 15 % Eiweiß enthält.

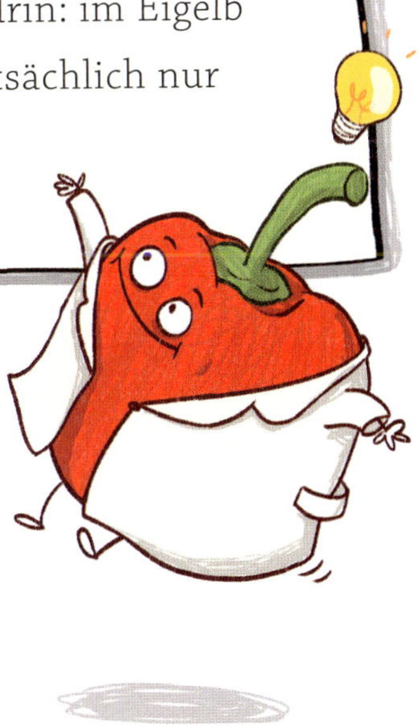

Weißt du eigentlich, warum ein Ei beim Kochen hart wird? Wenn etwas gefroren ist, dann bewegen sich die kleinen Teilchen, also die Atome und Moleküle, aus denen alles besteht, kaum. Wenn etwas aber wärmer oder sogar flüssig wird, dann bewegen sich alle Teilchen wie wild hin und her. Wird es noch heißer, werden Stoffe gasförmig. Im gasförmigen Zustand bewegen sich die Teilchen so schnell hin und her, dass sie einfach nicht mehr zusammenkommen. Daher braucht Gas auch viel mehr Platz. Zum Beispiel ist ein Liter Wasser als Gas über einen Kubikmeter groß. Man spricht auch von den drei Aggregatszuständen: fest, flüssig und gasförmig.

Wenn man ein Ei kocht, dann sorgen die Bewegungen der Moleküle dafür, dass die komplizierte Struktur der Eiweiße nicht mehr hält, der Knoten löst sich. Das ist so, als würdest du an einem Tisch rütteln, auf dem ein Turm aus Bauklötzen steht: Irgendwann bricht alles zusammen. So ähnlich ist es auch bei den Proteinen: Die Sekundär- und Tertiärstruktur bricht auseinander. Was bleibt, sind lange Ketten von Aminosäuren. Wird es dann wieder kalt, verknoten sich die Ketten erneut. Allerdings nicht so, wie sie vorher waren. Stattdessen verklebt alles zu einem großen Klumpen. Diesen Prozess nennen wir Denaturierung. In einem hart gekochten Ei ist somit nichts mehr so, wie es von Natur aus war, es ist ent-naturiert oder richtig gesagt: denaturiert.

Wenn du ein Ei isst, ist das aber völlig egal, denn in deinem Bauch werden die einzelnen Kettenglieder der aneinandergereihten Aminosäuren getrennt. Was übrig bleibt, sind unzählige kleine Moleküle, die über die „Haut“ in deinem Darm, das Darmepithel, aufgenommen werden. Wie das geschieht und wie es dann weitergeht, erfährst du im Kapitel *Reise durch unseren Körper*.

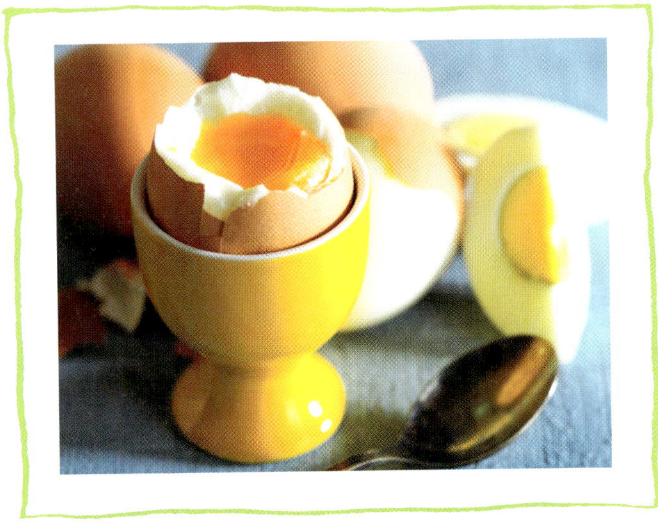

Im Eigelb ist mehr Eiweiß als im Eiweiß!

INFOKASTEN

Das Protein Insulin

Insulin ist ein **Hormon**, also ein Botenstoff innerhalb unseres Körpers. Immer wenn du etwas Kohlenhydratreiches isst, wird in der Bauchspeicheldrüse Insulin gebildet und an das Blut abgegeben. Mit diesem fließt es durch den Körper und kommt irgendwann zu den Zellen deines Körpers. An der Oberfläche deiner Zellen gibt es Antennen, sogenannte Insulinrezeptoren. Dockt Insulin dort an, bekommt die Zelle den Auftrag: Nimm **Glukose** aus dem Blut auf! Besonders gut können das die Zellen unserer Muskulatur und der Leber. Sie können in kurzer Zeit richtig viel Glukose aufsaugen. In den Zellen steht Glukose dann als Energie zur Verfügung. Ohne Insulin könntest du nicht lange überleben, denn dein Zuckerspiegel im Blut wäre viel zu hoch und letztlich würden deine Körperzellen nichts zu essen bekommen.

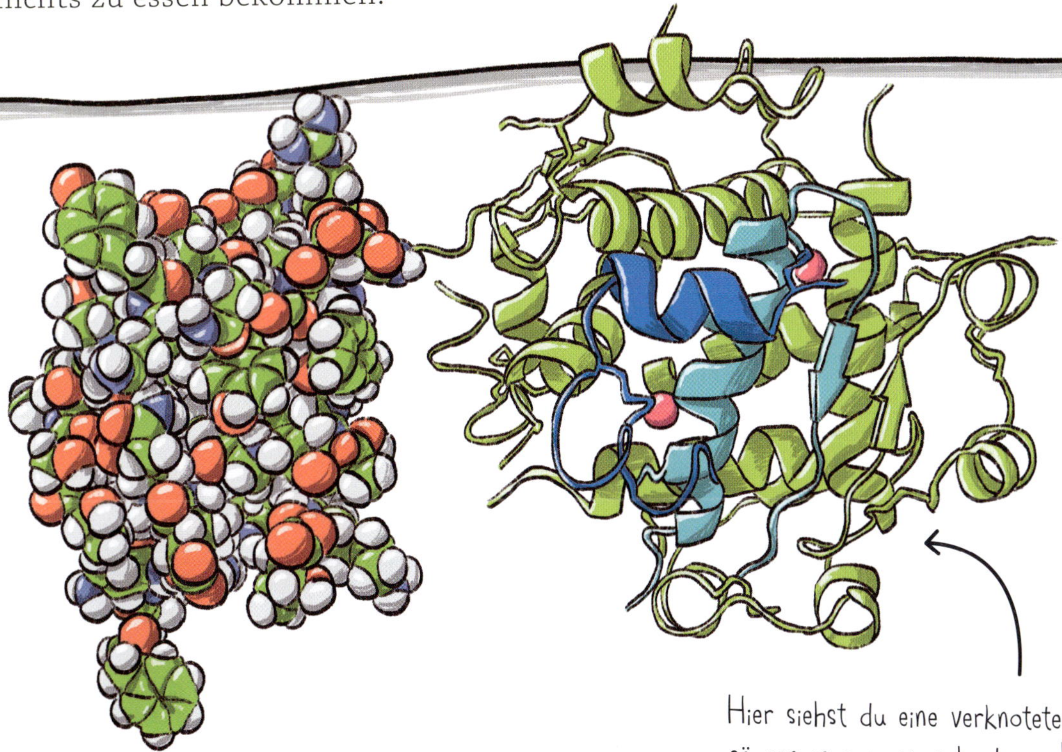

Hier siehst du eine verknotete Kette von Aminosäuren in zwei verschiedenen Darstellungsformen. Das Protein, das du siehst, heißt Insulin und ist der vielleicht wichtigste Botenstoff beim Essen.

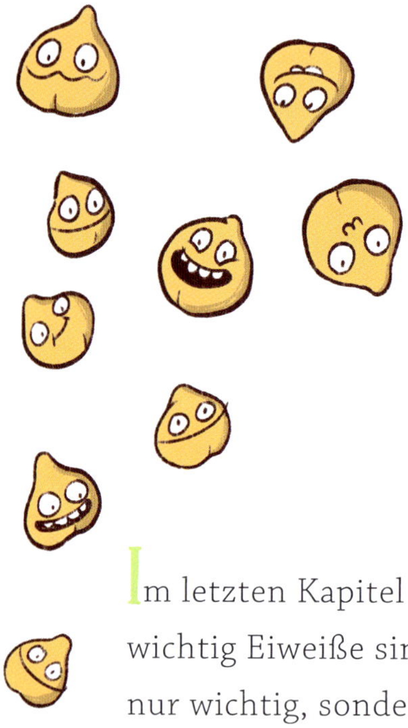

ZU WENIG DES GUTEN

Warum wir oft zu viel essen

Im letzten Kapitel hast du erfahren, wie wichtig Eiweiße sind. Sie sind aber nicht nur wichtig, sondern im Verhältnis zu Kohlenhydraten und Fetten auch recht selten: Nur wenige Nahrungsmittel, wie Hülsenfrüchte oder Fleisch, enthalten Proteine in hoher Konzentration. Daher sind proteinhaltige Lebensmittel auch recht teuer. Bas Kast hat es in seinem Buch *Der Ernährungskompass* auf den Punkt gebracht: Die industrielle Nahrungsproduktion reduziert den teuren Rohstoff Eiweiß. Bas Kast nennt das „Eiweißverdünnung". Das Resultat ist fatal: Wir haben mehr Hunger, als uns lieb ist, und essen mehr, als wir sollten.

Um das zu verstehen, müssen wir kurz darüber reden, wie Hunger und Sattheit überhaupt entstehen. Wenn du einige Zeit nichts isst, bekommst du Hunger. Schon wenige Stunden nachdem du Kohlenhydrate gegessen hast, sind diese aus deinem Blutkreislauf verschwunden bzw. verbraucht und du brauchst Nachschub.

Doch was passiert nachts? Denn auch dann ist dein Körper aktiv: Deine Lunge atmet, dein Herz pumpt das Blut durch deinen Körper und dein Gehirn träumt. All das verbraucht Energie, aber anstatt etwas zu essen, schläfst du.

Keine Sorge, du kannst kommende Nacht beruhigt schlafen, denn dein Körper ist darauf bestens eingestellt: Deine Leber hat über den Tag Glukose als Glykogen (ein Vielfachzucker) und Fett aus deinem Essen gespeichert. Wenn dein Körper Energie braucht, springt die Leber an, löst das Glykogen wieder auf und gibt es als Glukose ins Blut ab.

Reicht das nicht aus, geht es an die Fettreserve: Die Leber gibt dann kleine Pakete mit Fett, sogenannte Ketone, in die Blutbahn ab. Deine Zellen schalten um und verarbeiten diese Ketone.

Morgens beim Frühstücken, wenn sich dein Magen langsam füllt und ausdehnt, bekommt dein Gehirn die Nachricht, dass Nachschub kommt und alles gut ist. Trotzdem geht es auf Nummer sicher: Es wartet, bis im Darm die Verdauung begonnen hat und von dort die erste Qualitätsanalyse übermittelt wird. Deine Nahrung wird also genauestens untersucht, ihre Bestandteile werden gecheckt.

Forscher haben festgestellt, dass wir vor allem den Anteil an Proteinen kontrollieren und so lange weiteressen, bis wir genügend davon zu uns genommen haben.

Es ist fatal: Geschmacksverstärker, Aromen, Rauch und Gewürze gaukeln unserem Körper vor, etwas Herzhaftes und Proteinreiches zu essen. Doch unser Körper meldet das Gegenteil, und so essen wir immer weiter. Ein Beispiel sind „Bacon Snacks". Sie schmecken nach leckerem, gegrilltem Schinkenspeck und versprechen uns eine volle Ladung Proteine. Es steckt allerdings kein Stück Speck im „Speck Snack", sondern nur sein Geschmack.

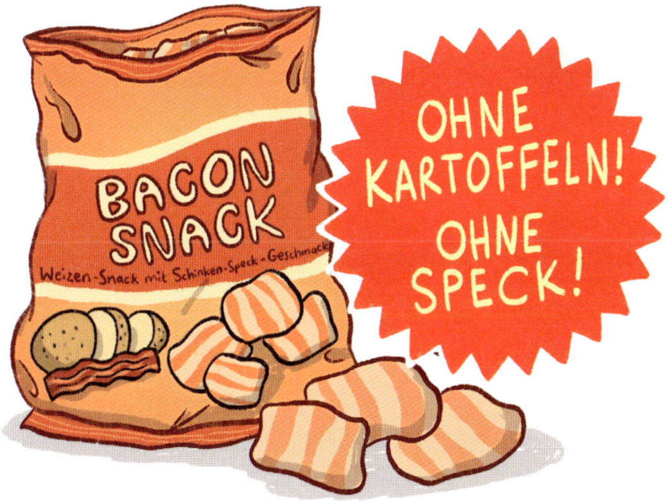
BACON SNACK
Weizen-Snack mit Schinken-Speck-Geschmack
OHNE KARTOFFELN! OHNE SPECK!

Der Mammutanteil sind Weizenmehl, schnell verdauliche Kohlenhydrate und Sonnenblumen- oder Palmöl, Salz, Zucker und alles Mögliche (dazu später mehr im Kapitel *Gifte im Essen?*). Das Ergebnis: Wir essen und essen, doch satt fühlen wir uns erst, wenn der Bauch wehtut. Im Prinzip gilt das für fast alle Fertigessen wie Chicken-Nuggets, Pizza, Wurst, Fertigsuppen und vieles mehr.

Ich halte Essen, das vorgaukelt, etwas anderes zu sein, als es in Wahrheit ist, für „Fake Food".

Nachdem du nun weißt, dass Eiweiß extrem wichtig und wertvoll für deinen Körper ist, stellt sich natürlich die Frage: Wie viel Eiweiß brauchst du und kannst du vielleicht auch zu viel davon essen?

Jetzt werde ich dich überraschen: Kinder und Jugendliche haben mit Omas und Opas etwas gemeinsam, nämlich einen leicht erhöhten Proteinbedarf. Sobald du ausgewachsen bist, also ab ca. 19 Jahren, brauchst du bis zu deinem 65. Lebensjahr nicht mehr so viele Proteine. Proteine können dann sogar schädlich sein. Denn es ist für deine Nieren ziemlich anstrengend, überschüssiges Eiweiß wieder loszuwerden.

Ein Erwachsener braucht im Durchschnitt ungefähr 0,8 g pro Kilogramm Körpergewicht Proteine pro Tag. Ich wiege 55 kg und brauche somit nur ungefähr 45 g Proteine pro Tag. Ein 200g-Rindersteak würde diesen Bedarf decken (siehe Tabelle S. 65).

Die **Weltgesundheitsorganisation** (WHO) empfiehlt allerdings, pro Woche nur etwa 300 g rotes Fleisch oder verarbeitetes Fleisch wie Leberwurst oder Salami zu essen. Warum? Wissenschaftler haben herausgefunden, dass zu viel rotes Fleisch ungesund ist, weil es das Risiko, an Darmkrebs zu erkranken, erhöht (mehr dazu im Kapitel *Die Ernährungspyramide*). Ein paar Scheiben Schinken und ein bisschen Wurst und mein Wochensoll ist an einem Tag erfüllt. Was nun?

Die restlichen Tage der Woche kannst du deinen Bedarf an Eiweiß mit Milchprodukten und Eiern decken. Aber auch Pflanzen enthalten Proteine, beispielsweise Erbsen oder Linsen. Ernährungsforscher raten, dass wir möglichst viele pflanzliche Proteine futtern sollten. Das hat nämlich den großen Vorteil, dass unser Körper gleich eine ganze Menge gesunder Ballaststoffe mitbekommt.

Ich bereite mir zum Beispiel jeden Morgen mein Müsli mit zwei gehäuften Esslöffeln Hanfsamen zu. Wenn du gern ein paar Muskeln aufbauen willst: Aus den Samen lässt sich auch ein Shake mixen und schon hast du eine gute Portion Eiweiß, die dein Körper nach dem Sport zu Muskeln umbauen kann.

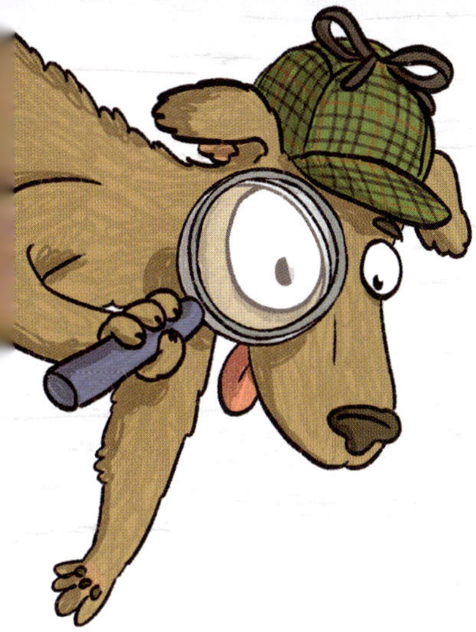

AUF SPURENSUCHE

Wie viel Protein brauchst du?

Hier ein Rechenbeispiel: Angenommen, du bist 10 Jahre alt und wiegst ca. 40 kg. Du bist dann kein Baby und auch kein Kleinkind mehr (diese brauchen 1 bis 2 g pro kg Körpergewicht). Du gehörst damit schon zu den Jugendlichen und die brauchen ca. 0,9 g Protein pro Kilogramm Körpergewicht. Bei 40 kg sind das also 36 g. Wenn du viel Sport treibst, steigt dein Bedarf auf 1,5 g pro kg.

Schau mal auf Seite 65 in der Tabelle nach, wie viel du von welchem Lebensmittel essen musst, um deinen Bedarf zu decken.

INFOKASTEN

Im Gegensatz zu Pflanzen, die alle Aminosäuren selbst produzieren können, sind wir Menschen und alle anderen Tiere auf Proteine aus Pflanzen angewiesen. Die meisten der zwanzig Aminosäuren, aus denen unser Körper aufgebaut ist, können wir selbst herstellen. Bei den acht Aminosäuren Isoleucin, Leucin, Lysin, Methionin, Phenylalanin, Threonin, Tryptophan und Valin sind wir aber hilflos. Sie sind für uns essenziell, also unentbehrlich, und wir müssen sie über die Nahrung zu uns nehmen.

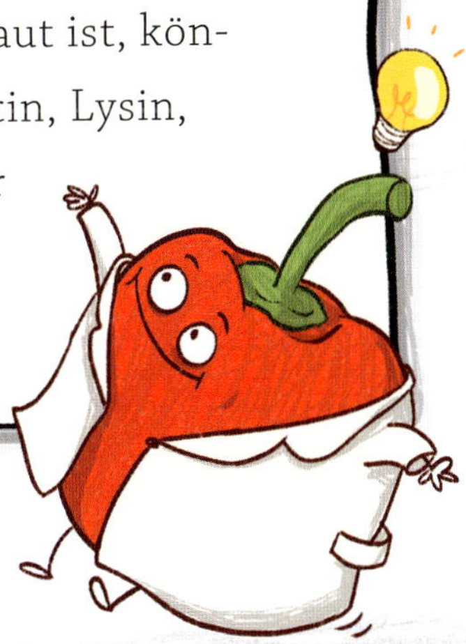

EIWEIẞQUELLEN

Wie du nun weißt, gibt es pflanzliche und tierische **Proteine**. Beide sind aus den gleichen Aminosäuren aufgebaut. Doch gibt es einen Unterschied? Ja! Er besteht im Verhältnis der essenziellen Aminosäuren zueinander. Stell dir vor, du bist auf einem Schrottplatz und willst aus altem Schrott neue Autos zusammenschrauben. Jedes Auto braucht vier Räder. Nun stell dir vor, du hättest genügend Teile, um fünf Autos zusammenzubauen, aber nur acht Räder. Am Ende kannst du deshalb nur zwei funktionstüchtige Autos bauen.

So ähnlich ist das mit den Aminosäuren: Ist eine essenzielle Aminosäure limitiert, kannst du mit dem Rest nicht viel anfangen.

Ob du deine essenziellen Aminosäuren von Pflanzen oder von Tieren bekommst, spielt keine Rolle, denn sie sind in beiden enthalten. Aber je nach Nahrungsmittel gibt es mal von der einen und mal von der anderen Aminosäure etwas mehr. Das Verhältnis zwischen den Aminosäuren ist also unterschiedlich. Meist ist die Zusammensetzung von tierischen Eiweißen uns Menschen ähnlicher. Das ist in etwa so, als würden alle Bauteile für ein Auto auf einem Haufen liegen. Bei Pflanzen fehlen aber ein paar davon.

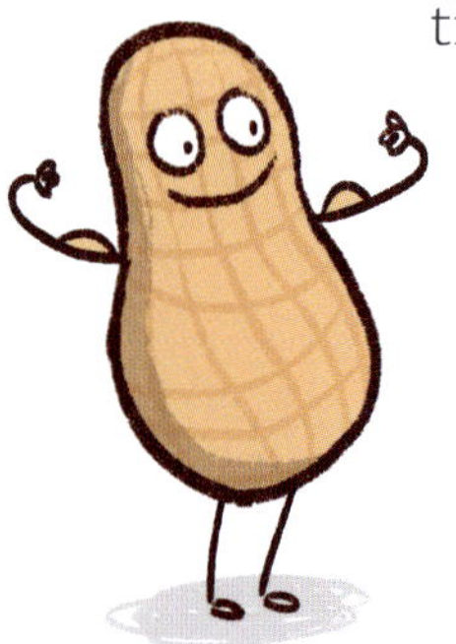

Daher empfehlen Ernährungsexperten, pflanzliche Proteine miteinander zu kombinieren. Man spricht von „a grain, a green and a bean", auf Deutsch: ein Teil Körner (z. B. Vollkornbrot), ein Teil Grünzeug (Gemüse und Obst) und ein Teil Hülsenfrüchte (Bohnen, Linsen, Erbsen usw.).

Du musst sie nicht alle innerhalb einer Mahlzeit zu dir nehmen. Wichtig ist nur, dass im Lauf des Tages von allem etwas dabei war.

Doch was passiert nun eigentlich mit den Proteinen in deinem Bauch? Da Proteinmoleküle ziemlich groß sind, können unsere Darmzellen sie nicht einfach so aufnehmen, sondern müssen sie zerlegen bzw. verdauen. Im Prinzip bedeutet das nichts anderes, als dass **Enzyme** die einzelnen Aminosäuren voneinander trennen.

Es ist dabei egal, ob eine bestimmte Aminosäure, wie zum Beispiel Leucin, von einem Tier oder einer Pflanze stammt,

Leucin ist Leucin. Wichtig ist nur, dass ein leckerer Nahrungsbrei entsteht, aus dem sich die **Epithelzellen** deines Darmes bedienen. Wird eine bestimmte Aminosäure nicht gebraucht, scheiden die Nieren sie wieder aus. Wenn du viel trinkst, kannst du sie dabei unterstützen.

Junge und alte Menschen dürfen ein paar Proteine mehr naschen: Bei jungen Menschen wandern sie in den Aufbau des Körpers, bei älteren unterstützen sie den Körper dabei, den Abbau der Muskulatur zu verringern.

Zu viele Proteine könnten in den Jahren deines Erwachsenseins problematisch werden: Sie regen nämlich das Wachstum an. Wissenschaftler vermuten einen Zusammenhang zwischen einem Übermaß an Proteinen und dem Wachstum von **Krebszellen** sowie beschleunigtem Altern. Als Erwachsener solltest du also besser nicht viel mehr Eiweiß als den empfohlenen Tagesbedarf essen und es sollten zum überwiegenden Teil pflanzliche Proteine sein.

In Deutschland essen Erwachsene im Durchschnitt übrigens zu viel Protein und meist auch hauptsächlich tierisches. Vielleicht ist das auch der Grund, warum wir Deutschen im Verhältnis zu anderen entwickelten Ländern eine geringere Lebenserwartung haben.

Eiweißquellen:

Süßlupinen	39
Hanfsamen	37
Sojabohnen	34
Hirschfleisch	30
Schweinefleisch	27
Thunfisch	26
Rindfleisch	26
Erdnüsse	25
Kürbiskerne	24
Camembert	24
Linsen	23
Salami	22
Schinken	21
Chiasamen	21
Geflügel	20
Mandeln	20
Tempeh	19
Garnelen	19
Natto	17
Quinoa	15
Haferflocken	13
Hüttenkäse	13
Magerquark	13
Ei	13
Tofu	11
Joghurt	3

Hier sind Lebensmittel (von Tieren rot, von Pflanzen grün) nach ihrem Proteingehalt pro 100 g sortiert. Die Werte dienen nur zu deiner Orientierung, denn je nach Datenquelle gibt es manchmal unterschiedliche Angaben. Tempeh, Natto und Tofu sind asiatische Lebensmittel und werden aus Sojabohnen hergestellt. Zu Geflügel gehören Hühnchen, Ente, Gans und Pute; der Proteingehalt liegt zwischen 11 und 23 g pro 100 g Fleisch.

STEINZEITDIÄT

Für viele Menschen bedeutet „Steinzeitdiät“, viel Fleisch zu essen. Doch das ist eigentlich falsch. Uns Menschen gibt es seit ca. 2 Millionen Jahren und in dieser Zeit haben wir uns hauptsächlich von Obst, Gemüse und Nüssen ernährt. Fleisch stand nur ab und zu als wertvolle Ergänzung auf dem Speiseplan.

Das änderte sich erst mit dem sogenannten Cro-Magnon-Menschen, dem eiszeitlichen Jäger von vor ca. 43.000 bis vor etwa 13.000 Jahren. In diesen so ungefähr 30.000 Jahren haben wir tatsächlich viel Fleisch gegessen. Unsere Vorfahren lebten damals in einer extremen Welt: Zu den Polen der Erde hin gab es riesige Gletscher und Richtung Äquator ausgedehnte Wüsten. Die Eismassen saugten förmlich die Feuchtigkeit aus der Luft, und so gab es wenig Niederschläge und viel Staub in der **Atmosphäre**. Alles in allem Bedingungen, die es auch vielen Pflanzen schwer gemacht haben. In der rauen Landschaft fanden vor allem große Weidegänger wie das Wollhaarmammut, das Wollnashorn, der Riesenhirsch und der Steppenwisent Nahrung.

Leider waren diese Tiere viel größer als Menschen, und so hatte ein einzelner Jäger kaum eine Chance. Doch unsere Kultur entwickelte sich und wir handelten als Gruppe. So schafften wir es, selbst die größten und gefährlichsten Tiere der eiszeitlichen Megafauna zu erlegen.

Das taten wir so lange, bis wir alle Tiere aufgegessen hatten. So besagt es zumindest die „Overkill-Hypothese“. Laut ihr starben überall dort, wo wir Menschen auftauchten, die großen eiszeitlichen Tiere aus. Vielleicht ist das auch ein Grund, warum unsere Vorfahren überhaupt mit dem Ackerbau begonnen haben.

Gemessen an den zwei Millionen Jahren Menschheitsgeschichte sind diese 30.000 Jahre nur etwa zwei Prozent. Eine echte Steinzeitdiät wäre daher eine ballaststoffreiche Ernährung mit vielen Nüssen und wenig Fleisch. Tatsächlich wäre eine solche Diät auch recht gesund, wie wir im Kapitel *Gesundes und ungesundes Essen* noch lesen werden.

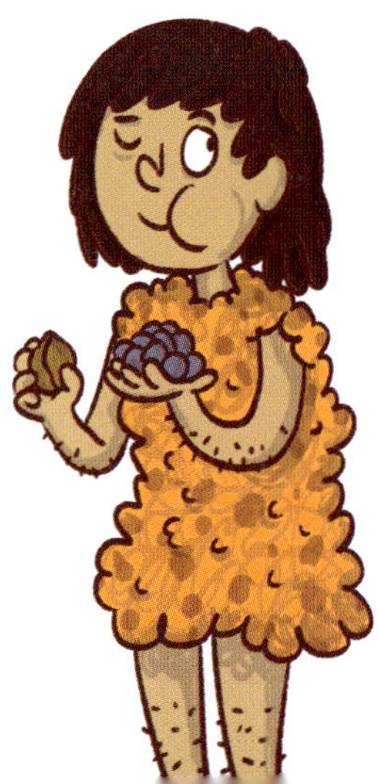

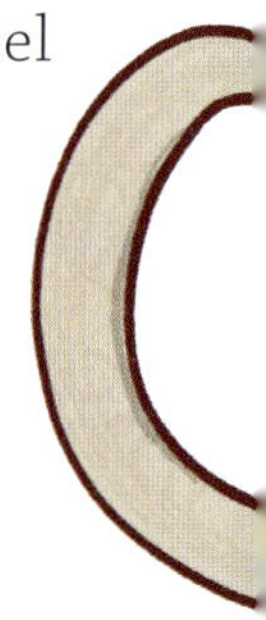

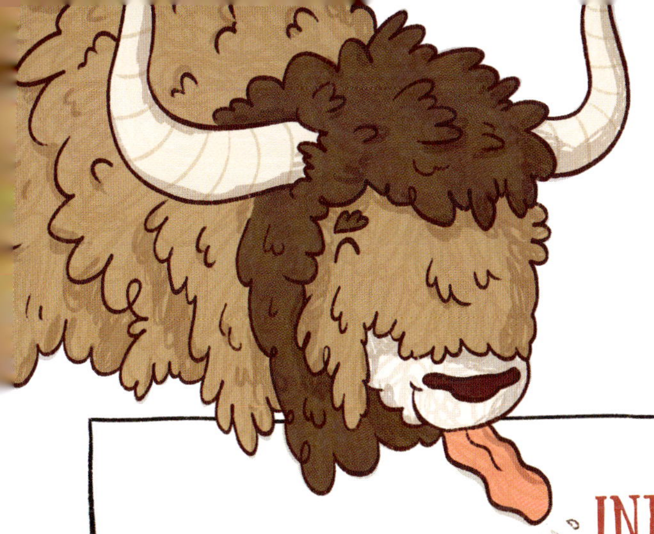

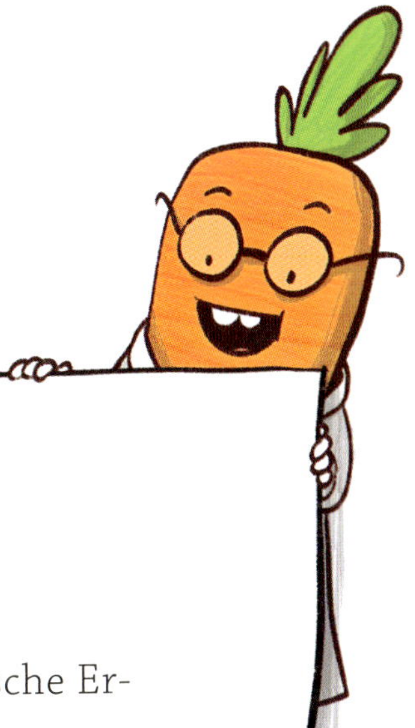

INFOKASTEN

Ein Vertreter der falsch verstandenen Steinzeitdiät war der amerikanische Ernährungswissenschaftler Robert Atkins. Nach ihm ist die extrem fleischlastige Atkins-Diät benannt. Er starb 2003 im Alter von 73 Jahren durch einen Unfall, bei dem er auf einer glatten Straße ausgerutscht war. In seinem Obduktionsbericht ist allerdings vermerkt, dass er an Herzinsuffizienz und Bluthochdruck litt – beides Krankheiten, die mit Übergewicht und zu fleischlastiger Ernährung zu tun haben. Daher wird darüber spekuliert, ob Atkins wegen eines Herzinfarkts hingefallen ist und somit Opfer seiner eigenen Diät wurde.

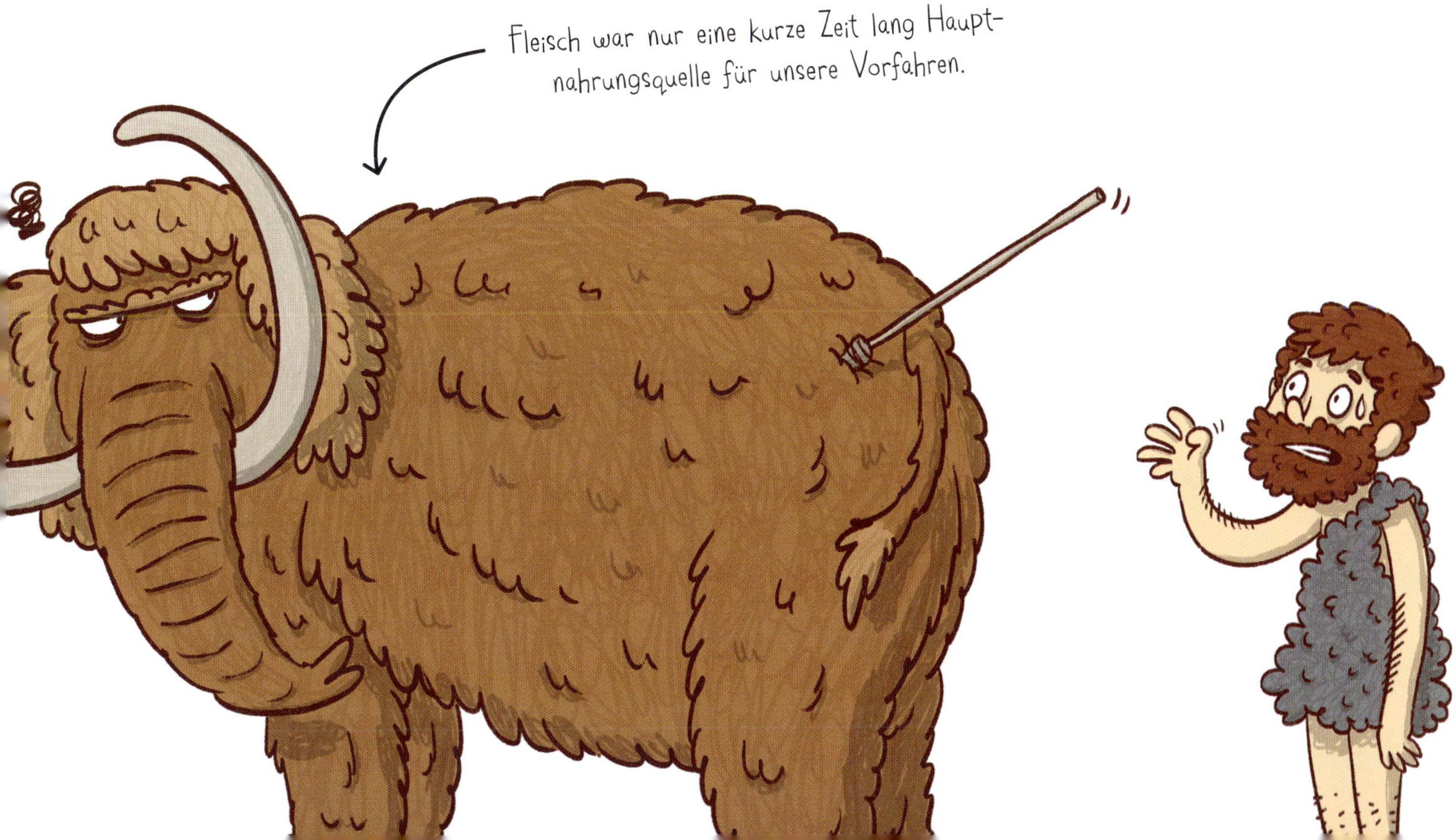
Fleisch war nur eine kurze Zeit lang Hauptnahrungsquelle für unsere Vorfahren.

REISE DURCH UNSEREN KÖRPER

Mehr als nur oben rein und unten raus

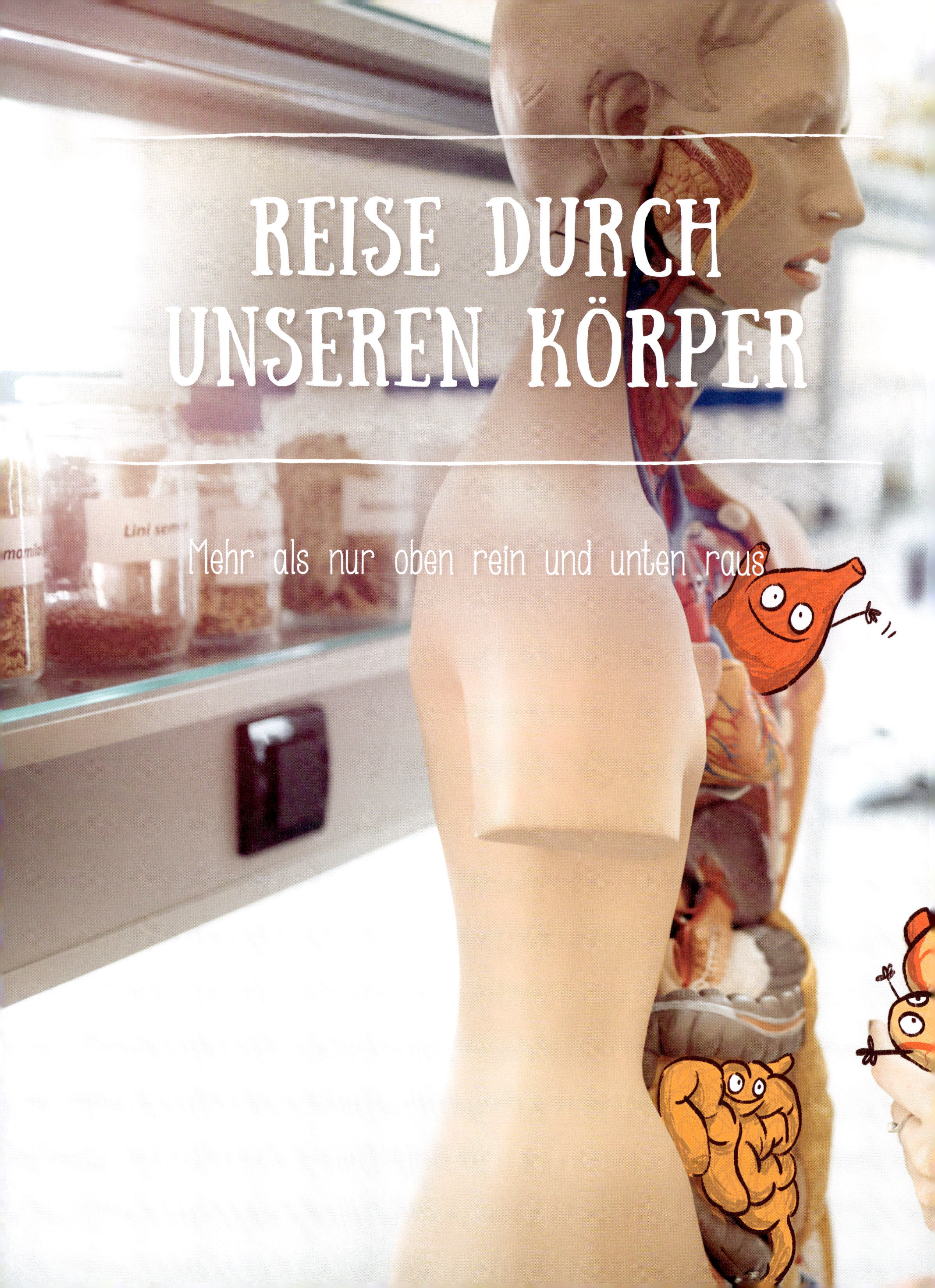

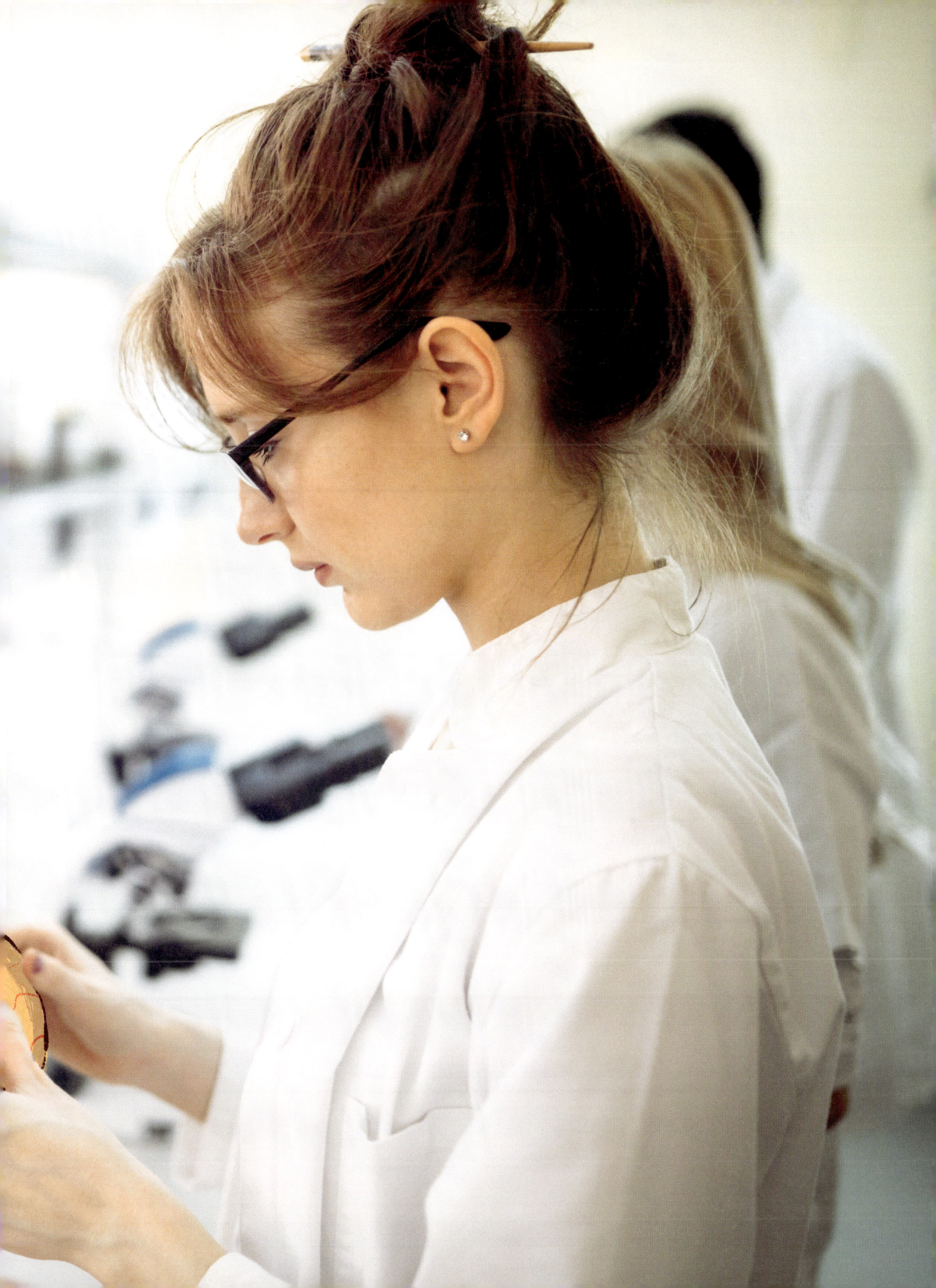

UNSERE ZAHNMÜHLE

Zerkleinerung: mechanisch und chemisch

Klar, wenn wir Nahrung zu uns nehmen, bedeutet das jede Menge Arbeit für unseren Körper: Egal wie groß oder hart, wie zäh oder weich unser Essen ist, alles muss in winzig kleine molekulare Bestandteile zerlegt werden. Denn nur die können von der „Haut“ in unserem Darm, dem Darmepithel, aufgenommen werden.

Das meiste von diesem Zerkleinerungsprozess läuft völlig unbewusst ab, du merkst überhaupt nichts davon. Genau genommen bist du nur für den ersten Schritt verantwortlich: Du musst in das leckere Essen hineinbeißen und es kauen. Meist geschieht das völlig unbewusst, wenn wir uns unterhalten oder nebenbei aufs Handy schauen.

Dabei sollte das Kauen ein aktiver und genussvoller Prozess sein: Denn in dem Moment, wenn deine Zähne die Nahrung zerkleinern, setzen sie auch die Stoffe frei, die dir schmecken. Und es ist eigentlich schade, auf diesen Spaß zu verzichten.

Ausgiebiges Kauen hat aber noch einen Vorteil! Wenn wir das Essen gut zerkauen, erleichtern wir unserem Magen-Darm-Trakt die Arbeit. Denn je feiner der Nahrungsbrei, desto besser die Verdauung.

Wenn du Produkte aus Auszugsmehl isst (weiße Brötchen oder Kuchen, normalen Pizzateig, normale Nudeln), dann wird deine Nahrung bereits nach Sekunden zum leicht verdaulichen Babybrei. Klingt erst mal gut, doch ist es das auch? Ausgiebiges, genussvolles Kauen sorgt dafür, dass dein Körper genügend Zeit hat, dir zu melden, dass er satt ist. Wenn du den Babybrei aus Auszugsmehl isst, dann hast du schnell viel mehr runtergeschluckt, als dein Körper wollte.

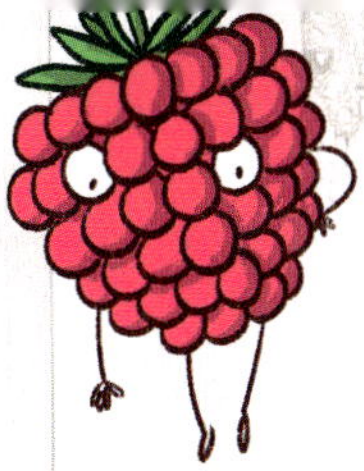

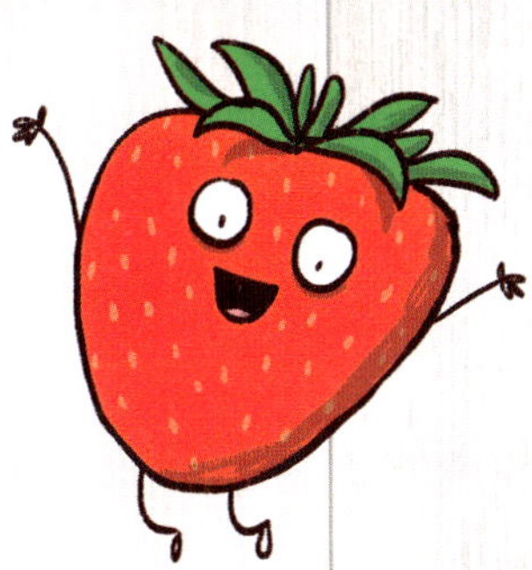

VITUS' HIMBEERTRAUM

EINE VITAMINBOMBE OHNE BOLUSGEFAHR

Du brauchst:

- eine reife Banane
- Himbeeren oder andere Beeren (frisch oder tiefgekühlt)
- ca. 150 g Naturjoghurt
- einen Mixer oder Pürierstab

So geht's:

Wirf die geschälte Banane stückchenweise in den Mixer, gib den Naturjoghurt dazu, verschließe den Mixer und starte ihn dann. Alternativ kannst du auch einen Pürierstab verwenden. Wenn alles gut durchgemixt ist, füge nach und nach die Himbeeren hinzu und fülle die Creme anschließend in ein Glas. Nun die Augen schließen und genießen!

Tipps:

- Statt der Beeren kannst du auch anderes Obst verwenden. Denke nur unbedingt daran, Kerne oder Steine vorher zu entfernen!
- Zum Schokoshake wird der Drink, wenn du einen Teelöffel ungesüßten Kakao mitmixt.
- Wenn du diesen Joghurtmix mit einem Esslöffel Griechischem Joghurt verfeinerst, kannst du den Eiweißgehalt erhöhen.

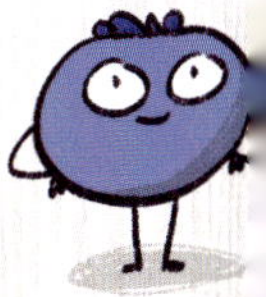

Übrigens eignet sich der Shake auch als Grundsubstanz für dein Müsli. Wir mischen uns gern Haferflocken, Dinkelflocken Weizenkleie, Nüsse oder auch Hanfsamen (enthält viel Eiweiß) hinein. Garniere das Müsli doch mal mit ein paar Bananenscheiben oder frischen Beeren! Mit lustigen Obstgesichtern kannst du jüngere Geschwister begeistern, mit einem Herz deine Mama oder deinen Papa.

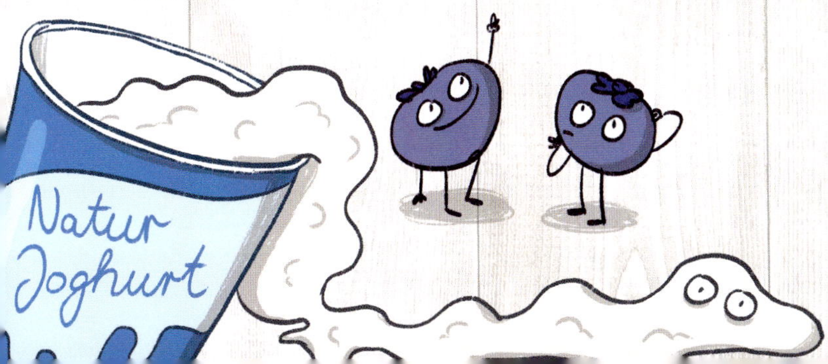

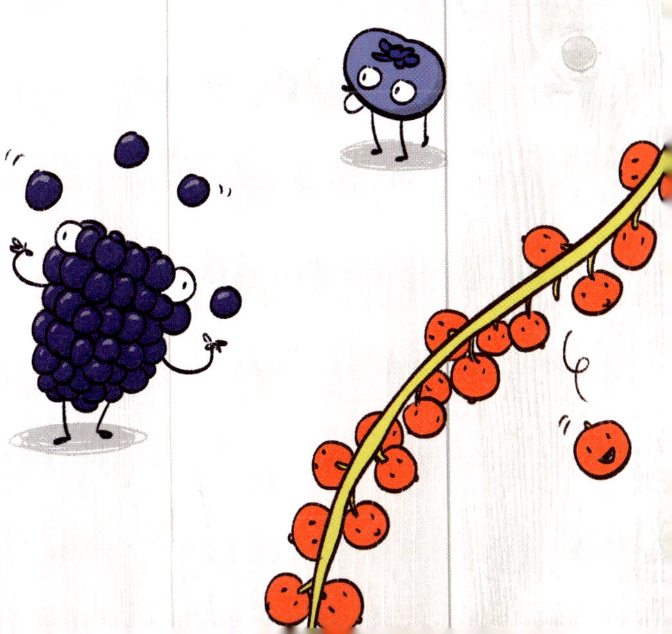

INFOKASTEN

Bolustod

Als Bolus bezeichnet man einen Klumpen (Nahrung, aber auch Murmel, Obstkern etc.), der so groß ist, dass wir ihn nicht herunterschlucken können. Wenn er sich in der Nähe des Kehlkopfes verklemmt, kann dieser Klumpen den sogenannten Vagusnerv abdrücken und zum Herzstillstand führen. Der Betroffene ringt nicht nach Luft und läuft auch nicht blau an, er erstickt nicht, sondern fällt einfach um. Das ist besonders bei kleinen Kindern sehr gefährlich, denn oft wissen die Erwachsenen überhaupt nicht, dass das Kind etwas verschluckt hat. Darum ist auf vielen Spielzeugen ein Aufkleber: Nicht für Kinder unter drei Jahren geeignet.

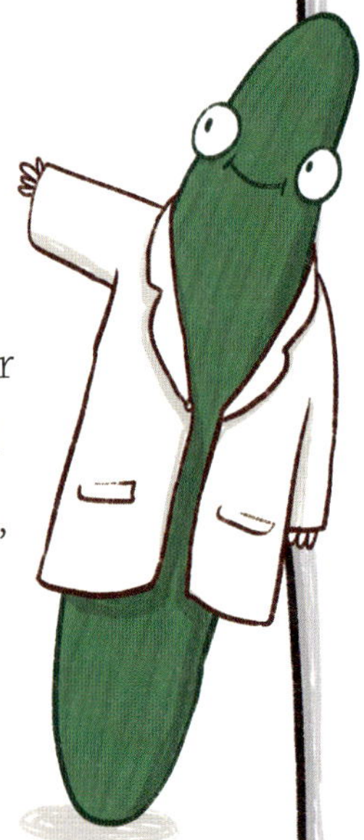

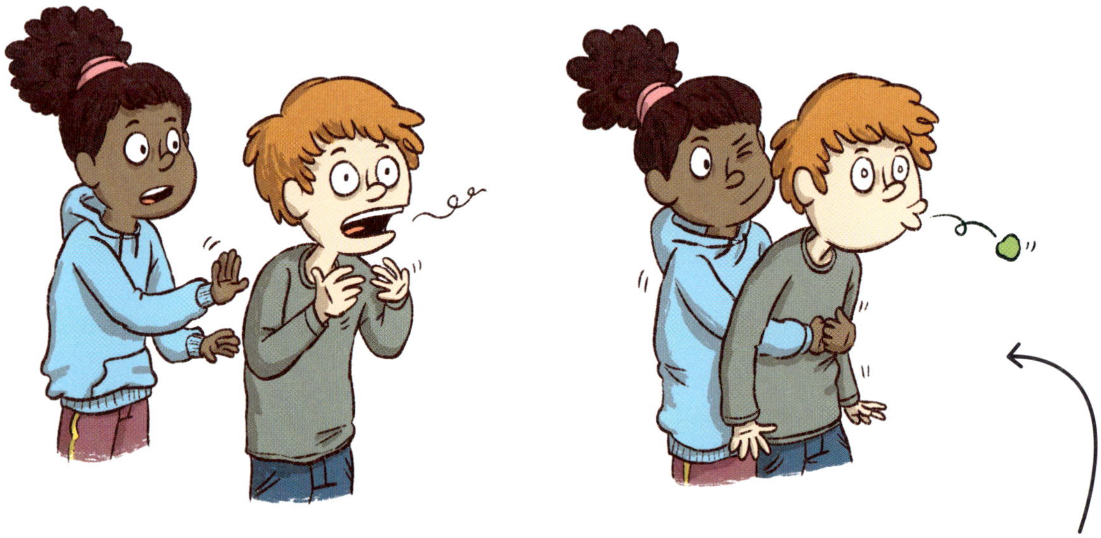

Erste Hilfe nach verschlucktem Bolus: Du musst von hinten um den Betroffenen herumfassen, mit einer Hand eine große Faust machen und diese mit der anderen Hand kräftig in den Magen reindrücken. Keine Sorge: Die Lunge wird dabei nicht zusammengedrückt. Damit erzeugst du Druck im Magen und dieser Druck kann nur über die Speiseröhre nach oben ausweichen. Dort steckt der Bolus fest. Der Druck schleudert ihn raus. Dieser Trick heißt nach seinem Erfinder, dem Arzt Henry Heimlich, „Heimlich-Manöver" und du kannst damit Leben retten.

Ganz anders ist es, wenn du vollwertiges Essen, also Vollkornprodukte, isst. Dieses Essen will wirklich gekaut werden. Übrigens: Sobald du geschluckt hast, muss jede weitere mechanische Zerkleinerung von deinem Magen und deinem Darm erledigt werden, doch die können nur ein bisschen kneten.

Sich beim Kauen Zeit zu lassen, hat einen weiteren Vorteil: Du hast viel schneller mehr Power! Die Verdauung beginnt nämlich schon im Mund. Isst du zum Beispiel einen Apfel, dann wird sein Zweifachzucker bereits in deinem Mund aufgelöst und du kannst die Glukosemoleküle schon über die Schleimhaut im Mund aufnehmen. Sie stehen dir sofort als Energie zur Verfügung. Das ist ein bisschen so wie eine Abkürzung, eine Art Geheimweg.

Bevor wir uns damit beschäftigen, was mit dem Nahrungsbrei weiter geschieht und warum überhaupt manche Dinge uns besser schmecken als andere, schauen wir uns gleich noch einen weiteren Grund an, weshalb gründliches Zerkleinern der Nahrung vor dem Herunterschlucken wichtig ist."

Iss langsam und genussvoll, dann hast du schneller Energie!

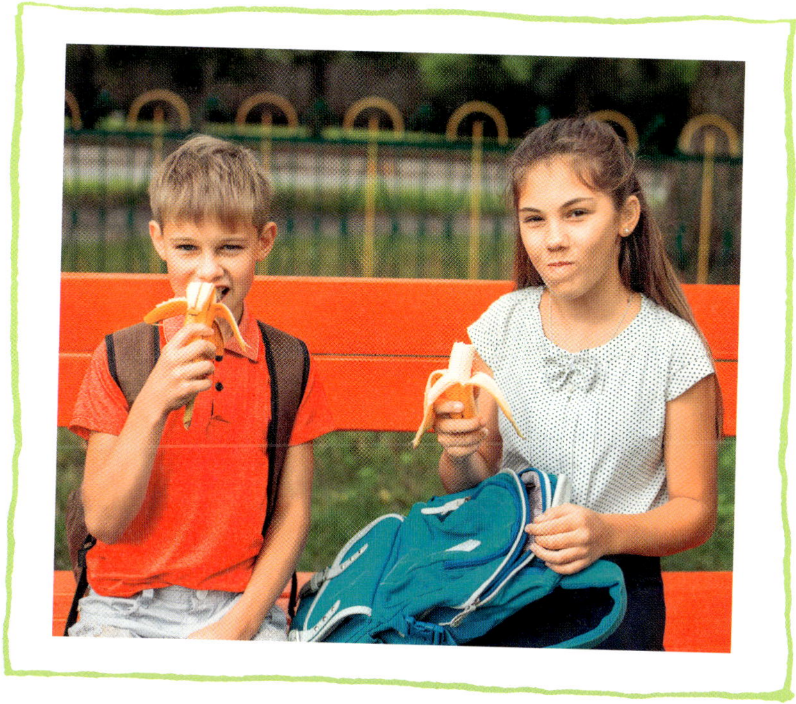

VOM GUTEN GESCHMACK

Unser Analyselabor

Unsere Nase ist ein hochsensibles Analysewerkzeug und lässt uns Nahrung selbst aus großer Entfernung erschnüffeln. Für unsere Vorfahren war das eine grandiose Sache, denn ihr Essen war nicht fein säuberlich im Supermarkt sortiert, sondern weit verteilt. Eine gute Nase war lebenswichtig. Was hat der Geschmack nun mit unserer Nase zu tun? Man könnte sagen: Alles, denn ohne Geruch schmecken wir fast gar nichts.

Warum ist etwas für den einen lecker und für den anderen nicht? Das hat etwas mit unserem aktuellen körperlichen Bedarf zu tun, denn der Körper meldet uns, was er gerade braucht. Außerdem gibt es auch noch bestimmte Vorlieben und die sind oft **genetisch programmiert**.

Der Geruch hilft uns nicht nur, Nahrung zu finden. Er hilft uns auch bei der Entscheidung, ob etwas essbar ist oder nicht. So ist der Geruch von verwesendem Fisch für die meisten Menschen kaum zu ertragen. Es gibt aber auch Ausnahmen: In Schweden zum Beispiel ist Surströmming, ein Gericht aus vergammelten Heringen, eine Delikatesse. Während manche den „Duft" dieser Delikatesse keine Sekunde ertragen, gibt es Menschen, die ihn überhaupt nicht wahrnehmen.

Der Grund dafür liegt in unseren Genen. Doch was haben die mit Geschmack zu tun? Hier kommen wieder die **Proteine** ins Spiel: Gerüche und Geschmäcker werden von ihnen registriert. Genau genommen passt das **Molekül** des Geruchs oder des Geschmacks wie ein Schlüssel in ein Schloss in unsere Proteinmoleküle. Passiert das, wird eine Reaktion unserer Nerven ausgelöst und wir haben eine Wahrnehmung.

In unseren Genen steckt der Bauplan aller Proteine. Und wenn da etwas nicht funktioniert, dann kann ein bestimmtes Protein nicht gebaut werden. Die Folge ist, dass wir etwas nicht riechen oder schmecken können. Jetzt weißt du auch, warum Geschmäcker so unterschiedlich sind.

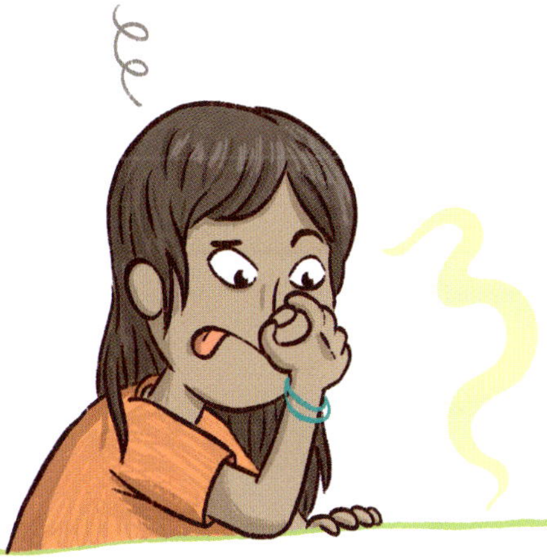

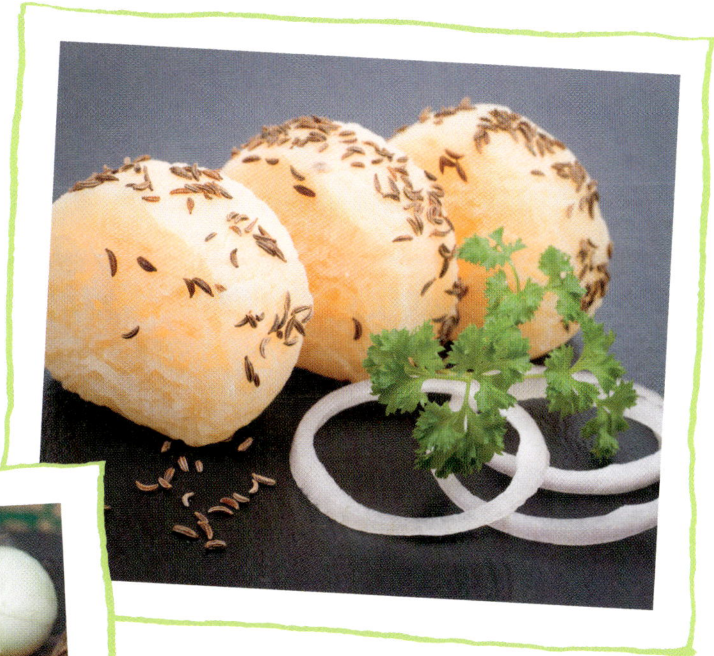

Der Duft des Harzer Rollers – manche lieben ihn, manche hassen ihn.

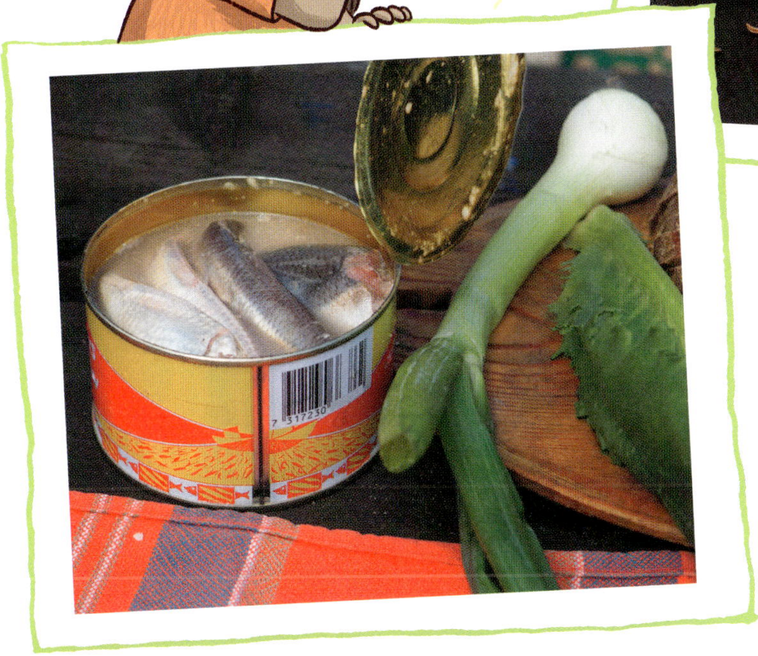

Erst wenn sich der Deckel der Dose hebt, ist der Fisch darin so vergammelt, dass das Gericht Surströmming seinen Liebhabern schmeckt.

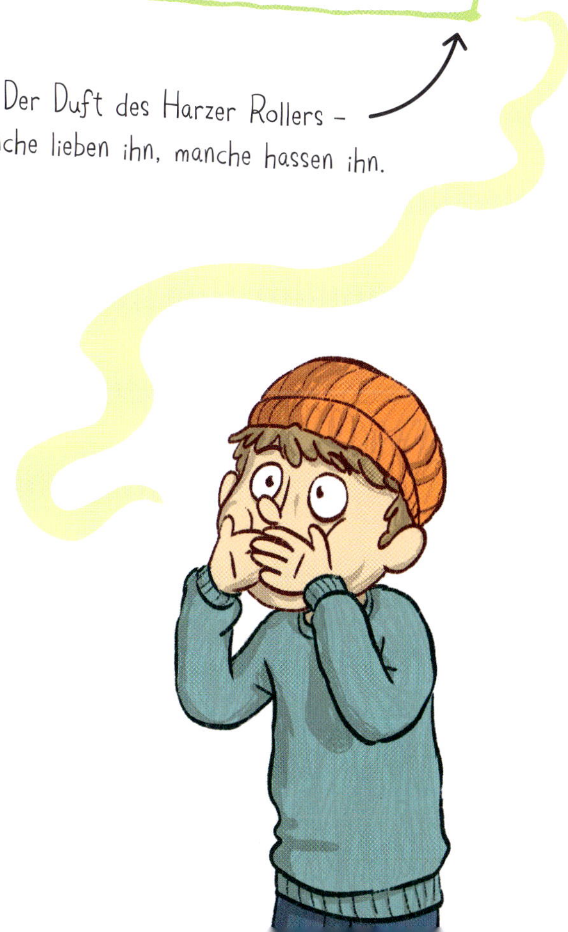

AUF SPURENSUCHE

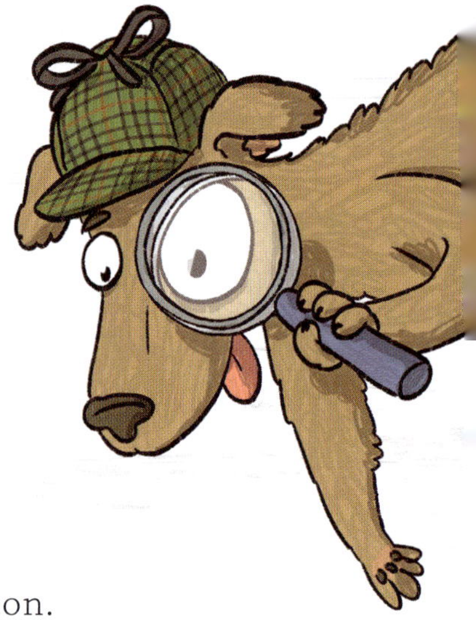

Du brauchst hier die Hilfe einer erwachsenen Person. Bitte sie, mit einem Pürierstab jeweils frische Äpfel und rohe Zwiebeln zu pürieren. Nun verbindest du dir die Augen und hältst dir die Nase zu. Du lässt dir nacheinander je einen Teelöffel der Pürees in den Mund stecken.

Du wirst feststellen, dass Zwiebel anfangs irgendwie nach Apfel schmeckt und Apfel vielleicht nach Rotkraut oder Apfelsine. Ohne unsere Nase fällt es uns schwer, Geschmack richtig wahrzunehmen. Für das vielfältige Aroma der verschiedensten Speisen sind wir ohne Nase fast blind. Wir schmecken also zum großen Teil über unsere Nase.

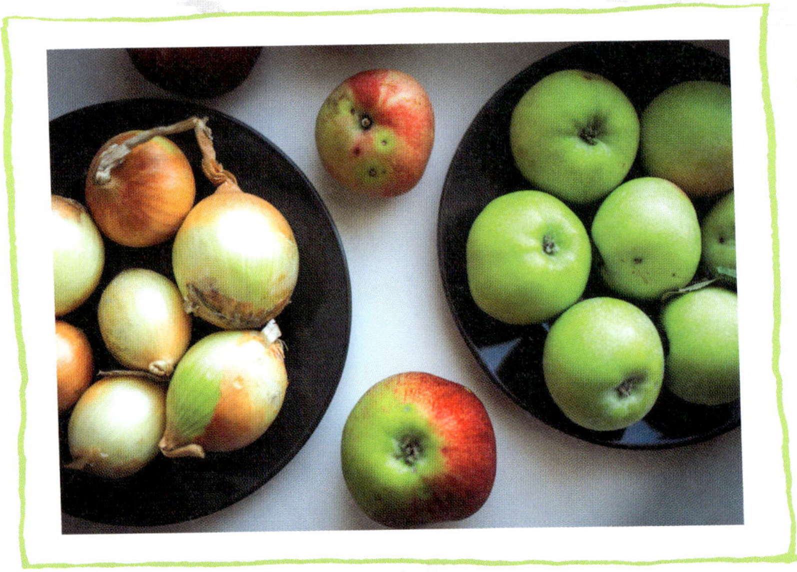

Unsere Nase isst mit!

Die Entdeckungsgeschichte unseres Geschmackssinns ist übrigens ein echter Wissenschaftskrimi. Schau dir mal das folgende Bild an:

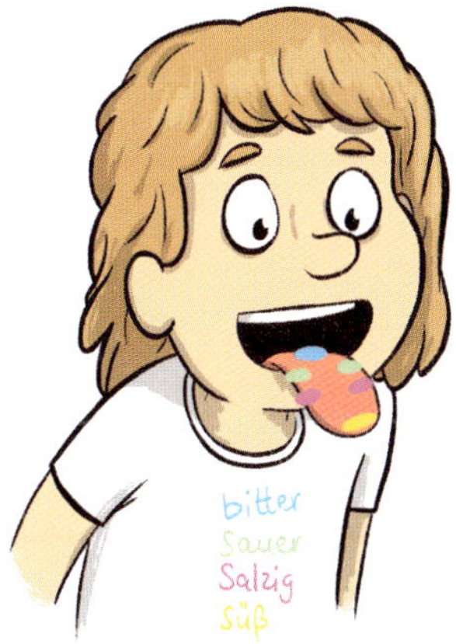
bitter
Sauer
Salzig
Süß

So ähnlich sehen auch viele Bilder in den Lehrbüchern und im Internet aus. Unsere Geschmackssinne scheinen an bestimmte Bereiche auf der Zunge gebunden zu sein. Das ist aber falsch! Im Jahre 1901 wurde erstmals eine Karte von unserer Zunge veröffentlicht. Der deutsche Forscher David Pauli Hänig interessierte sich dafür, wo die unterschiedlichen Geschmacksrichtungen wie intensiv empfunden werden.

Auf seiner Zungen-Karte gibt es keine speziellen Bereiche für die unterschiedlichen Geschmackssinne. Aus nicht geklärtem Grund änderte der amerikanische Forscher Edwin Boring 1942 Hänigs Abbildung in die linke. Edwin Borings Übertragungsfehler, den er in englischer Sprache veröffentlichte, setzte sich durch und steckt bis heute in vielen Lehrbüchern. Hänig konnte sich gegen die Fehlinterpretation nicht wehren, denn er war bereits 1920 verstorben. So sieht die Karte übrigens richtig aus:

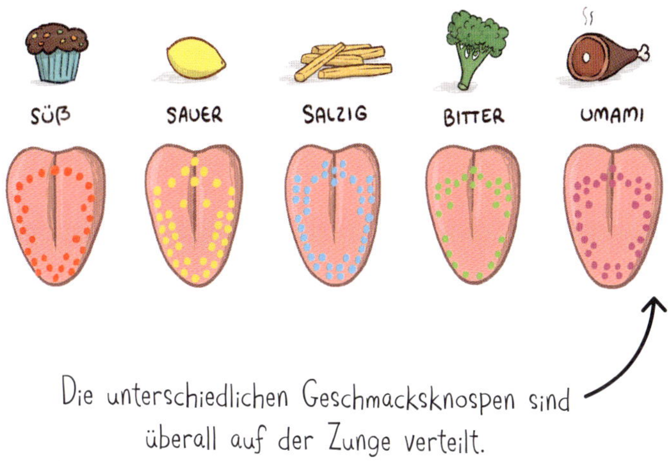
SÜß
SAUER
SALZIG
BITTER
UMAMI
Die unterschiedlichen Geschmacksknospen sind überall auf der Zunge verteilt.

Hier ist sogar ein fünfter Geschmackssinn, er wurde erst 1909 benannt: umami. Er steht für herzhaften Geschmack und ist eine Art Proteindetektor. Wenn es der Lebensmittelindustrie gelingt, ihn auszutricksen, haben wir den Eindruck, viele Proteine im Essen zu schmecken.

Der Geruchssinn ist direkt mit dem Bereich in unserem Gehirn verbunden, in dem wir unsere Erinnerungen speichern. Das ist sehr wichtig, denn haben wir einmal die Erfahrung gemacht, dass etwas essbar oder giftig ist, dann sollen wir diese Erinnerung nicht vergessen.

Viele Erwachsene verbinden mit bestimmten Gerüchen auch bestimmte Erinnerungen.

Wenn du als Kind irgendetwas essen sollst, weil es gesund ist, es dir aber überhaupt nicht schmeckt, verbindest du mit diesem Geschmack etwas Unschönes und hast vielleicht den Rest deines Lebens unbewusst eine Abneigung gegen dieses Essen.

Deshalb meine Empfehlung: Probier alles aus, aber lass dich von niemandem zwingen, etwas Bestimmtes zu essen! Probier es lieber zu einem anderen Zeitpunkt noch einmal. Der Geschmack ändert sich nämlich im Laufe des Lebens.

Die Anzahl der **Geschmacksknospen** hängt vom Alter eines Menschen ab und liegt zwischen 4.000 und 10.000. Im Alter werden sie weniger, daher übersalzen und überwürzen ältere Menschen manchmal ihr Essen. Die Geschmacksknospen kannst du übrigens auf deiner Zunge als kleine rote Pünktchen entdecken.

In den Geschmacksknospen sitzen die **Rezeptoren**. Das sind die Proteinmoleküle, von denen wir oben gesprochen haben. Passt ein Geschmacks- oder Geruchsmolekül in sie hinein, schlagen sie Alarm. Deine Geschmacksknospen melden dann deinem Gehirn eine bestimmte Wahrnehmung, z. B. süß oder sauer.

Wie jede **chemische** Reaktion sind auch die Reaktionen auf unserer Zunge temperaturabhängig: Ist es kalt, laufen die Reaktionen langsamer ab. Vielleicht kannst du dich noch an unser Eis-Experiment ganz am Anfang erinnern? Die hohe Zuckerkonzentration in Eis soll diesen „Trägheitseffekt" unserer Zunge ausgleichen. Damit etwas Kaltes süß schmeckt, muss es also ordentlich gezuckert werden.

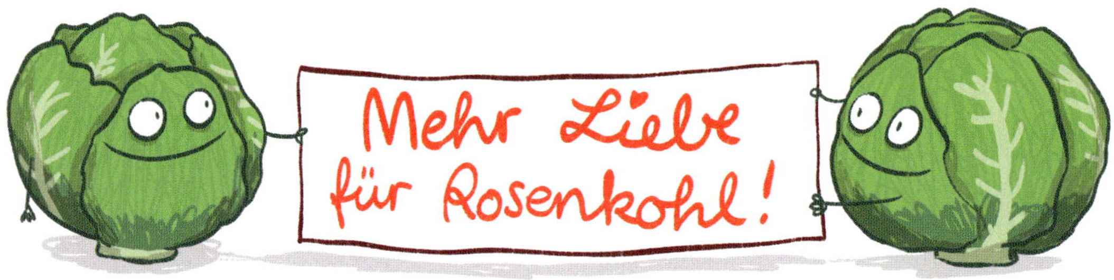

Die Geschmacksknospen für süß, salzig, sauer und umami sind dafür da, die Qualität unserer Nahrung zu schmecken. Wir erfahren so, ob wir Kohlenhydrate, Mineralien oder Proteine bekommen. Die Geschmacksknospen für bitter stehen für „Gefahr“: Sie machen uns auf gefährliche Substanzen, wie beispielsweise giftige Pilze, aufmerksam. Daher ist es auch keine Überraschung, dass wir Bitterstoffe einige 1.000-mal leichter schmecken können als Zucker. Wir sind einfach sehr sensibel Gefahren gegenüber. Denn eine Überdosis Gift kann den Tod bedeuten.

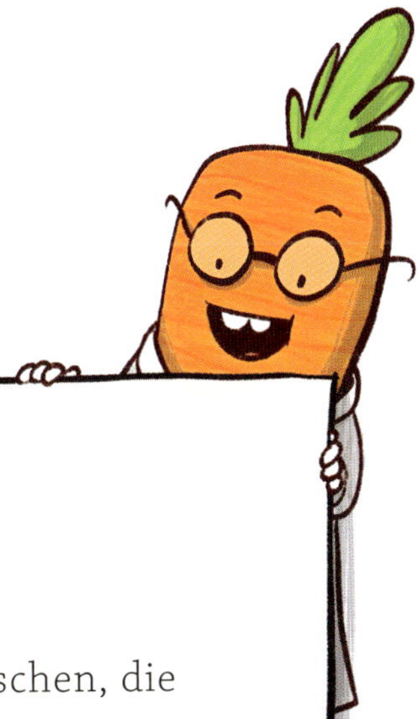

INFOKASTEN

Die Nahrungsmittelindustrie, aber auch Pharmazeuten, also die Menschen, die Medikamente herstellen, sind sehr daran interessiert, den Mechanismus des Schmeckens genau zu verstehen. Sie würden zum Beispiel gern die Sensoren für Bitteres ausschalten, damit wir auch bittere Medikamente einnehmen können. Wenn es gelingt, süß und salzig zu imitieren, könnte man sowohl den Zucker als auch das Salz in unserer Nahrung reduzieren. Beides wäre gesund.

Wenn uns aber vorgegaukelt wird, dass wir ein Essen mit vielen Proteinen bekommen, ist das meiner Meinung nach Betrug. Mit Süßstoffen, also künstlich hergestellten Süßungsmitteln, ist das genauso problematisch: Nimmt man zu viele davon zu sich, können sie unsere Gesundheit gefährden und sogar **Krebs** verursachen.

IN UNSEREM KÖRPER

Es geht rund: Magen, Darm und Blutkreislauf

MAGEN

Dein Magen ist eine Art Vorratskammer, in der du für ein paar Stunden Nahrung sammeln kannst. Wenn du ihn nicht hättest, müsstest du vermutlich ständig essen.

Der Magen hängt aber nicht nur rum wie ein nasser Sack, sondern nutzt die Zeit bis zum nächsten Essen und knetet den im Mund zerkleinerten Nahrungsbrei weiter durch. Erst dann schiebt er ihn portionsweise in den Darm.

Verantwortlich dafür ist der sogenannte Magenpförtner, eine Art Schließmuskel wie der in deinem Po. Er befindet sich am Ende des Magens. Dein Pförtner lässt nur so viel Nahrungsbrei in den Darm, wie der auch verdauen kann. Doch was passiert noch im Magen?

Bestimmt hast du schon gehört, dass dein Magen Säure produziert, um dein Essen aufzulösen. Vielleicht hast du auch schon die unangenehme Erfahrung gemacht, dich zu übergeben. Dann weißt du, wie es sich anfühlt und schmeckt, wenn dieser saure Magenbrei nach oben gewürgt wird. Kommt auch nur ein Tröpfchen in die Nase, brennt das wie Feuer. Wie dein Magen die Säure macht, erfährst du im Infokasten auf S. 82.

In dieser Säure gibt es ein bestimmtes **Enzym** (siehe nächstes Kapitel), das sogenannte Pepsin. Das klingt ein bisschen nach Pepsi Cola, und das nicht ohne Grund: Im Originalrezept von Pepsi Cola war tatsächlich Pepsin enthalten und das gab der Cola ihren Namen. Heute ist kein Pepsin mehr in Pepsi Cola, aber vielleicht hast du mal von dem Experiment gehört, bei dem

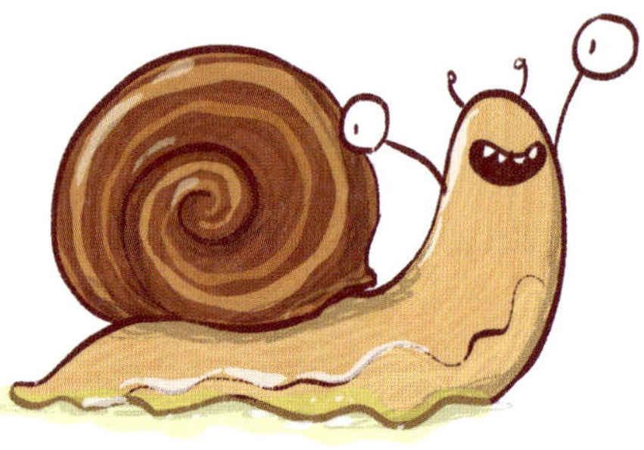

man ein Stück Fleisch in Cola legt und diese das Fleisch dann auflösen soll? Heutige Cola ohne Pepsin kann das nicht mehr.

In der sauren Umgebung greift Pepsin die Bindung zwischen den einzelnen Aminosäuren an und trennt sie voneinander. Erst wenn das passiert ist, können die einzelnen Aminosäuren in unserem Darm aufgenommen werden.

Hast du dich schon einmal gefragt, warum sich dein Magen nicht selbst verdaut? Die Haut in deinem Magen produziert nicht nur gefährliche Säure, sondern auch Wasser und Schleim, genannt Mucin. Dieser Schleim ist etwas ganz Besonderes! Denn er besteht aus einem lang gestreckten Protein und daran angehängten Zuckerketten. Genau so, wie sich Zucker in einem Getränk auflöst, wollen auch die Wassermoleküle in deinem Magen die Zuckerketten auflösen. Doch die halten sich aneinander fest. Die Wassermoleküle versuchen es aber immer weiter, und so hält der Mucinkomplex das Wasser fest, es entsteht Schleim. Durch diese dicke Mucin-Wasser-Schicht kommt noch nicht einmal Säure durch. So schützt sich der Magen vor sich selbst. Der Schleim von Schnecken funktioniert übrigens genauso.

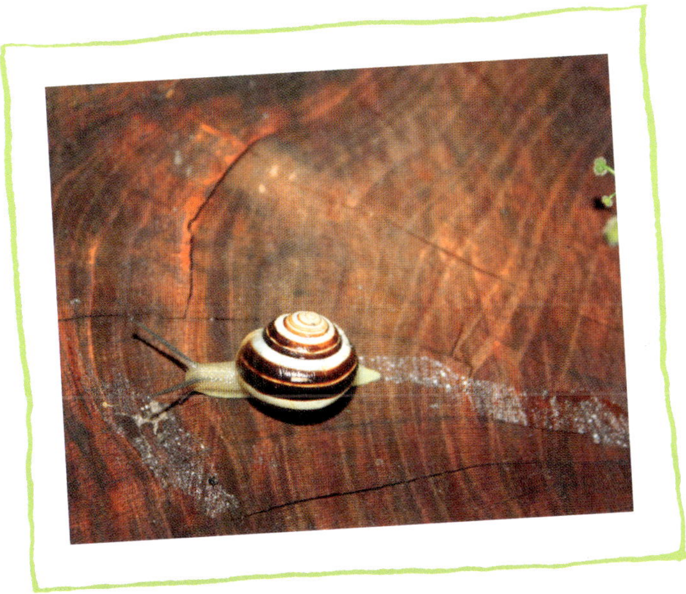

Ein genialer Biostoff: Schleim

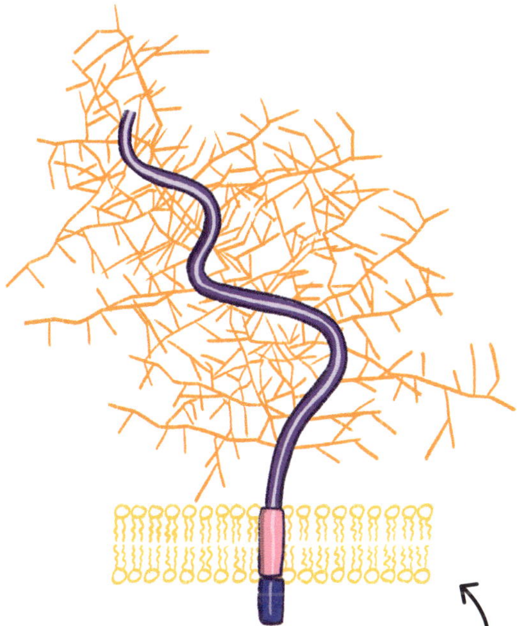

Das innere Gerüst von Schleim besteht aus einer Proteinkette (blau) mit angehängten Zuckerketten (orange).

INFOKASTEN

Woher kommen die Säuren in deinem Magen? Und: Was hat ein Kühlschrank damit zu tun? Eigentlich gar nichts. Aber beide nutzen ein in der Natur weitverbreitetes Prinzip:

Im Kühlschrank wird auf der einen Seite ein Gas von einer Pumpe zusammengepresst. Dabei wird die ganze Wärme, die in dem Gas steckt, auf ein kleines Volumen gequetscht. Die ganze Wärme ist somit auf kleinerem Raum, und da sie nirgendwo hinkann, wird es wärmer. Das passiert auf der Außenseite des Kühlschranks. Auf der anderen Seite wird das Gas wieder freigelassen und kann sich in einem System von kleinen Gängen, die sich in den Kühlblechen befinden, wieder ausdehnen. Dabei wird es dann kalt, weil das Gas die Wärme auf der anderen Seite des Kühlschranks abgibt. Mit diesem Trick wird etwas auf der einen Seite mehr und auf der anderen Seite weniger.

In deinem Magen gibt es auch Pumpen. Sie pumpen Chlor (Cl-)- und **Wasserstoffionen** (H+) in deinen Magen hinein und es entsteht Salzsäure (HCl). Im Gegenzug dazu wird dein Blut **basisch**, also das Gegenteil von **sauer**.

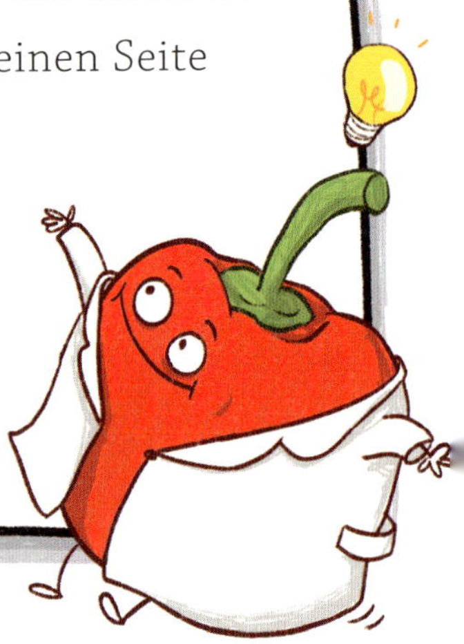

Der Magen

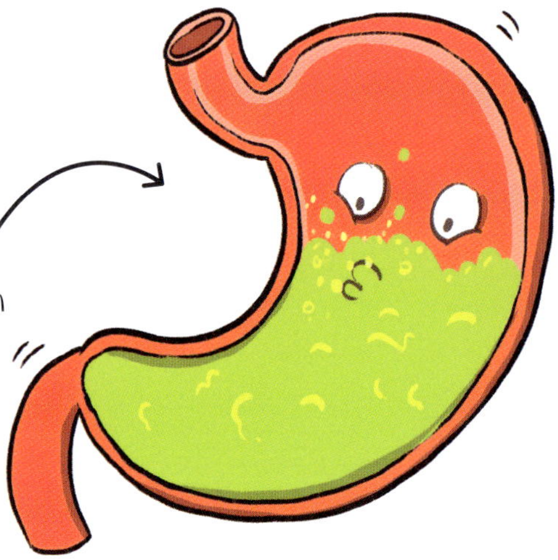

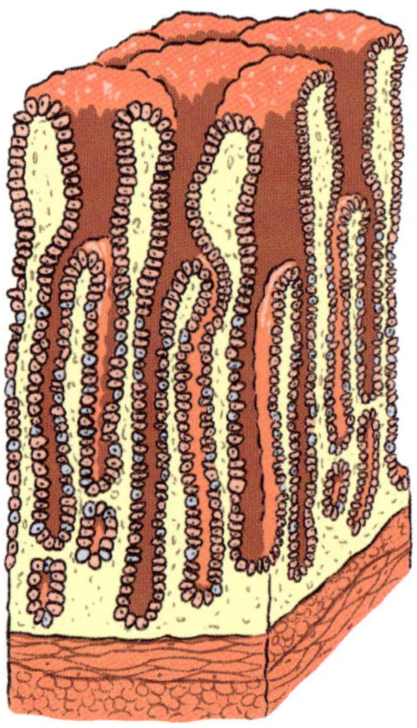

Unzählige Falten vergrößern die Oberfläche des Magens. Die Magenschleimhaut ist voller kleiner Säurefabriken.

DARM

Nun wird es wirklich spannend, denn jetzt passieren verschiedene Dinge gleichzeitig: Nachdem der Nahrungsbrei den Magenpförtner passiert hat, fließt er in den Zwölffingerdarm, den Anfang des Dünndarms. Der heißt übrigens so, weil er so lang ist wie 12 Finger nebeneinander. In seinen 30 Zentimetern geht es ganz schön zur Sache: Zum einen muss die Magensäure **neutralisiert** werden, zum anderen geht es den Fetten an den Kragen und es werden unzählige Enzyme auf die Nahrung losgelassen. Doch eins nach dem anderen.

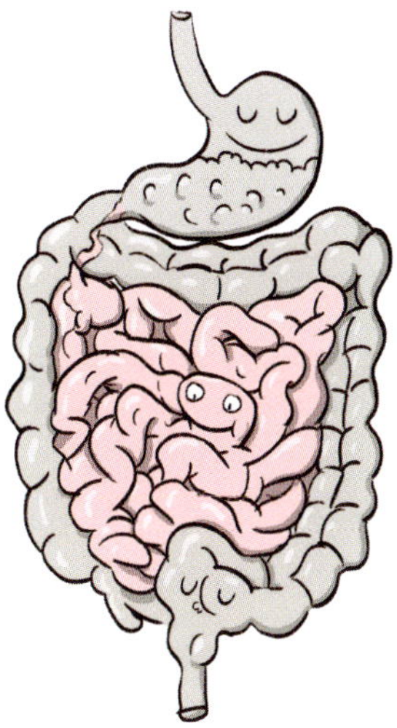

Ganz ähnlich wie im Magen Säure produziert wird, so wird nun eine Base in den Darm geleitet. Säure und Base neutralisieren sich und schaffen eine Umgebung, in der bestimmte Enzyme gut wirken. Diese Enzyme kommen aus der Bauchspeicheldrüse und der Leber.

Schon bevor du auch nur an Essen gedacht hast, hat deine Leber Galle produziert. Diese Galle wird in der Gallenblase gespeichert. Ist nun fettiges Essen in deinem Zwölffingerdarm, dann spritzt die Gallenblase ihren Inhalt zu dem Brei.

Nun passiert etwas, das du vielleicht aus einem Waschbecken kennst (siehe ***Auf Spurensuche***, S. 84): Plötzlich ist das Fett so fein verteilt, dass es von den Enzymen zerlegt werden kann. Genauso ergeht es auch den Kohlenhydraten. Letztlich sind alle **Moleküle** so klein „geschnipselt“, dass sie von deinem Darmepithel aufgenommen werden können.

Die sogenannte **Peristaltik** schiebt nun deinen Nahrungsbrei durch die Schlingen deines Dünndarms hoch und runter und von links nach rechts. Dein Dünndarm ist übrigens fünf bis sechs Meter lang und in Falten gelegt. Außerdem hat er auf der ganzen Oberfläche sogenannte Darmzotten, das sind kleine Erhebungen. Die Oberfläche deines Dünndarms ist also riesig!

AUF SPURENSUCHE

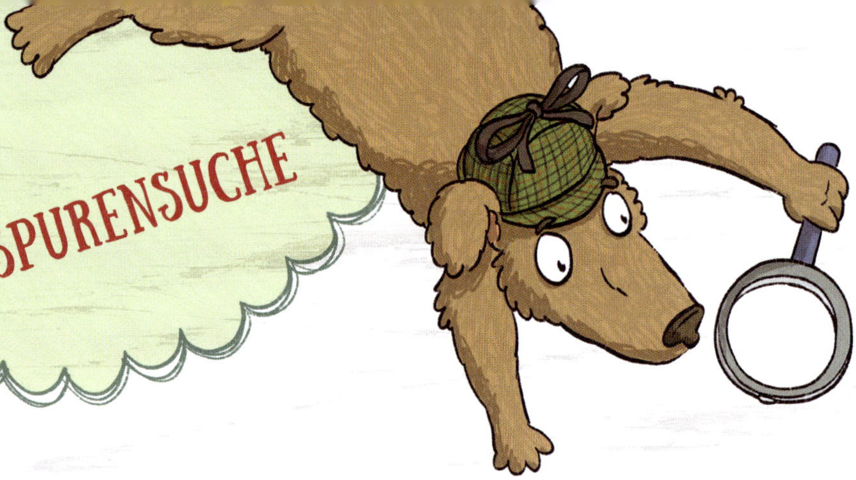

Nimm eine Schüssel mit Wasser und gib ein bisschen Speiseöl dazu. Es bilden sich kleine Öltröpfchen auf der Wasseroberfläche oder es legt sich sogar ein Ölfilm aufs Wasser, wenn du viel Öl genommen hast. Nun spritze ein bisschen Spülmittel darauf.

Toll, was? Das Spülmittel hat die Oberflächenspannung verringert und es entstehen winzige Öltröpfchen, die du mit bloßem Auge gar nicht sehen kannst. Wenn du dann kräftig umrührst, entsteht eine sogenannte Emulsion. Die Gallenflüssigkeit deiner Gallenblase macht das mit dem Fett deiner Nahrung im Zwölffingerdarm genauso, nur dass der Darm knetet, denn er hat ja keinen Löffel zum Umrühren.

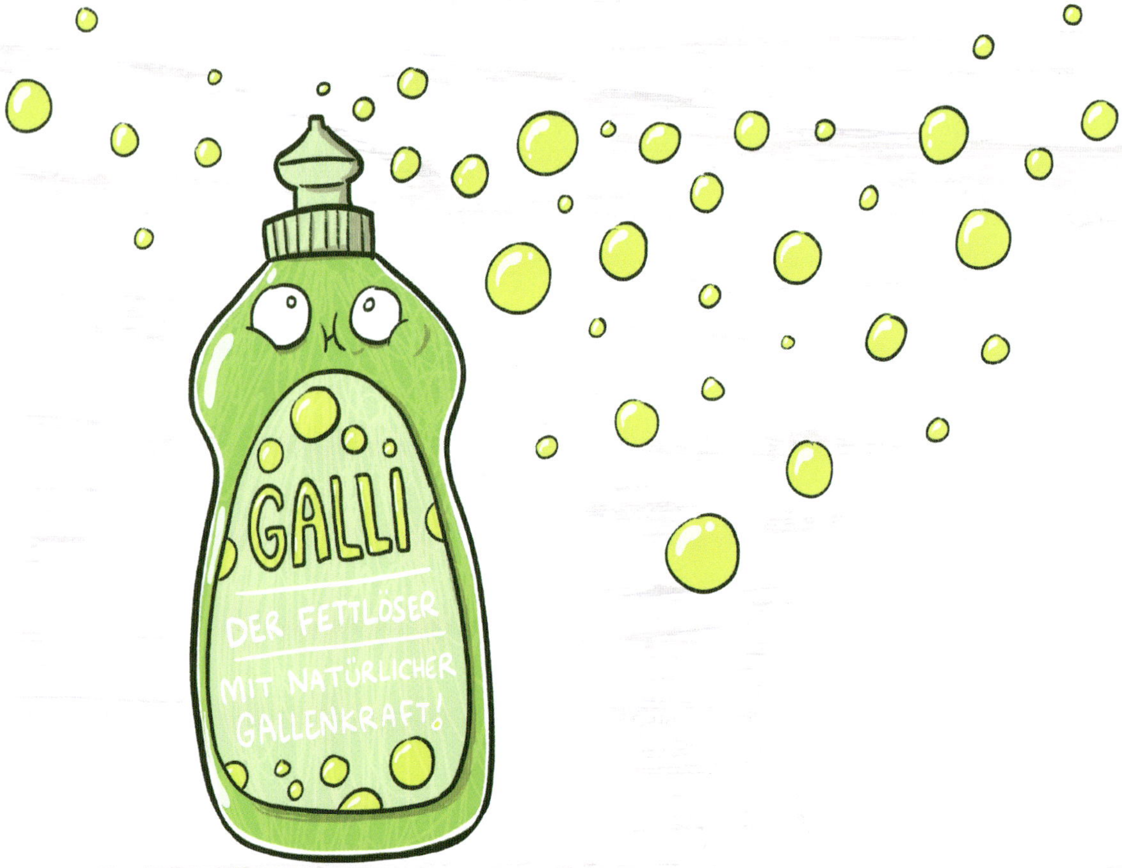

Der Dünndarm ist der Ort in unserem Körper, an dem wir den allergrößten Teil unserer Nahrung aufnehmen. Die zerkleinerten Kohlenhydrate, Proteine und Fette können auf zwei unterschiedliche Weisen in unseren Körper hineingelangen: Entweder sie werden aktiv mithilfe von Proteinen in die Darmzellen eingeschleust oder sie schlüpfen zwischen den Zellen hindurch. Letzteres funktioniert, wenn ein bestimmter Stoff im Inneren des Darms höher konzentriert ist als im Blut. Die hohe Konzentration treibt den Stoff dann in das Blut hinein.

Hast du dich über den Satz „Der Dünndarm ist der Ort in unserem Körper, an dem wir den allergrößten Teil unserer Nahrung aufnehmen“ gewundert? Schließlich hast du das Essen ja über deinen Mund in deinen Körper aufgenommen, oder?

Genau genommen ist aber der gesamte Inhalt von Mund, Magen und Darmtrakt gar nicht Teil deines Körpers. Du kannst dir den Magen-Darm-Trakt wie einen Schlauch vorstellen, der deinen gesamten Körper durchzieht. Erst wenn der Inhalt darin über die innere Haut, also das Epithel, aufgenommen und weitertransportiert wird, sind die Stoffe wirklich in deinem Körper drin.

Nachdem der Nahrungsbrei zerkaut, gesäuert, gequetscht und ausgesaugt wurde, drückt ihn deine Darmmuskulatur in den Dickdarm. Die folgenden anderthalb Meter sind eine Welt für sich: Der Dickdarm ist von allerlei wundersamen Wesen besiedelt, den **Bakterien** deines **Mikrobioms**, deines ganz persönlichen **Ökosystems** im Bauch. Allesamt leben sie ohne Sauerstoff und begnügen sich mit dem, was du übrig lässt. Proteine zum Beispiel werden bis zu 90 % aus dem Essen entnommen, der Rest bleibt für deine Bakterien im Dickdarm als Nahrung übrig. Diese Bakterien machen dich nicht krank, im Gegenteil! Sie leben mit dir in einer Gemeinschaft und machen dich sogar gesund.

Der Dickdarm hat im Prinzip zwei Hauptaufgaben: Er entzieht zum einen dem Nahrungsbrei das restliche Wasser (das meiste Wasser hat dein Dünndarm schon aufgenommen). Dieses Eindicken ist äußerst wichtig: Wenn es nicht stattfinden würde, hättest du nämlich ständig Durchfall.

Der Dickdarm nimmt außerdem erforderliche Mineralien (dazu mehr im Kapitel *Mineralstoffe*) auf und gibt überschüssige ab. Früher glaubte man, dass er überhaupt keine Nahrung aufnimmt. Doch heute wissen wir, dass er kurzkettige Fettsäuren, die von den Bakterien produziert werden, aufnehmen kann. Über die Bedeutung dieser kurzkettigen Fettsäuren hast du ja schon gelesen. Sie sind für unsere Gesundheit irrsinnig wichtig und wir können den Bakterien wirklich dankbar sein, dass sie diese Stoffe produzieren!

Ist dies alles geschehen, wandert der eingedickte Brei als Stuhl in den Mastdarm und dort wartet er, bis wir das nächste Mal auf die Toilette gehen. Der ganze Prozess, von oben rein bis unten raus, dauert zwischen 12 und 48 Stunden.

INFOKASTEN

Enzyme

Bei Enzymen handelt es sich meistens um Proteine. Diese kleinen Maschinen steuern unglaublich viele chemische Reaktionen in deinem Körper. Sie wirken durch einen besonderen Trick, denn sie lassen Reaktionen bei geringerer Temperatur ablaufen. Du findest das kompliziert? Probiere es zusammen mit einem Erwachsenen aus: Nimm ein Stück Würfelzucker und versuche, es anzuzünden! Hat nicht geklappt, stimmt's? Gib etwas Asche (vielleicht von einer verbrannten Zeitung) auf den Zucker und versuche es noch mal. Cool, was? Die Asche wirkt als sogenannter Katalysator, genauso wie Enzyme in unserem Körper. Würden die biologischen Reaktionen bei normaler Körpertemperatur von allein ablaufen, würden sie alle gleichzeitig stattfinden und wir wären nach Sekunden tot. Enzyme sind also für das Leben wichtige Kontrollwerkzeuge.

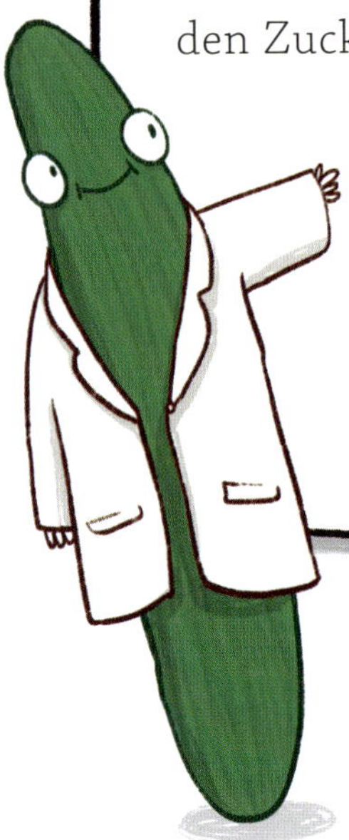

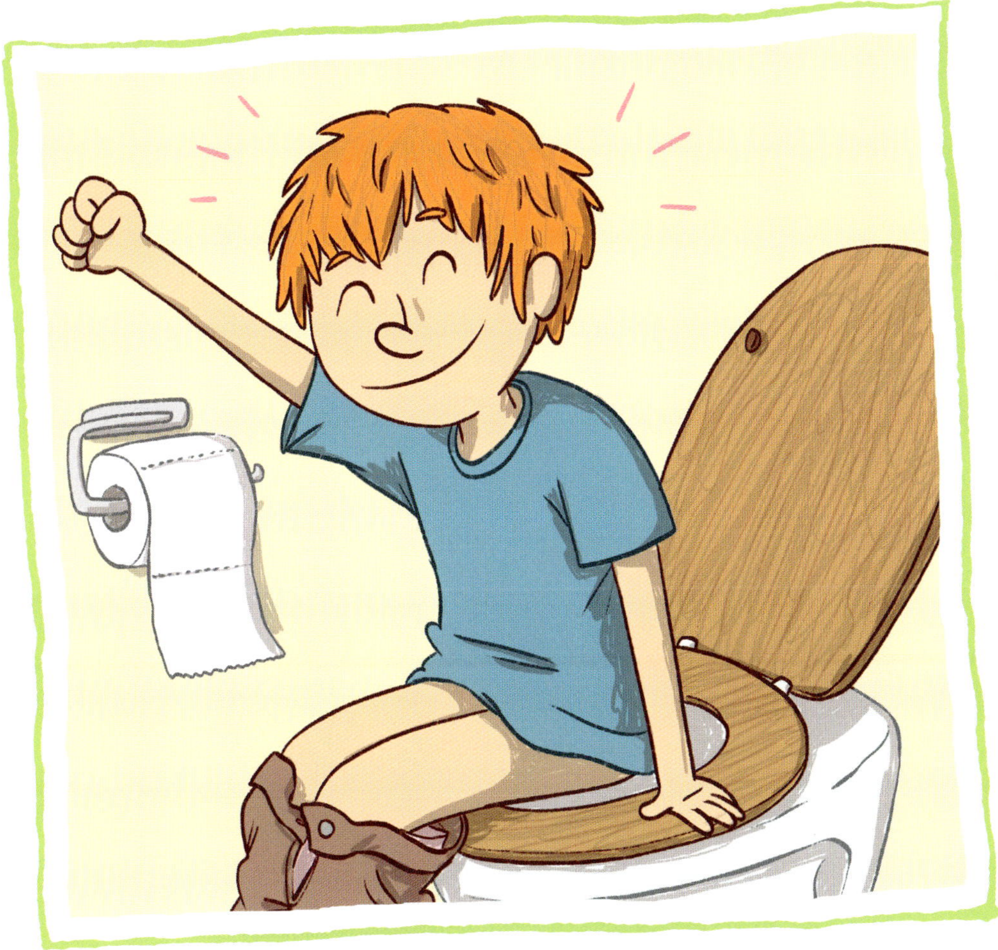

Beim Drücken sollte es nicht weh-tun.

DER BLUTKREISLAUF

Nachdem du gegessen hast und dein Darmepithel all die kleinen Bestandteile der Nahrung aufgenommen hat, muss der Riesenberg Essen, den du gerade noch auf dem Teller hattest, irgendwie in dein Blut. Zur Erinnerung: Über das Blut gelangen die Nährstoffe in die Zellen.

Kaum ein Mensch denkt darüber nach, was es für ein unglaublicher Aufwand für den Körper ist, täglich 1 bis 2 kg Nahrung in gerade mal 5–7 Liter Blut zu lösen – denn so viel Blut fließt in etwa durch dich (ca. 8 % deines Körpergewichtes sind Blut).

Was mich aber am meisten beeindruckt, ist, dass es kaum Krankheiten gibt, die diesen Prozess beeinträchtigen. Gemessen an den unzähligen Erkältungen, die unsere Atmungsorgane im Verlauf unseres Lebens bekommen, oder der Vielzahl an Herz-Kreislauf-Erkrankungen, sollten sich alle anderen Organsysteme an unserer Verdauung ein Beispiel nehmen!

Doch wie kriegt unser Blut es hin, die ganzen Nährstoffe in unserem Körper zu verteilen? Sehen wir uns ein einzelnes **Glukosemolekül** an: Im Blut gibt es weniger Glukosemoleküle als in deinen Darmzellen, die gerade fleißig gefuttert haben, und so flutschen die Moleküle fast von allein aus dem Darminhalt über die Darmzellen in dein Blut. Das Blut verteilt sie dann im gesamten Körper.

Um den Blutfluss in unserem Körper zu verstehen, musst du wissen, was Arterien, Venen und Kapillaren sind. Arterien sind Gefäße, die vom Herzen kommen und jeden einzelnen Herzschlag mit einer Pumpbewegung ihrer Muskulatur unterstützen. Ja, richtig gelesen: Arterien haben Muskeln! Und die kannst du sogar spüren, wenn du deinen Puls misst (siehe *Auf Spurensuche*, S. 89). Wenn eine Arterie verletzt wird, fließt das Blut mit großem Druck heraus und man kann dabei sogar sehen, wie es in Schüben gepumpt wird.

Aus einer Arterie fließt das Blut in das Kapillarsystem. Dabei handelt es sich um ein extrem verzweigtes feines Netz, in dem sich das Blut aus der Arterie verteilt. In den Kapillaren erhöht sich die Oberfläche gewaltig und ermöglicht so den schnellen Austausch von Stoffen.

Arterien und Venen sind also so etwas wie Transportschläuche, die Kapillaren hingegen sind für den Stoffaustausch verantwortlich. Kapillaren befinden sich in allen Organen. Aus den Organen heraus und zurück zum Herz führen dann die Venen. Sie haben keinen Puls und das Blut steht auch nicht unter Druck. Eine Verletzung der Vene ist daher auch nicht so gefährlich, denn das Blut fließt viel langsamer raus. Deshalb wird auch beim Arzt immer in eine Vene gestochen, wenn dir Blut abgenommen wird. Man kann sogar an der Farbe des Blutes erkennen, ob es arterielles oder venöses Blut ist: Eine Arterie transportiert meist sauerstoffreiches Blut, das daher leuchtend rot ist, wohingegen eine Vene eher dunkelrotes Blut hat.

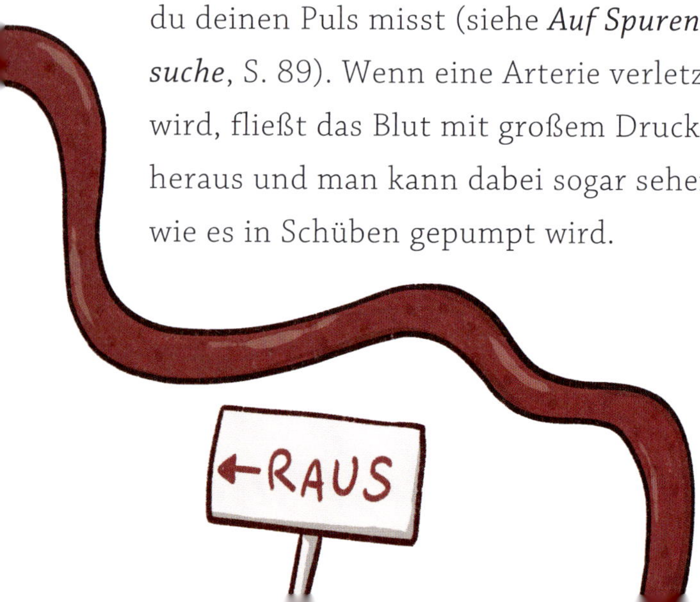

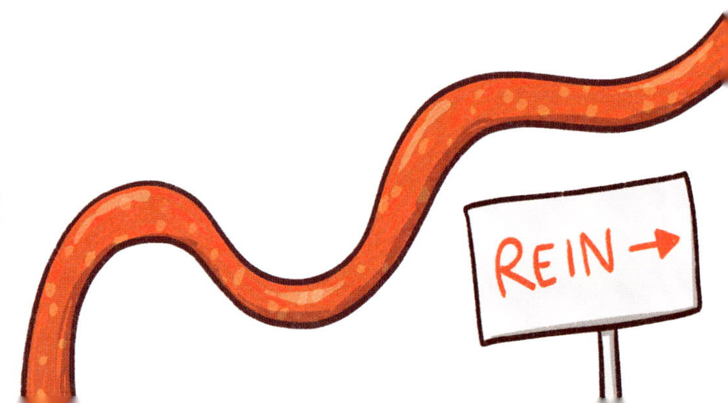

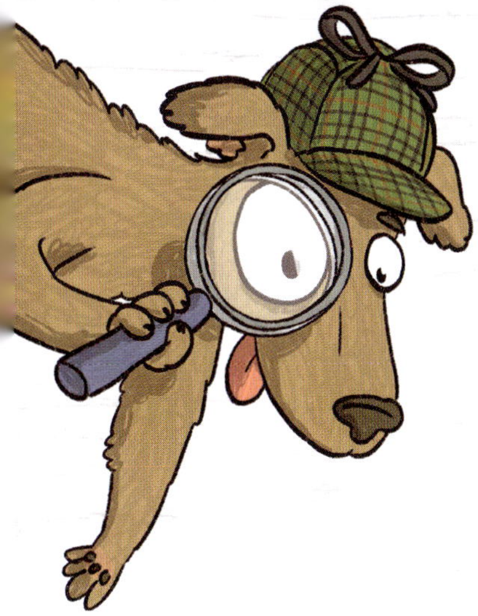

AUF SPURENSUCHE

Pulsmessung

Nimm deine mittleren drei Finger und lege sie dir direkt neben den Kehlkopf. Wenn du dort ein bisschen hineindrückst, kannst du deinen Puls leicht spüren. Das funktioniert auch auf der Innenseite deines Handgelenks, aber da musst du länger suchen.

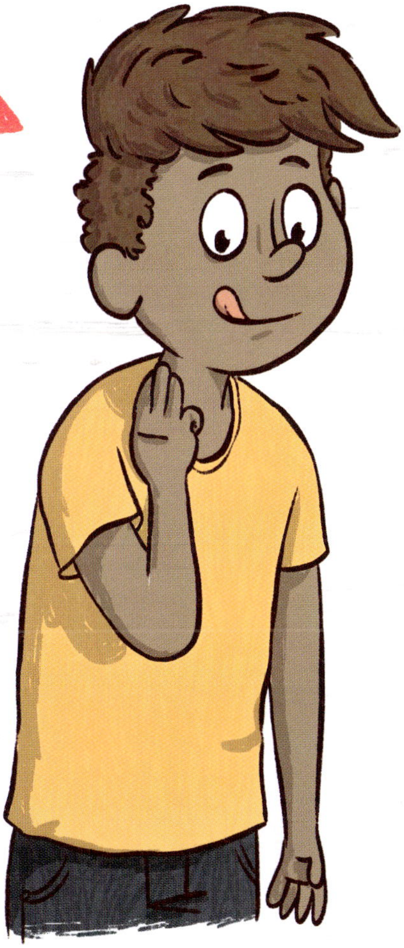

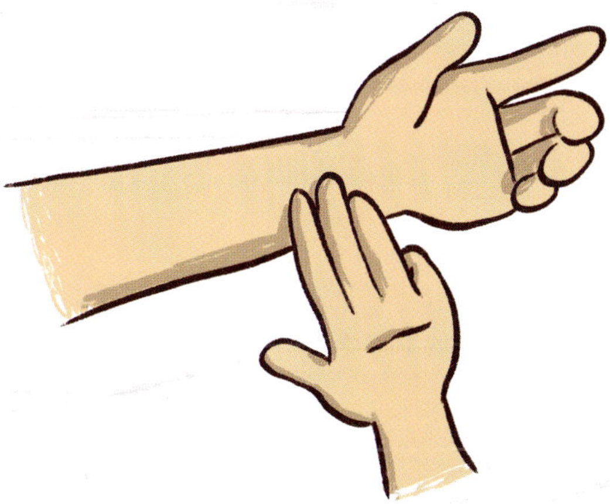

Zurück zu unserem Glukosemolekül: Damit dein Darm seine wichtige Arbeit verrichten kann, bekommt er frisches, sauerstoffreiches Blut vom Herzen. Das Blut verteilt sich im Kapillarsystem des Darms, gibt den Sauerstoff an die Zellen ab und nimmt die Nährstoffe mit. Danach fließt es in eine Vene. Doch diese Vene fließt nicht, wie du vielleicht denkst, in deinen Körper, um ihn zu versorgen, sondern in die Leber. Dort teilt sich der gesamte Blutstrom wieder in ein Kapillarsystem auf.

Die Leber bekommt jedoch über diese Vene keinen Sauerstoff. Den hat der Darm ja bereits verbraucht. Keine Sorge, für die Leber wird trotzdem gesorgt! Damit das funktioniert, ist die Leber sehr ungewöhnlich konstruiert: Sie bekommt nicht nur Blut aus einer Vene, sondern auch aus einer Arterie. Letztere kommt direkt vom Herzen und bringt der Leber den Sauerstoff.

Im Kapillarsystem vermischt sich nun das nährstoffreiche Blut vom Darm mit dem sauerstoffreichen Blut vom Herzen und verteilt sich in deiner Leber. Da im Blut nicht nur Nährstoffe, sondern vielleicht auch Gifte sind, wirkt die Leber außerdem wie ein Filter. Der versucht, alle gefährlichen Dinge aus dem Blut herauszubekommen. Hat die Leber etwas Gefährliches entdeckt, wird es über die Gallengänge in die Gallenblase und von dort aus wieder in den Darm transportiert. Genial, oder?

Doch manchmal funktioniert das nicht perfekt, zum Beispiel wenn jemand zu viel Alkohol oder andere Drogen eingenommen hat. Die Leber bekommt zwar einiges weggefiltert, aber nicht alles. Vom Rest werden wir Menschen berauscht.

Braucht eine Leberzelle für diese wichtige Arbeit Energie, dann schnappt sie sich einfach unser Glukosemolekül und verwandelt es in **ATP**, also Zellenergie. Die Leber kann das Glukosemolekül aber auch als Glykogen (das sind viele zusammenhängende Glukosemoleküle) speichern. Erinnerst du dich, wozu das gut ist? Genau: Wenn dein Körper nachts Energie braucht, verwandelt die Leber das Glykogen wieder in Glukose zurück.

Ist die Leber aber „satt“ und unser Körper benötigt Energie, dann darf das Glukosemolekül die Leber passieren. Gemeinsam mit anderen Nährstoffen fließt es dann wieder in eine Vene. Diese führt zur rechten Herzkammer. Das Blut bekommt einen kräftigen Pumpstoß und fließt in einer Arterie zur Lunge. Dort wird es wieder von einem Kapillarsystem ausgebremst.

Braucht die Muskulatur deiner Lunge Energie zum Atmen, schnappt sie sich unsere Glukose und die Reise unseres Moleküls ist beendet.

Wenn nicht, verlässt unser Glukosemolekül, gemeinsam mit dem sauerstoffangereicherten Blut, in einer Vene die Lunge und fließt erneut zum Herzen. Diesmal aber in die linke Herzkammer. Von dort aus geht es mithilfe eines kräftigen Schlages erneut in eine Arterie und dann endlich in den Rest deines Körpers.

Im Körper gibt es verschiedene Energieverbraucher, die sich auf unser Glukosemolekül stürzen. Das können deine Muskeln, aber auch dein Gehirn sein. In jedem Fall verteilt sich das Blut wieder in einem Kapillarsystem und all die guten Dinge fließen dann um die Zellen des entsprechenden Organs herum. Jede Zelle badet also förmlich in allem, was sie braucht – traumhaft!

Danach fließt das Blut weiter in eine Vene, die zum Herzen führt, und der Kreislauf beginnt von Neuem.

Puh, was für ein langes Kapitel! Ich brauch jetzt erst mal etwas Leckeres. Am besten ein Stück Schokolade.

Moment, Schokolade? Das ist doch eine Zuckerbombe und ich habe ja selbst geschrieben, dass Essen nicht als Belohnung für etwas benutzt werden sollte. Aber tatsächlich gehöre ich zu einer Generation, bei der das auf der Tagesordnung stand. Inzwischen trickse ich mein Belohnungszentrum aber aus: mit einer Schokolade, die zu 95 % Kakao enthält. Das ist eine leckere Fair-Trade-Bio-Schokolade, in die gerade mal 4 % Zucker passen. Meine Familie nennt diese Schokolade „gesunde Schokolade“. Denn im Kakao sind wirklich gesunde Stoffe enthalten (mehr dazu im Kapitel *Sekundäre Pflanzenstoffe*).

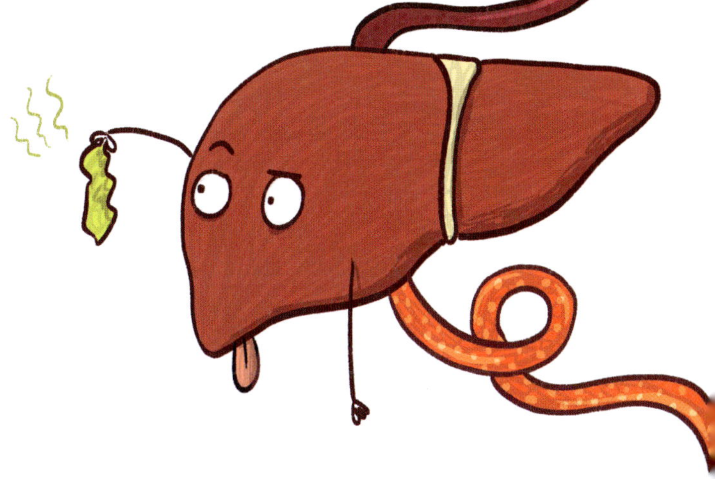

AUF SPURENSUCHE

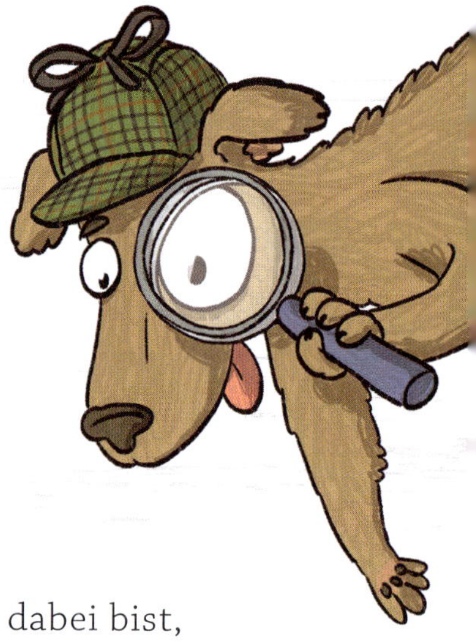

Wenn du das nächste Mal beim Einkaufen im Supermarkt dabei bist, schau doch mal selbst ganz genau nach: Wie viel Zuckergehalt hat deine Lieblingsschokolade? Findest du auch eine „gesunde" Schokolade?

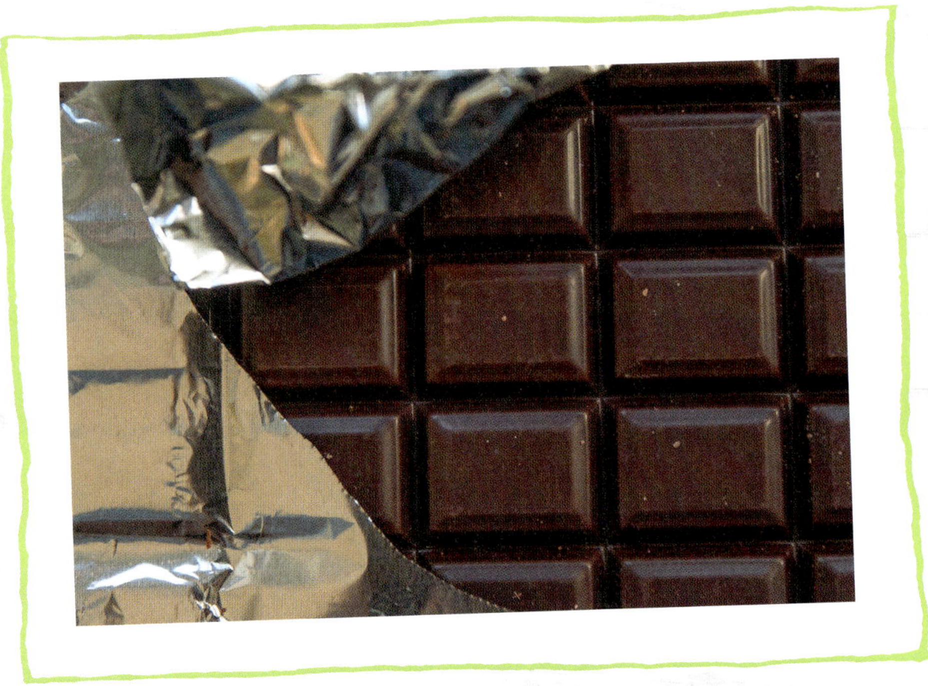

Je höher der Kakaoanteil, desto gesünder

Doch was ist in unserer „gesunden" 95%-Schokolade eigentlich drin? Es sind zum größten Teil Fette, nämlich 61 g, denn Kakao ist sehr fettreich. Außerdem noch darin: Proteine. Ihr Anteil ist mit fast 9 g nicht sehr viel höher als in normaler Schokolade, aber Schokolade ist ja auch ein Genussmittel und nicht zum Sattessen gedacht. Unsere dunkle Schokolade hat es aber trotzdem in sich: Ich schaffe nie mehr als zwei Stückchen, dann bin ich gefühlt pappsatt.

Der Weg der Proteine durch unseren Körper ist im Großen und Ganzen der gleiche wie der Weg der Glukosemoleküle. Fette werden allerdings ganz anders transportiert, wie du gleich sehen wirst.

INFOKASTEN

Geschichte der Schokolade

Forscher vermuten, dass Kakaobohnen bereits vor mehr als 3.000 Jahren verarbeitet wurden. Schon die Olmeken, Ureinwohner Mexikos, sollen Kakao getrunken haben.

Ein Spanier brachte die Bohne dann vor gut 400 Jahren über den Atlantik. Anfangs waren die Leute nicht besonders begeistert von Kakao, denn er schmeckte bitter. Er schoss aber auf der Beliebtheitsskala nach oben, als etwa 1875 jemand auf die Idee kam, Kakao mit Zucker zu mischen.

Es gab Zeiten, da wurde mit Kakao bezahlt: In Mexiko kostete beispielsweise früher ein guter Sklave etwa 100 Kakaobohnen. In Spanien musste man eine Zeit lang für einen Truthahn 200 Kakaobohnen hinlegen. Fällt dir etwas auf? Genau: Ein Truthahn war damit im Vergleich mehr wert als ein Mensch!

Die Bohnen *einer* Kakaofrucht ergeben etwa *eine* Tafel Vollmilchschokolade.

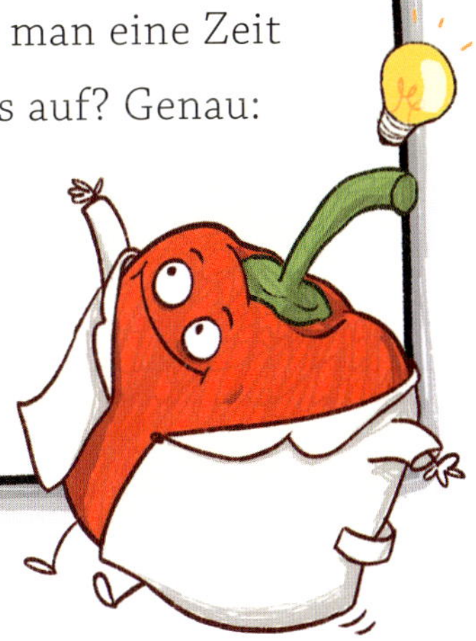

Kannst du dich noch an unser Experiment mit dem Öl und dem Spülmittel erinnern? Blut ist eine wässrige Lösung und Fett lässt sich nicht auflösen. Wenn nun Fett oder Öl in unseren Blutkreislauf käme, würden sich die kleinen Tröpfchen sofort aneinanderheften. Im Nu wären sie so groß, dass deine Gefäße verstopft wären, und das ist tödlich.

Aus diesem Grund hat sich die Natur einen ganz besonderen Trick einfallen lassen: Fette werden nämlich in kleinen Beuteln aus Proteinen transportiert. Man nennt sie Chylomikronen. Sie sind mit etwa 1 µm 100-mal größer als die Aminosäuren und Glukosemoleküle, aber viel kleiner als deine Blutkörperchen (die sind in etwa 10 µm groß). Nur zur Info: Die kleinsten Dinge, die du gerade noch mit bloßem Auge sehen kannst, sind ca. 10- bis 30-Mal größer.

Die Chylomikronen nehmen übrigens eine Abkürzung an der Leber vorbei und gelangen über das Lymphsystem in deinen Blutkreislauf.

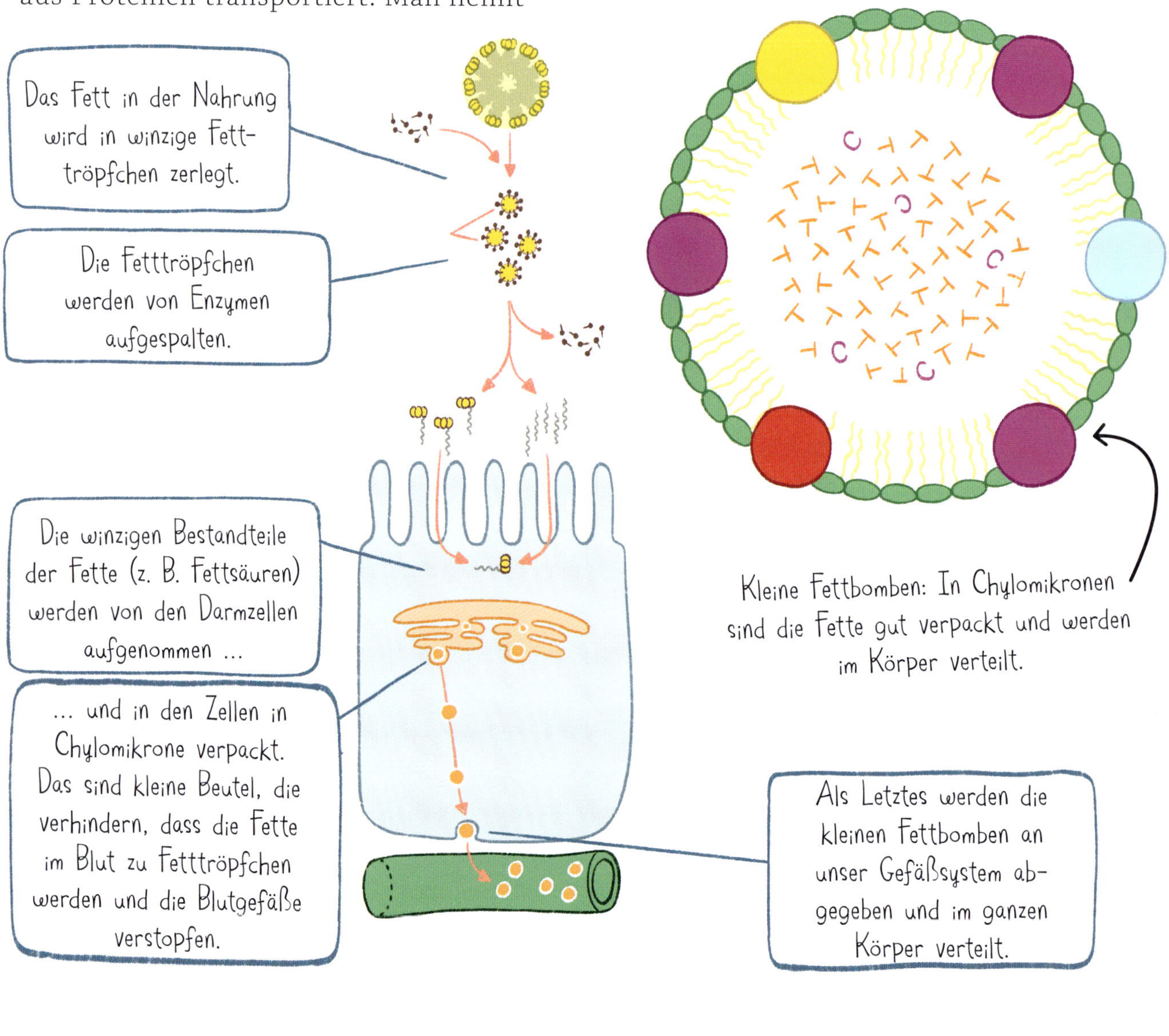

Kleine Fettbomben: In Chylomikronen sind die Fette gut verpackt und werden im Körper verteilt.

SCHOKOFONDUE

GESUNDE VITAMINE NASCHEN

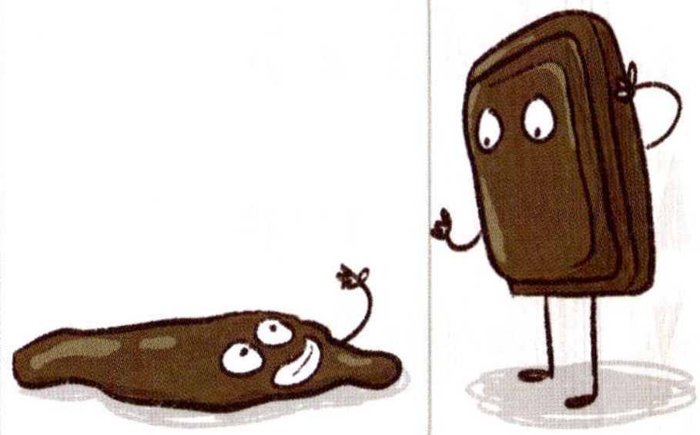

Du brauchst:

- Obst (Äpfel, Bananen, Birnen, Physalis, Blaubeeren, Himbeeren – einfach alles, was dir schmeckt!)
- eine Tafel dunkle Schokolade mit einem hohen Kakaoanteil
- etwas Schlagsahne
- ein Schokoladenfondue-Set
- ein Teelicht

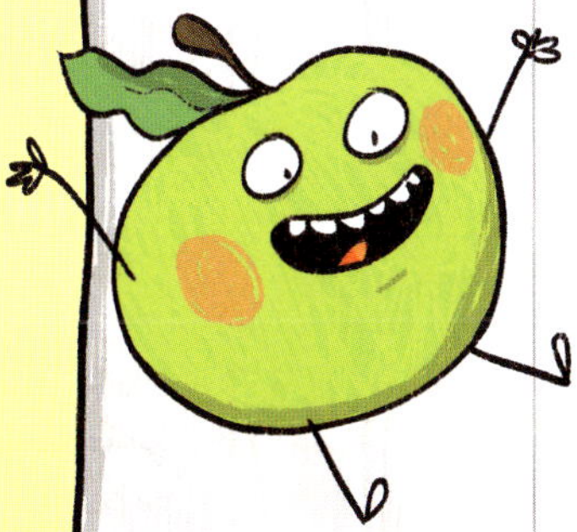

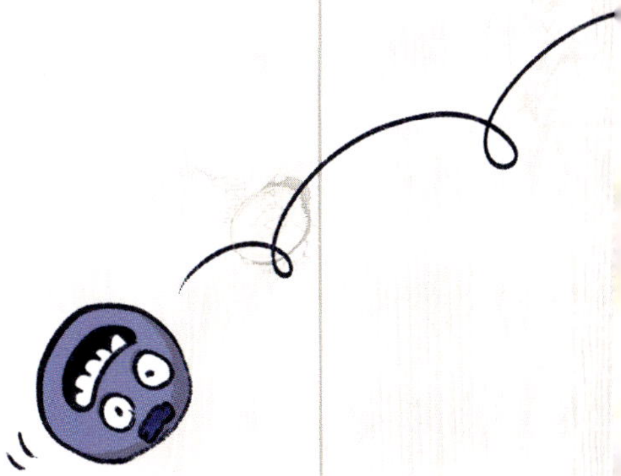

So geht's:

Wasche das Obst gründlich und schneide größeres Obst in mundgerechte Stücke. Richte alles Obst schön auf einem Teller an (oder in einzelnen Schüsselchen). Zünde das Teelicht im Schokofondue an. Zerbrich die Schokolade in kleine Stücke und lasse sie unter ständigem Rühren gemeinsam mit der flüssigen Schlagsahne in der Schale schmelzen. Nun kann die Schoko-Party steigen!

Tipps:

- Wenn du kein Schokofondue-Set hast, kannst du auch ein Stövchen, eine Müsli-Schüssel und Kuchengabeln benutzen.
- Besonders hübsch sieht es aus, wenn du bunte Obstspieße vorbereitest! Dafür kannst du Schaschlikspieße oder Zahnstocher verwenden.

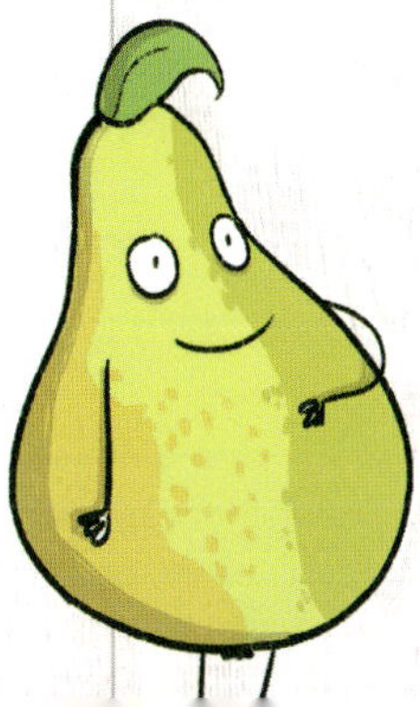

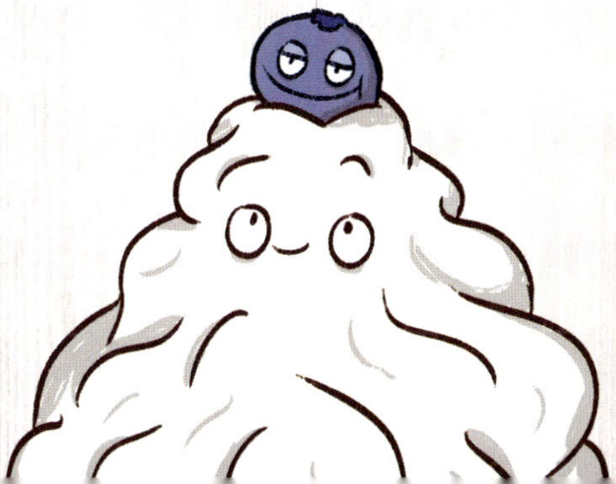

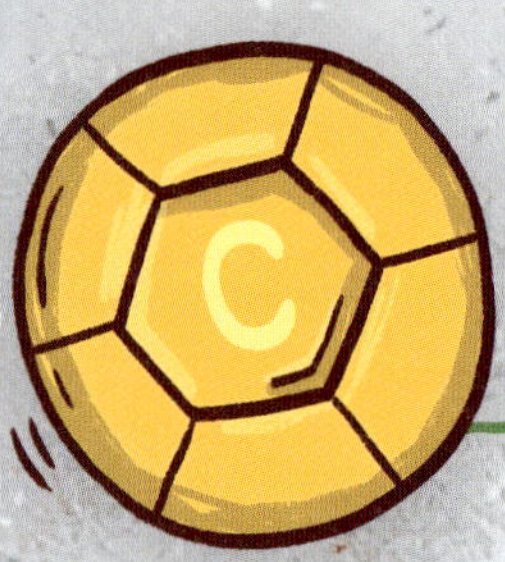

GOLD UND EDELSTEINE DES ESSENS

Kleine Stoffe mit großer Wirkung

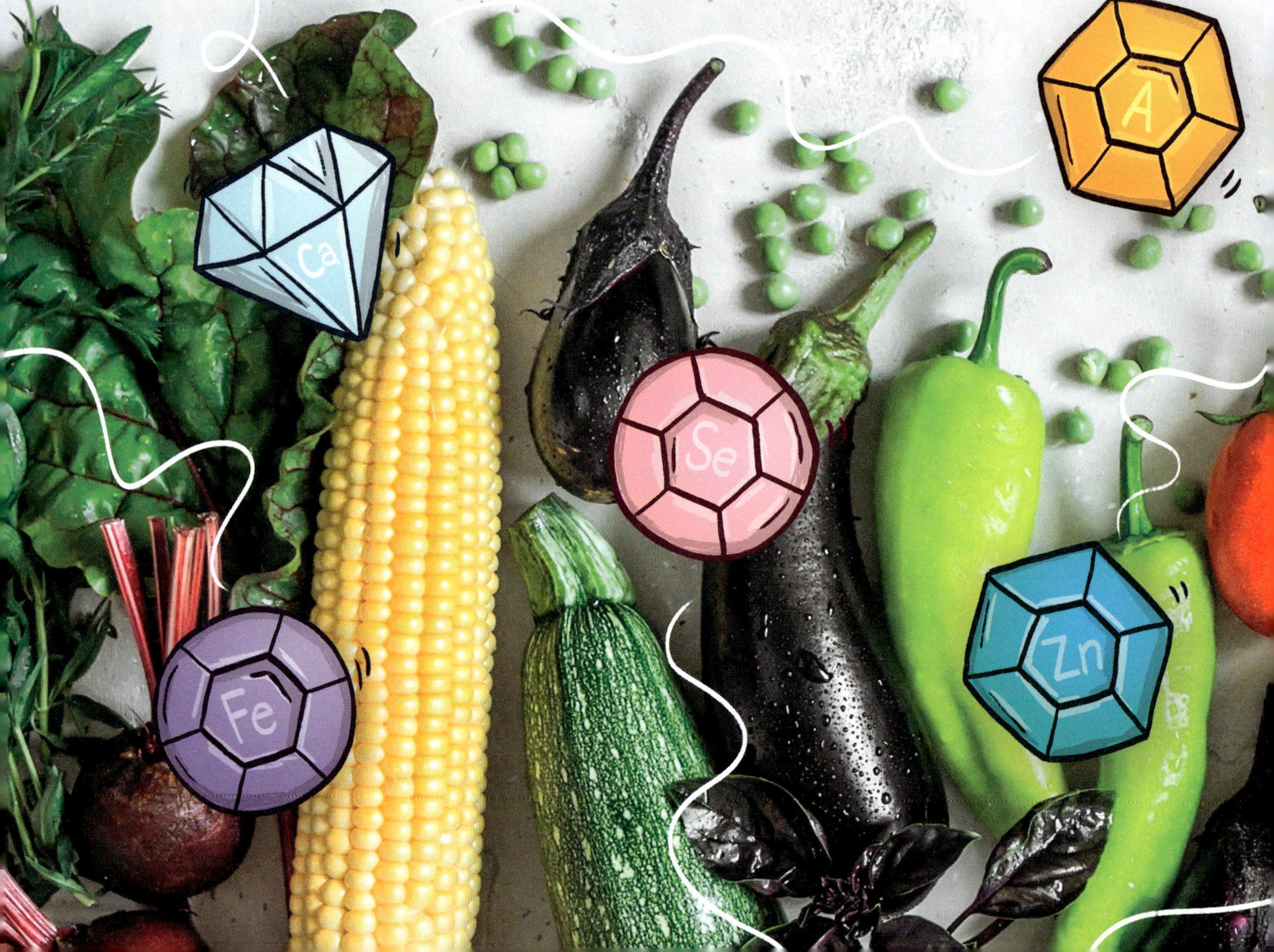

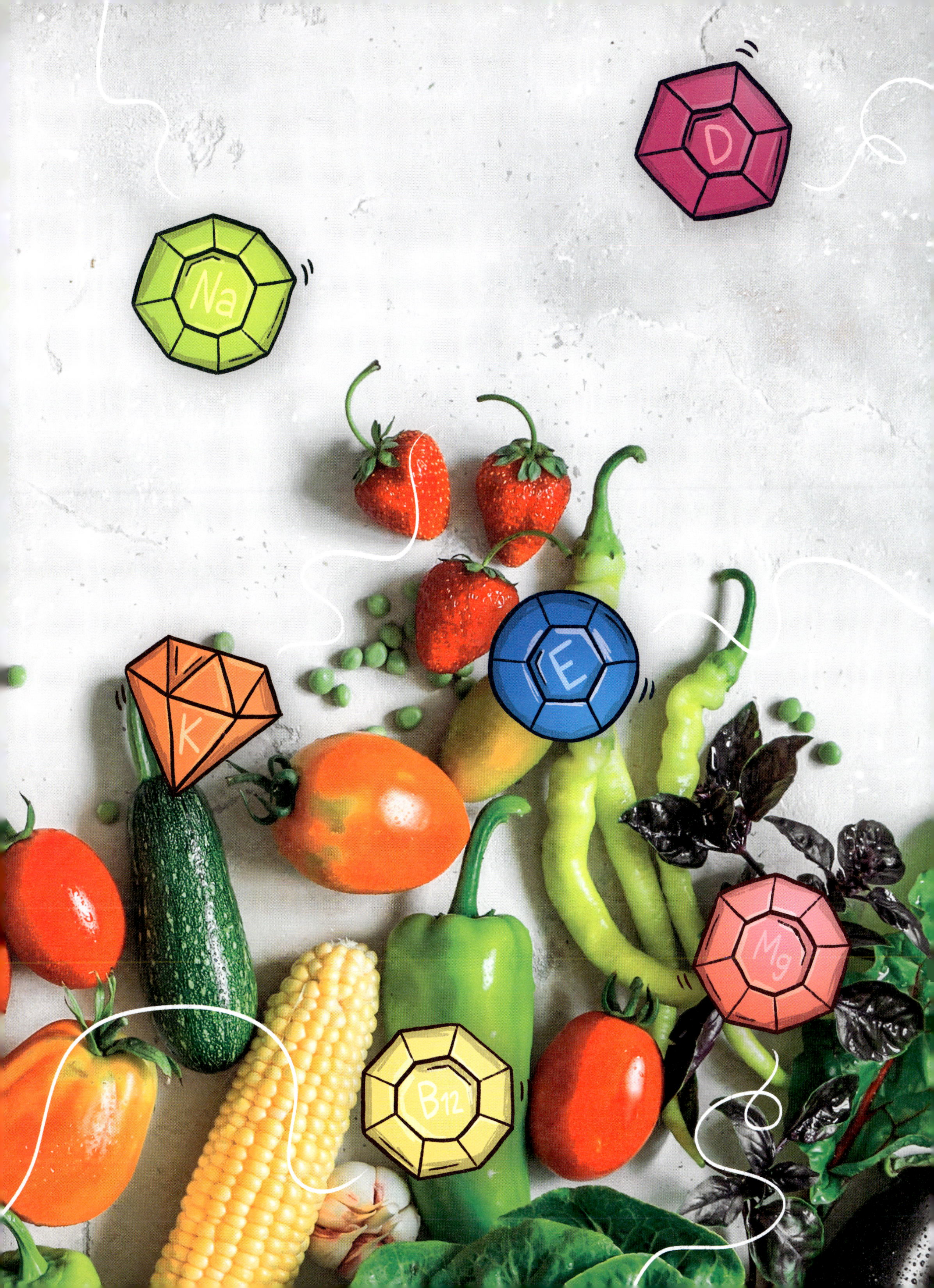
D
Na
E
K
Mg
B12

MINERALIEN UND VITAMINE

Lebenswichtig!

Im Kapitel ***Aus dem Vollen schöpfen*** haben wir uns ja bereits über Ballaststoffe unterhalten. Sie sind die Nahrung unserer **Mikroorganismen**.

Wie du bereits weißt, wird beim Mahlen von Korn die Stärke von den restlichen Bestandteilen getrennt. Das entstandene Abfallprodukt wird als Kleie bezeichnet. Diese Kleie enthält aber nicht nur Ballaststoffe, sondern auch Vitamine und Mineralien.

Im Verlauf der menschlichen Entwicklung hat unser Körper die Erfahrung gemacht, dass reine Nährstoffe wie Stärke in einem bestimmten Verhältnis gemeinsam mit Ballaststoffen, Vitaminen und Mineralien in ihn gelangen. Unser ganzer **Stoffwechsel** ist auf dieses Verhältnis eingestellt. Wenn wir auf einem anderen Planeten leben würden und es dort andere Dinge zu essen gäbe, dann hätten wir uns vermutlich darauf eingestellt.

Es gibt also kein richtiges oder falsches Verhältnis, es gibt nur das Verhältnis, an das wir uns im Verlauf der Entwicklung angepasst haben. Dieses Verhältnis ist für uns gesund. Es lässt uns schneller und kräftiger sein, es nützt uns beim Denken und es schützt uns vor Krankheiten. Es lässt uns sogar länger leben.

Bevor wir uns mit einigen Beispielen aus dem Bereich der Mineralien und Vitamine beschäftigen, solltest du dir mal die folgende Tabelle ansehen. In ihr sind die enthaltenen Mineralien und Vitamine von Weizenkleie aufgelistet. Das Interessante dabei ist: Es sind genau die Bestandteile aus dem vollen Korn, die bei Weißbrot, Brötchen, Pizza oder Kuchen entfernt wurden!

100 g Weizenkleie enthalten:

Wasser	11,5 g
Eiweiß	14,9 g
Fett	4,7 g
Kohlenhydrate	17,3 g
Ballaststoffe	45,4 g
Mineralstoffe	6,2 g

Mineralstoffe	
Natrium	2 mg
Kalium	1.350 mg
Magnesium	490 mg
Kalzium	65 mg
Mangan	13 mg
Eisen	16 mg
Kupfer	1.300 µg
Zink	9.400 µg
Phosphor	1.140 mg
Jodid	30 µg
Selen	30 µg

Vitamine	
Retinol (Vit. A1)	1 µg
Thiamin (Vit. B1)	650 µg
Riboflavin (Vit. B2)	510 µg
Nicotinsäure (Vit. B3)	18 mg
Pantothensäure (Vit. B5)	2.500 µg
Vitamin B6	730 µg
Folsäure	195 µg
Vitamin E	2.700 µg

Die Tabelle zeigt die Konzentration von Mineralien und Vitaminen in 100 g Weizenkleie. Kleie bleibt als Abfallprodukt übrig, wenn man Getreidekörner zu feinem weißem Auszugsmehl zermahlt. Sie enthält all die wichtigen Bestandteile des vollen Korns außer der Stärke.

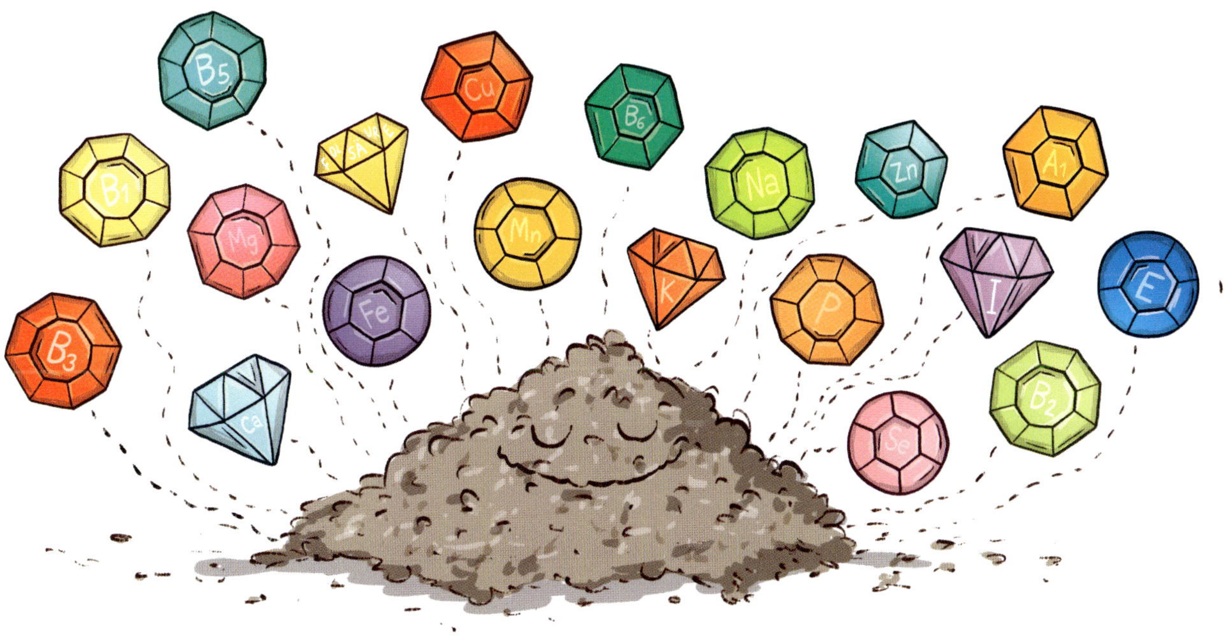

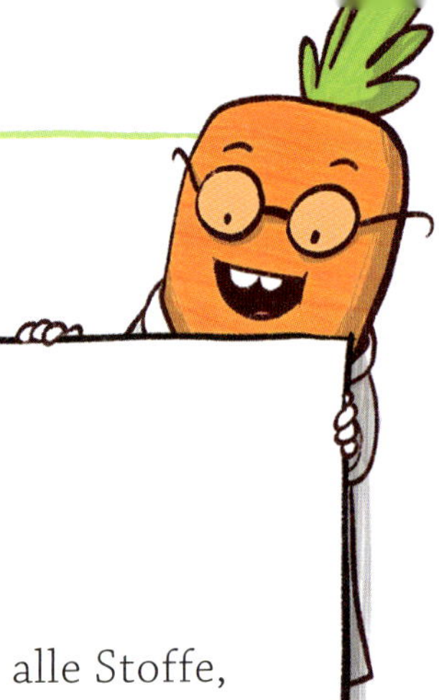

INFOKASTEN

Was sind eigentlich Nährstoffe? Im biologischen Sinne sind Nährstoffe alle Stoffe, die in irgendeiner Form am **Stoffwechsel** von Lebewesen beteiligt sind. Der wichtigste Pflanzennährstoff ist das Gas **Kohlendioxid** (CO_2). Aus ihm besteht fast der gesamte Pflanzenkörper. Der Baum im Wald oder Park in deiner Nähe ist zwar aus dem Boden gewachsen, entstanden ist er aber größtenteils aus dem Kohlendioxid in der Luft. Natürlich kommen viele wichtige Nährstoffe aus dem Boden dazu. Dabei handelt es sich zum großen Teil um Mineralien.

Bei Menschen und Tieren sind fast alle Nährstoffe organischen Ursprungs. Du kennst sie inzwischen, nimmst sie jeden Tag zu dir: Kohlenhydrate, Fette und Proteine. Aber auch Mineralien, Vitamine und die sogenannten **sekundären Pflanzenstoffe** sind Nährstoffe.

MINERALSTOFFE

Mineralstoffe teilt man ein in Mengenelemente und Spurenelemente. Bei den Mengenelementen nimmt man verhältnismäßig große Mengen zu sich. Da gibt es zum Beispiel Kalzium, das wir für den Knochenbau und die Zähne brauchen. Es wird empfohlen, täglich etwa ein Gramm Kalzium zu sich zu nehmen, und wir tragen etwa 1 Kilogramm ständig mit uns herum.

Es gibt aber auch noch weitere Mengenelemente, wie Chlor, Kalium, Magnesium, Natrium, Phosphor und Schwefel.

Zu den Spurenelementen, von denen wir nur winzige Spuren brauchen, gehören Eisen, Jod, Kupfer, Mangan, Molybdän, Selen und Zink.

Natürlich gibt es auch in ausgemahlenem Mehl noch Mineralien und Vitamine, aber in viel geringerer Konzentration. Um auf die richtige Menge von Mineralien und Vitaminen zu kommen, musst du ein Vielfaches dessen essen, was du eigentlich als Energie brauchst. Dein Körper ist darauf angewiesen, die Mineralien aus der Nahrung zu bekommen. Warum er die braucht, das sehen wir uns am Beispiel Eisen genau an.

Dein ganzer Körper enthält nicht mehr als gerade mal zwei Gramm Eisen. Trotzdem würdest du keine Minute überleben, wenn dir diese zwei Gramm geklaut würden. Der größte Teil des Eisens ist im **Hämoglobin** gebunden. Hämoglobin ist ein Protein, das aus mehreren Teilen besteht und in dessen Struktur das Eisen aufgenommen wurde.

In dieser Form hat die Kombination aus Protein und Eisen eine geniale Wirkung, denn dadurch kann Gas transportiert werden. Wie du weißt, brauchst du zum Überleben den Sauerstoff in deiner Atemluft. Diesen Sauerstoff atmest du mit jedem Atemzug in deine Lunge ein. In der Luft steckt viel mehr Sauerstoff als in deinem Blut, und so fließt der Sauerstoff förmlich in dein Blut hinein. Im Blut sind deine roten Blutplättchen und die sind vollgepackt mit Hämoglobin.

Deine Blutplättchen fließen nun mit dem Blut durch deinen ganzen Körper. In ihm passiert etwas Tolles: Überall dort, wo dein Körper Sauerstoff verbraucht hat, entsteht **Kohlendioxid**. Das fließt ins Blut und löst den Sauerstoff aus dem Hämoglobin (wie das geht, erfährst du im Infokasten auf der nächsten Seite). In dem entstandenen Platz macht das Kohlendioxid es sich gemütlich. Nun geht es wieder zurück zur Lunge, wo das Kohlendioxid einfach abgeatmet wird.

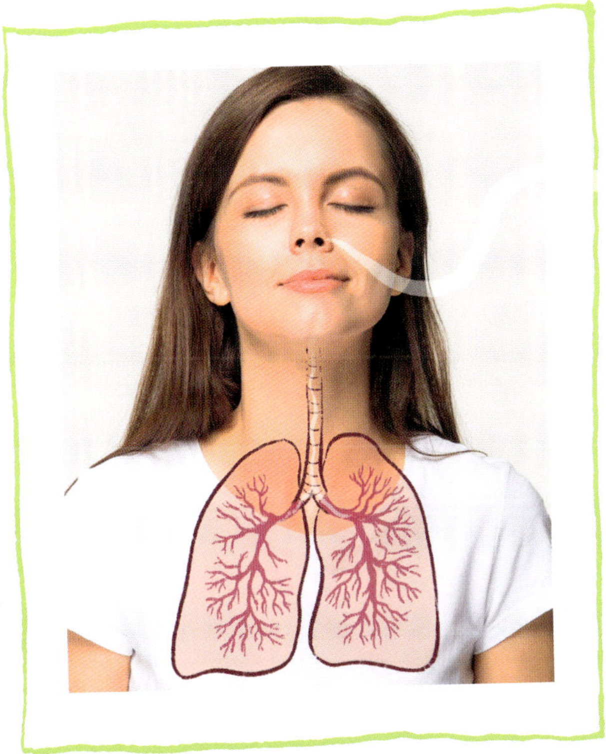

Mach mal eine Atempause!

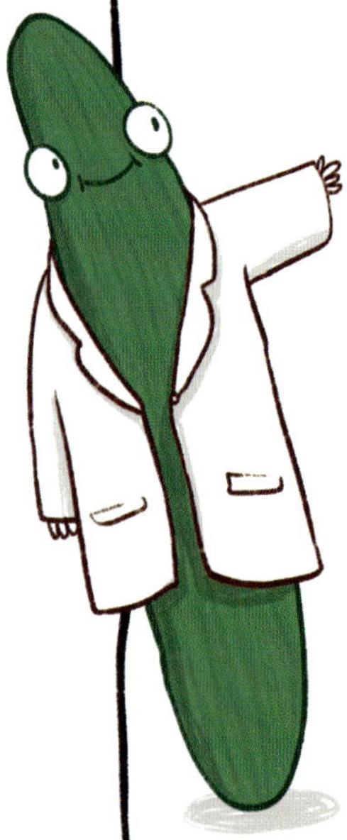

INFOKASTEN

Den überwiegenden Teil deiner Nahrung gibst du nicht mit deinem Stuhlgang ab. Dieser enthält nur das, womit weder du noch dein **Mikrobiom** etwas anfangen konnte. Den überwiegenden Teil deiner Nahrung atmest du in Form von Kohlendioxid einfach aus. Du verwandelst festes Essen, wie zum Beispiel ein Brötchen, fast vollständig in Kohlendioxid und Wasser. Dieses Kohlendioxid ist dann in der Luft und wird von den Pflanzen ihrerseits aufgenommen, um daraus ihren Pflanzenkörper zu bilden. Eine super Sache, oder?

Du kannst dir sicher vorstellen, wie wichtig dieser Prozess ist. Von diesem Transport ist abhängig, ob dein Körper gut funktioniert. Einige Sportler, die für die Olympiade trainieren, reisen ein paar Wochen vor einem Wettkampf in die Berge. Dort oben ist die Luft dünner. An die dünne Höhenluft muss sich der Körper anpassen, um genügend Sauerstoff aus der Luft herauszubekommen. Das macht er, indem er mehr Hämoglobin produziert. Geht der Wettkampf dann los, haben die Sportler, die in den Bergen trainiert haben, einen Vorteil: Sie können mehr Sauerstoff transportieren als andere und ihr Körper funktioniert besser.

Dieses Beispiel zeigt auch, welche Bedeutung Mineralien für unseren **Organismus** haben. Wir brauchen diese unterschiedlichen Stoffe, um unseren Maschinenpark zu bauen. Kaum ein Protein könnte ohne Mineralien hergestellt werden oder arbeiten. Mineralien sind lebenswichtig und wir müssen höllisch aufpassen, dass wir genug von ihnen bekommen! Denn wenn nicht, werden wir krank und können sogar an einer Mangelernährung sterben.

Ein Beispiel: Menschen brauchen ungefähr 1 mg Eisen pro Tag. Leider lässt sich Eisen nicht sehr gut aufnehmen, und so kommen im Körper nur ca. 10 % wirklich an. Wir brauchen also ca. 10 mg Eisen in unserem täglichen Essen.

Doch wo bekommen wir unser Eisen her? Reicht es, an einem Schlüssel zu lutschen, wie es meiner Mutter nach Kriegsende empfohlen wurde? Leider nein. Wir können kein freies Eisen aufnehmen und schon gar nicht können wir es irgendwo ablutschen. Wir brauchen Eisen in **gebundener Form**. Am besten geeignet ist das Eisen aus Fleisch. In ihm ist das Eisen bereits in tierischem Hämoglobin gebunden, man nennt es Hämeisen. Wir müssen es nur während unserer Verdauung herauslösen.

INFOKASTEN

Wie funktioniert der Austausch von Sauerstoff und Kohlendioxid an Hämoglobin?

Du hast ja schon erfahren, dass im Zwölffingerdarm ein anderes Milieu herrscht als im Magen: Im Magen ist es sehr **sauer** und im Zwölffingerdarm wird es **basisch**. Je nachdem können andere Reaktionen ablaufen.

Im Blut ist es ganz ähnlich: Das Kohlendioxid macht dein Blut saurer. Unter diesen Bedingungen kann sich Kohlendioxid besser an das Hämoglobin binden als Sauerstoff, und so vertreibt es den Sauerstoff. Der wiederum wird dankbar von deinen Zellen aufgenommen.

Bei einer Rauchvergiftung passiert etwas sehr Gefährliches: Noch besser als Sauerstoff und Kohlendioxid bindet sich Kohlenmonoxid an das Hämoglobin. Es besetzt somit die Stellen, an denen sich sonst Sauerstoff und Kohlendioxid binden würden. Das kann für uns tödliche Folgen haben. Ärzte geben daher 100%igen Sauerstoff als **Therapie**, denn diese Überkonzentration vertreibt ihrerseits das Kohlenmonoxid vom Hämoglobin.

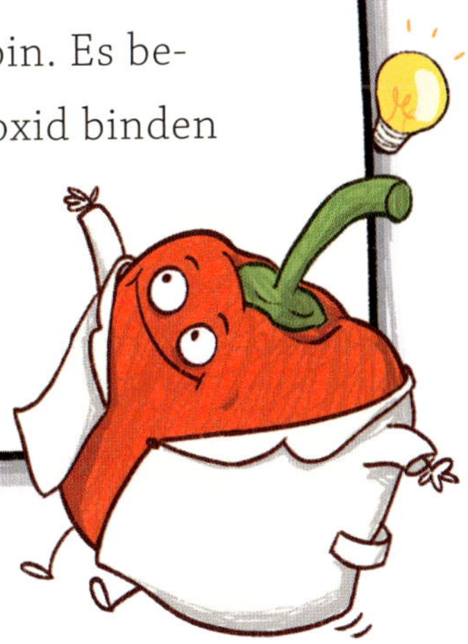

Ein Rechenbeispiel: In 100 g Fleisch sind ca. 3 mg Eisen. Für unsere Tagesdosis brauchen wir demnach ungefähr 300 g Fleisch. Wie du schon weißt, haben wir in diesem Moment die empfohlene Wochendosis Fleisch erreicht.

Doch was machen wir an den anderen sechs Tagen? Viele pflanzliche Lebensmittel enthalten auch Eisen. Leider wird dieses Eisen noch schlechter aufgenommen als das Eisen aus Fleisch. Grob geschätzt muss man die vier- bis fünffache Dosis an pflanzlichem Eisen zu sich nehmen. Der Grund: Das sogenannte Nicht-Hämeisen (dreiwertiges Eisen Fe^{3+}) aus Pflanzen kann im basischen Milieu des Zwölffingerdarms kaum aufgenommen werden. Es ist nicht von Hämoglobin umgeben und unterliegt dadurch ganz anderen Bedingungen.

Aber die Forscher haben einen Trick entdeckt: Gibt man zu eisenreicher pflanzlicher Nahrung Vitamin C, wird die Aufnahme um einiges erhöht und der Nachteil gegenüber Fleisch fast ausgeglichen.

Ich bin immer wieder skeptisch, ob das wirklich funktioniert, doch mein Mann ist der lebende Beweis dafür. Er ist seit vielen Jahren Vegetarier, weshalb er einmal jährlich seine Eisenwerte kontrollieren lässt. Bisher waren sie immer in Ordnung.

Sein Trick ist sein Müsli: Da mixt er neben frischem Obst (also ausreichend Vitamin C) einen Esslöffel Kleie rein. Darin steckt bereits so viel Eisen wie in 100 g Fleisch. Das „Abfallprodukt" Weizenkleie enthält, wie oben schon erläutert, all die wertvollen Bestandteile des Weizenkorns, und so sind auch die Mineralstoffe hoch konzentriert vorhanden.

Wenn du auf Seite 99 zurückblätterst, dann siehst du in der Tabelle, dass 100 g Weizenkleie 16 mg Eisen enthalten. Ein Esslöffel entspricht ungefähr 20 g und damit ca. 3 mg Eisen. Dort siehst du auch, dass Weizenkleie nicht nur viel Eisen enthält, sondern auch Mineralstoffe und Vitamine gibt es darin in Hülle und Fülle.

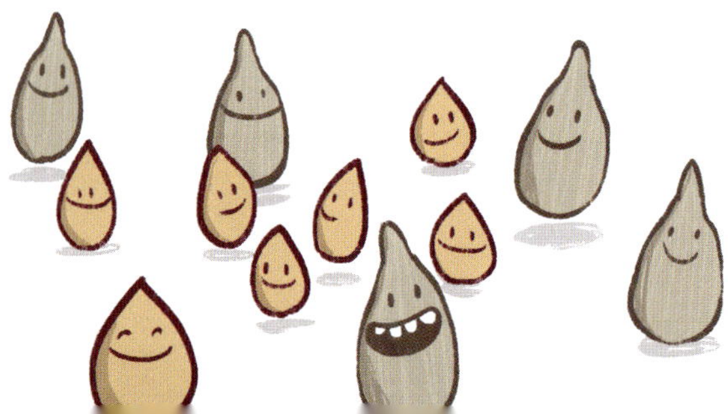

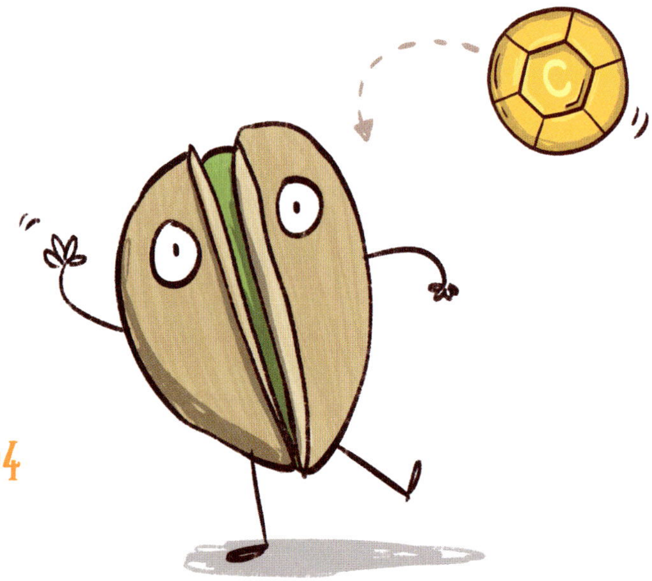

Hier liste ich dir meine Lieblingseisenquellen auf:

Sesamsamen	10 mg
Pistazien	7,3 mg
Sonnenblumenkerne	6,3 mg
Haferflocken	5,8 mg
Mandeln, süß	4,1 mg
Getrocknete Früchte	2 bis 4 mg
Haselnüsse	3,8 mg
Cashewnüsse	2,8 mg
Linsen, gekocht	2,1 mg
Feldsalat	2,0 mg
Erbsen, grün, gekocht	1,3 mg
Johannisbeeren, schwarz	1,3 mg
Himbeeren	1,0 mg

Achtung: Eisen aus Fleisch kann ohne Vitamin C gut aufgenommen werden. Aber alle pflanzlichen Eisenquellen sollten immer mit Vitamin C kombiniert werden, sonst kann der Körper sie nicht gut aufnehmen.

VITAMINE

Bleiben wir bei der Weizenkleie und suchen uns ein beliebiges Vitamin, zum Beispiel das Vitamin B3, auch bekannt als Nicotinsäure. Keine Sorge: Nicotinsäure hat zwar etwas mit Nikotin zu tun, ist aber nicht giftig. Im Gegenteil, sie ist für uns sogar lebenswichtig! Denn sie erfüllt unglaublich wichtige Aufgaben in jeder deiner Zellen, in jedem kleinen, winzigen Augenblick.

Nicotinsäure wird zu einem Bestandteil der sogenannten Coenzyme NAD und NADP. Beide kommen in allen lebenden Zellen vor und dienen als eine Art Taxi für **Wasserstoffionen**. Würde dieser Transport nicht stattfinden, gäbe es in keiner deiner Zellen **Stoffwechsel** und schon nach wenigen Sekunden würden alle Vorgänge in deinen Zellen zum Stillstand kommen. Mit anderen Worten: ohne Nicotinsäure kein Leben.

Doch sie ist kein Einzelfall, letztlich spielen alle Vitamine und natürlich auch die Mineralstoffe auf zellulärer Ebene eine gewaltige Rolle. Wir brauchen sie, denn im Gegensatz zu Pflanzen können wir nur die wenigsten (z. B. Vitamin D) selbst herstellen. Vitamine sind für uns essenziell, wir brauchen sie genauso wie die Luft zum Atmen.

Wir benötigen täglich zwischen ca. 10 und 20 mg Nicotinsäure. Wenn du in der Tabelle auf Seite 99 nachschaust, dann siehst du, dass Weizenkleie 18 mg Vitamin B3 pro 100 g enthält.

Im Weißbrot, das ja aus Auszugsmehl besteht und demzufolge keine Weizenkleie enthält, wurde gerade mal noch 1 mg Vitamin B3 gemessen. Ich weiß, ich wiederhole mich, aber unser Umgang mit Brot ist so widersinnig, dass ich nicht oft genug darauf hinweisen kann. Und daher lobe ich das „Abfallprodukt" Kleie über alle Maßen. Denn ihre vielen gesunden Bestandteile sind für unseren Körper wahre Schätze!

Zurück zu unserem Vitamin B3. Auch von diesem Vitamin sagt man, dass es vor allem in tierischen Produkten vorkommt. Das stimmt: Schweinefleisch enthält 4,5 mg, Rindfleisch 7,5 mg und Kalbfleisch 6,3 mg Vitamin B3 pro 100 g. Jetzt schau dir die Werte mal im Verhältnis zur Weizenkleie an: Sie kommt auf 18 mg pro 100 g! Erdnüsse sind mit 15,3 mg ebenfalls starke „B3-Bomben". Manche Pilze enthalten übrigens ungefähr genauso viel Vitamin B3 wie Fleisch.

Ich gebe zu, so ganz zufällig gewählt sind meine beiden Beispiele für Mineralien und Vitamine nicht. Ich habe ganz bewusst zwei genommen, von denen meist gesagt wird, dass sie besonders in tierischen Produkten vorkommen. Das ist zwar richtig, birgt aber eine große Gefahr: Oftmals ist mit der erforderlichen Tagesdosis bereits der empfohlene Richtwert für den wöchentlichen Fleischverzehr erreicht. Wie du bereits weißt, würden wir unser Risiko, an Darmkrebs zu erkranken, sinnlos erhöhen, wenn wir unseren Bedarf nur über Fleisch decken würden. Darmkrebs ist übrigens die zweithäufigste Krebserkrankung in Deutschland.

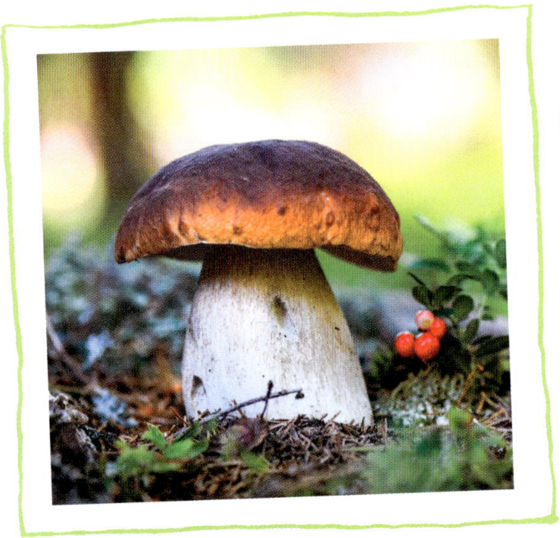

Manche Pilze enthalten genauso viel Vitamin B3 wie Fleisch.

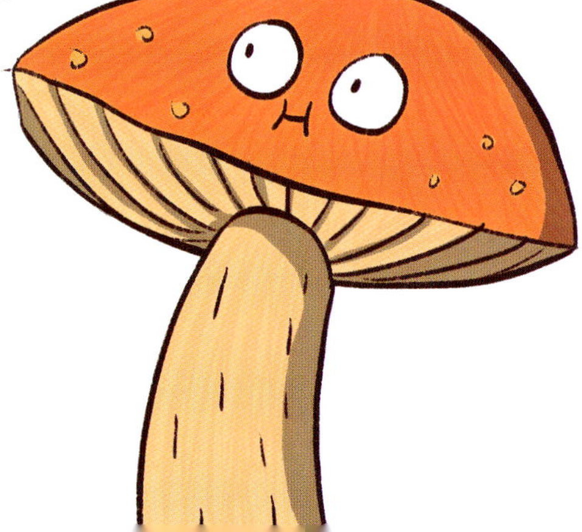

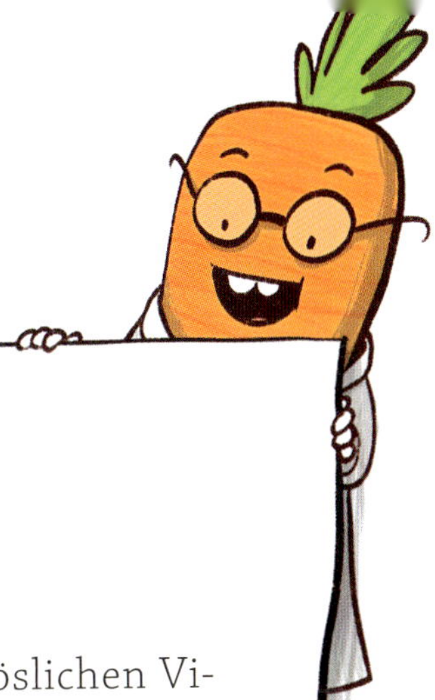

INFOKASTEN

Grundsätzlich unterscheidet man zwischen wasserlöslichen und fettlöslichen Vitaminen. Letztere kann dein Körper nur aufnehmen, wenn du sie mit fetthaltiger Nahrung isst. Erst dann werden die Vitamine gemeinsam mit den Fetten in den kleinen Proteingefäßen, von denen ich auf Seite 94 berichtet habe, durch den Körper transportiert.

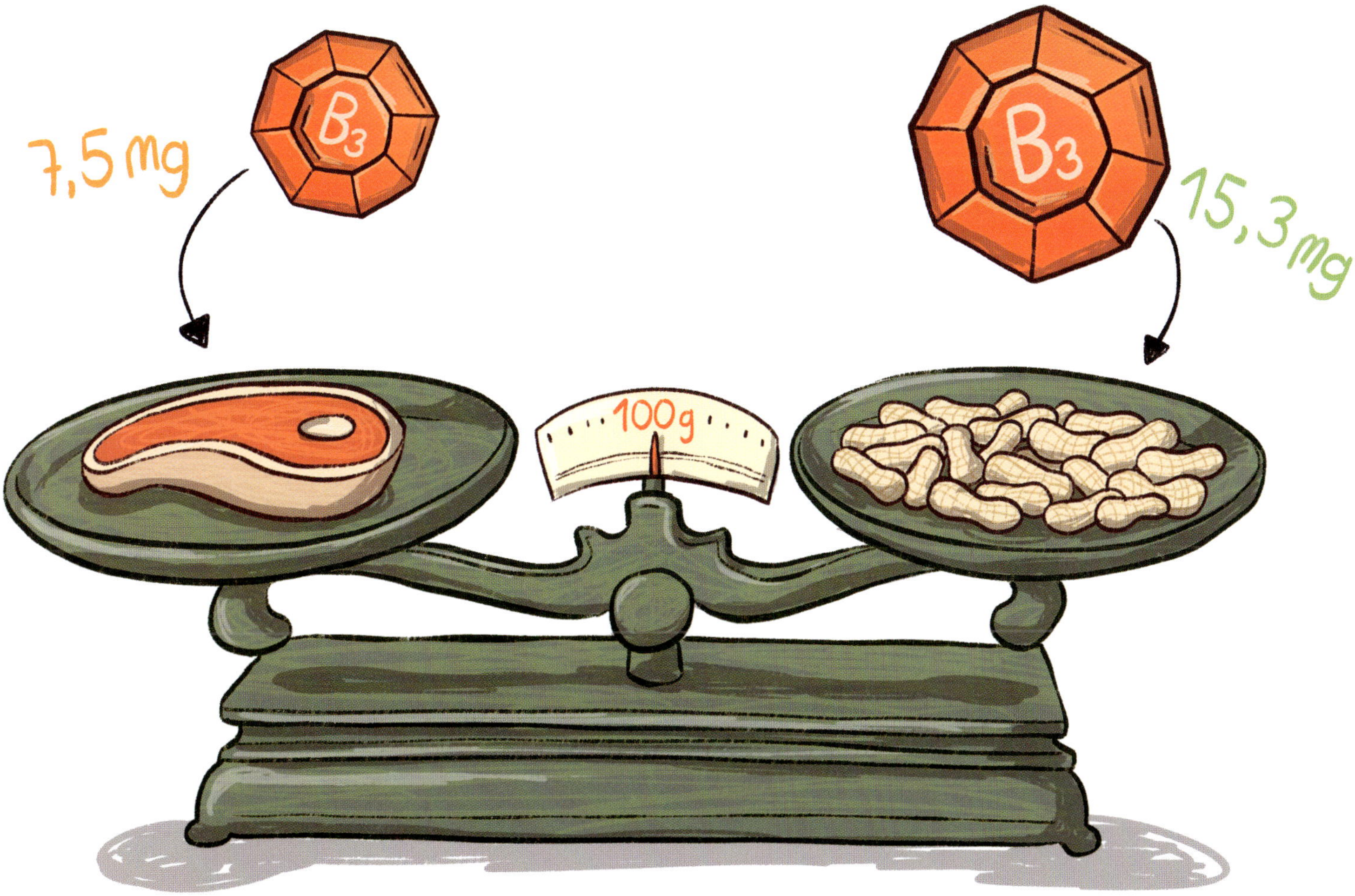

SEKUNDÄRE PFLANZENSTOFFE

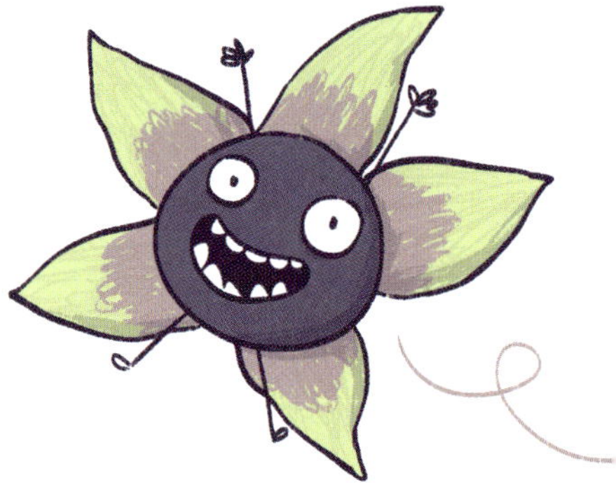

„Gesunde Gifte"

Pflanzen zu essen hat einen weiteren Vorteil: Sie enthalten sogenannte **sekundäre Pflanzenstoffe**. Die bekanntesten sind Koffein und Nikotin. Für beide Stoffe werden extra Pflanzen angebaut, die diese in winzigen Mengen enthalten.

Die meisten der sekundären Pflanzenstoffe werden von den Pflanzen produziert, damit Fressfeinde, wie beispielsweise Rehe, nicht an ihnen knabbern. Daher schmecken die Stoffe oft recht bitter (mehr dazu im Kapitel *Vom guten Geschmack*). Grundsätzlich sind die Pflanzen aber essbar.

Manchmal können kleine Mengen Gift ohne Probleme gegessen werden. Die Wirkung tritt zwar ein, aber eben nicht so stark, dass es für uns gefährlich wird. Ein gutes Beispiel ist das Gift der Tollkirsche. Es wird Atropin genannt. Ich habe während meines Studiums im Krankenhaus gearbeitet und mehrfach erlebt, wie Atropin Menschen das Leben gerettet hat.

Isst man mehrere der durchaus lecker aussehenden Tollkirschen, beginnt das Herz wie verrückt zu schlagen und das kann lebensbedrohlich werden. In angemessener Dosis bei Herzstillstand gegeben, kann es aber Leben retten. Denn das Herz bekommt vom Atropin das Signal zu schlagen.

Die Tollkirsche ist nicht die einzige Pflanze, deren sekundärer Pflanzenstoff für uns nützlich ist. Es wurden bisher fast hunderttausend gefunden. Forscher auf der ganzen Welt tüfteln darüber, wie wir sie in Medikamenten nutzen könnten.

Doch nicht nur das: Es gibt auch sekundäre Pflanzenstoffe, die uns gesünder machen,

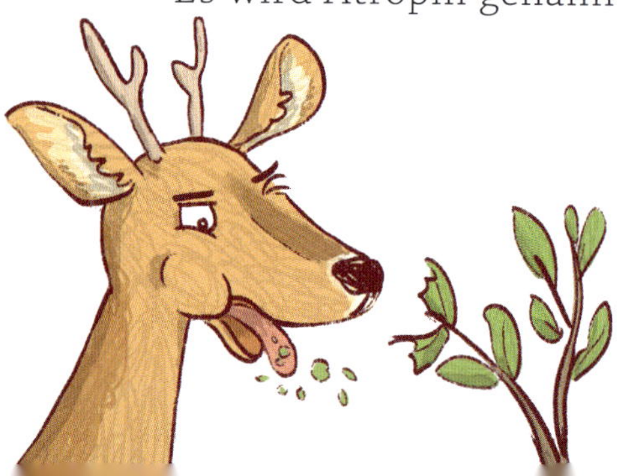

beispielsweise Polyphenole. Sie mildern unter anderem Entzündungsreaktionen unseres Körpers ab. Das ist extrem wichtig, wenn unser **Immunsystem** über sein Ziel hinausschießt, also überreagiert. Ein unbemerkt entzündeter Zahn kann zu so einer Überreaktion führen. Wir müssen deshalb nicht unbedingt Schmerzen verspüren, fühlen uns aber matt, schlecht und krank. Weil wir keine Schmerzen haben, denken wir, alles sei okay. Doch tatsächlich kämpft unser Körper mit einer Entzündung. Polyphenole können ihn dabei unterstützen. Sie wirken übrigens auch antibakteriell, behindern also die Vermehrung von Bakterien, und schützen das Herz.

Diese sekundären Pflanzenstoffe stecken zum Beispiel im Olivenöl. Viele Forscher gehen davon aus, dass die olivenölreiche Ernährung im Mittelmeerraum eine Ursache dafür ist, dass die Menschen dort im Durchschnitt länger leben.

INFOKASTEN

Schokolade als Medikament

Polyphenole kannst du sogar schmecken: Ein gutes kalt gepresstes Olivenöl (nativ extra) schmeckt bitter und pfeffrig.

Polyphenole stecken auch im Kakao. Bis Anfang des 20. Jahrhunderts wurde in Apotheken sogenannte Gesundheitsschokolade verkauft. Sie enthielt beispielsweise Eisenfeilspäne gegen Blutarmut, Irisch Moos bei Halsbeschwerden oder Quecksilber gegen Geschlechtskrankheiten.

Heute ist die Kakaobohne für Forscher eine wahre Schatzkiste: Rund 20.000 verschiedene Stoffe stecken in ihr, nur etwa 600 sind bisher identifiziert. Anders als die Mineralstoffe und Vitamine sind die sekundären Pflanzenstoffe aber nicht essenziell, wir brauchen sie nicht unbedingt zum Überleben. Dennoch haben sie positiven Einfluss auf unsere Gesundheit.

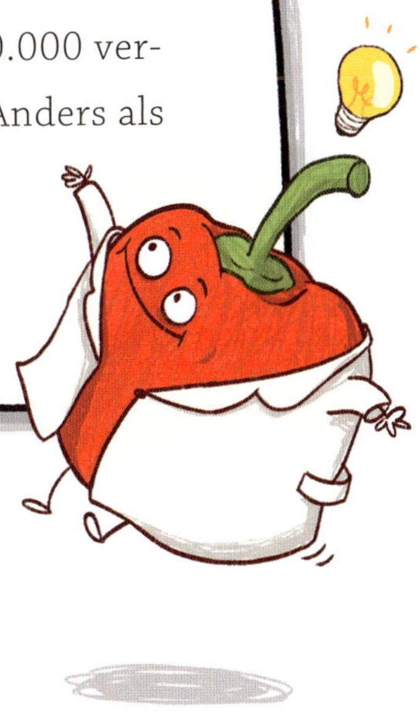

GESUNDES UND UNGESUNDES ESSEN

Gibt es so etwas überhaupt?

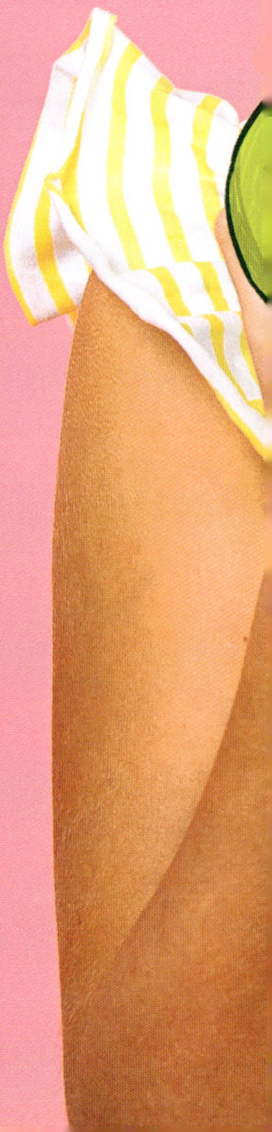

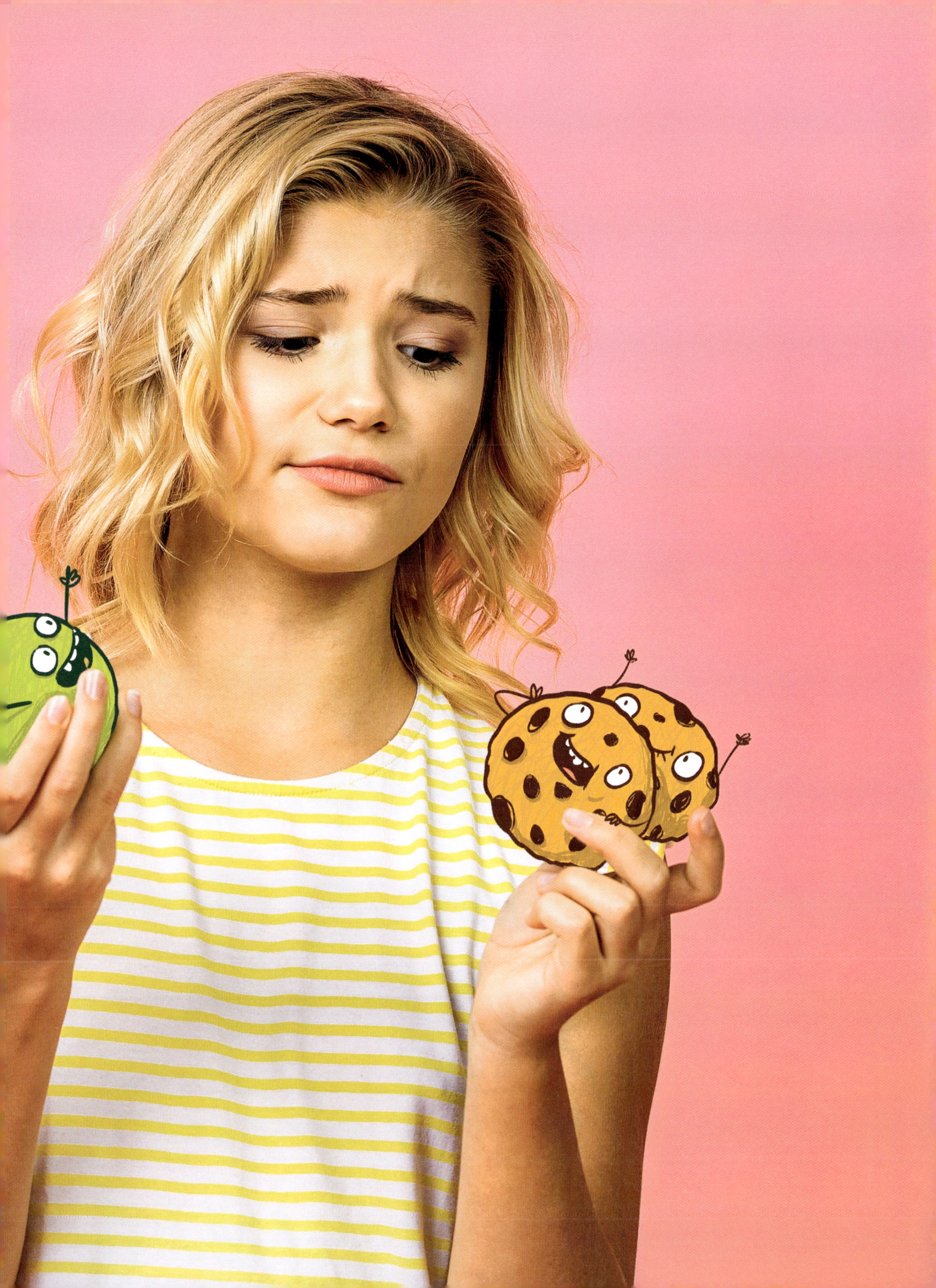

WASSER

Auch lebensnotwendig

Normalerweise sind wir bemüht, Nahrungsmittel so frisch wie möglich zu verzehren. Es gibt allerdings ein Nahrungsmittel, das ist älter als die Erde und trotzdem noch gut. Und das ganz ohne Konservierungsstoffe (siehe Kapitel ***Lecker, cremig, bunt und haltbar***)! Von ihm nehmen wir genauso viel auf wie von allen anderen Nahrungsmitteln zusammen. Mehr noch, wir bestehen zu über 70 % aus diesem Stoff! Wir können Wochen, theoretisch sogar Monate ohne Essen überleben, aber dieser Stoff ist für alle Lebewesen auf unserem Planeten lebenswichtig: Wasser. In ihm ist das Leben entstanden.

Bei meinem Gewicht müsste ich täglich 1,5 Liter Wasser trinken, denn wir scheiden Wasser über unseren Urin aus oder es verdunstet über unsere Haut- und Lungenoberfläche. Insgesamt verliere ich 2,3 Liter pro Tag. Aber wie kann das sein, 1,5 Liter rein und 2,3 Liter raus? Müsste ich nicht nach ein paar Tagen staubtrocken sein? Woher kommen die fehlenden 800 Milliliter? Die Antwort findest du im Infokasten rechts.

Hast du dich schon mal gefragt, wie das Wasser überhaupt in dich hineinkommt? Klar, du trinkst es. Doch wie kommt es aus deinem Bauch in den Rest deines Körpers?

Hier die Auflösung des Rätsels: Der Dünndarm ist ein perfekter Wassersauger. Etwa 5 Liter saugt er täglich bei einem Erwachsenen aus dem Nahrungsbrei heraus und gibt das Wasser ins Blut ab.

Aber wie kann der Dünndarm etwa 5 Liter saugen, wenn man nur etwa 2 Liter durch Nahrung und Getränke aufnimmt und auch nur ca. 1 Liter Speichel pro Tag produziert? Ganz schön verhext.

Hier kommt der Magen ins Spiel: Um Nahrung aufzulösen, zieht er Wasser aus dem Körper heraus und pumpt es in sich hinein. Das passiert übrigens, egal ob du zusätzlich etwas trinkst oder nicht. Die Empfehlung, zum Essen nichts zu trinken, weil das die Magensäfte verdünnt und zu Verdauungsproblemen führt, ist also falsch. Denn dein Magen verdünnt deine Nahrung so oder so.

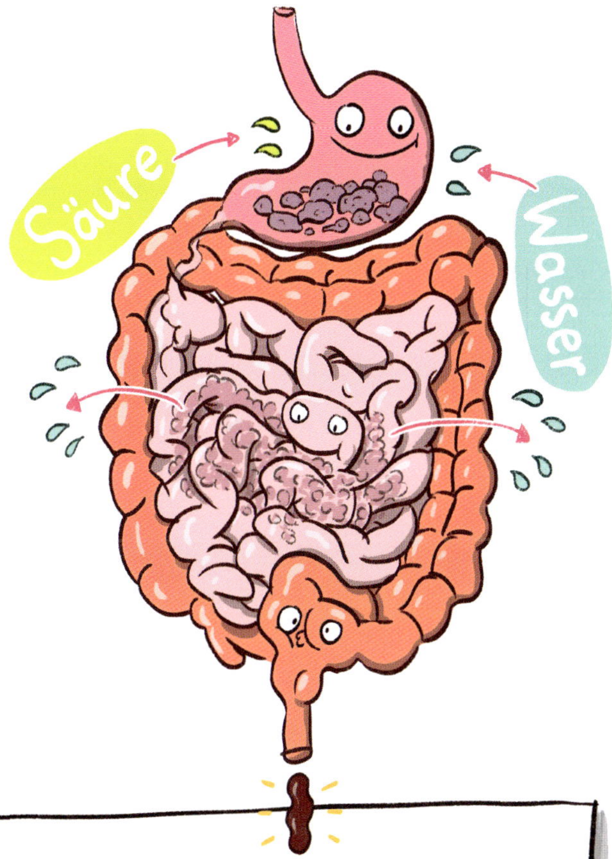

Zum Schluss eine Bitte von mir: Hilf deinem Körper beim **Stoffwechsel** und vergiss nicht zu trinken. Besonders, wenn du Durst hast!

INFOKASTEN

Wir nehmen Wasser auch über unsere Nahrung auf. Ein Apfel besteht beispielsweise zu ⅔ aus Wasser. Aber wir können Wasser sogar selbst produzieren! Man nennt das Stoffwechselwasser. Immer wenn Fette oder Kohlenhydrate verbrennen, entsteht Kohlendioxid. Damit werden alle **Kohlenstoffatome**, die du in deinen Zellen verbrannt hast, als Gas wieder abgeatmet. Die ganzen Kohlenwasserstoffe enthalten aber, wie der Name schon sagt, auch Wasserstoff. Auch der wird oxidiert und dabei entsteht gemeinsam mit Sauerstoff: Wasser! Wasser, das du in deinem Körper gut gebrauchen kannst. Einige Wüstentiere trinken überhaupt kein Wasser, sie machen es ebenfalls selbst. Es entsteht über ihren Stoffwechsel.

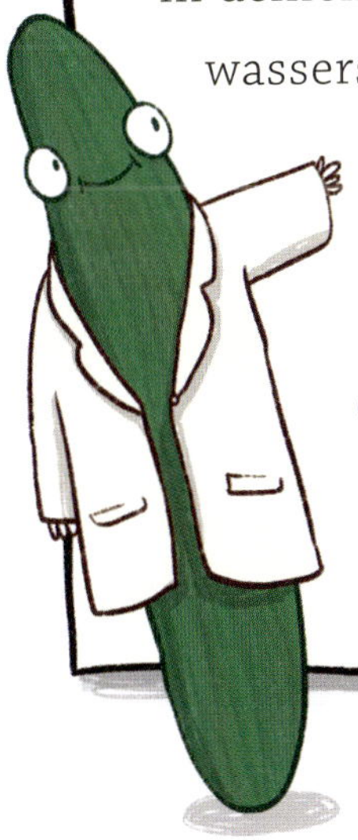

EINE ORIENTIERUNG

Etwas Kompliziertes einfach gemacht

DIE ERNÄHRUNGSPYRAMIDE

Die klassische Ernährungspyramide ist eigentlich gar nicht so schlecht. Sie gibt einen guten Überblick über die Dinge, von denen wir viel essen dürfen oder die wir besser nur selten essen sollten. Ich habe aber ein Problem mit ihr: Sie ist mir einfach zu unwissenschaftlich. Sie ist einprägsam und auch verhältnismäßig richtig, aber sie ist geschätzt und manchmal sogar irreführend. So wird beispielsweise nicht zwischen Vollwertprodukten und anderen unterschieden. Doch du weißt ja inzwischen, wie wichtig das ist.

Was mich wirklich überzeugt hat, ist ein Mammutprojekt von zwei französischen Wissenschaftlern: Sie hatten sich vorgenommen, alle wissenschaftlichen Studien zwischen 1950 und 2013 zum Thema Ernährung zusammenzufassen. So etwas ist praktisch unmöglich, denn man bräuchte schätzungsweise mehrere Menschenleben, um allein die Texte zu lesen. Also haben sie sich eines Tricks bedient.

Der geht so: Glaubt ein Forscher, alle Informationen seines Fachgebiets zu kennen, dann schreibt er einen sogenannten Übersichtsartikel. In ihm sind alle Erkenntnisse zusammengefasst. Das bringt nicht nur wissenschaftlichen Ruhm, sondern ist auch eine große Hilfe für junge Forscher, die sich in das Thema erst einarbeiten. Für mich als Journalistin sind solche Artikel eine Goldgrube. Anthony Fardet und Yves Boirie kamen nun auf die Idee, eine Zusammenfassung aller Übersichtsartikel zu erstellen – aus 60 Jahren Ernährungsforschung, eine Riesenarbeit! Diese Veröffentlichung begeistert mich so, dass ich sie dir vorstellen muss.

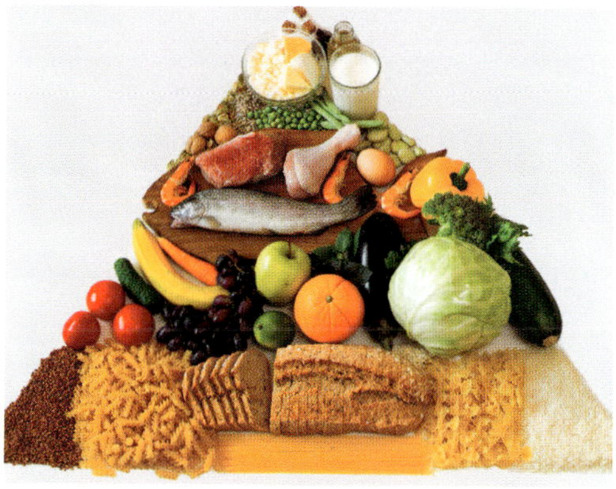

Zunächst einmal haben die Forscher 16 Gruppen von Nahrungsmitteln gebildet. Diese Gruppen stellen im Großen und Ganzen alles dar, was wir essen. Es geht also nicht darum, ein bestimmtes Lebensmittel genauer zu beschreiben, sondern eine Gruppe von Lebensmitteln, zum Beispiel Fisch, in ihrem allgemeinen Wert für die Ernährung und die Gesundheit einzuschätzen.

Nun sind im Laufe der Zeit all diese Gruppen detailliert erforscht worden. Mal kamen Forscher zu dem Schluss, dass eine Gruppe für unsere Gesundheit förderlich ist, und mal gewannen andere den Eindruck, dass gerade diese Gruppe eher schädlich für uns ist. Natürlich gab es auch Forscher, die bei der gleichen Gruppe herausfanden, dass sie überhaupt keinen Einfluss auf unsere Gesundheit hat.

Beim Thema Ernährung darf man sich also nie auf *eine* Studie verlassen. Wartet man nur lange genug, dann gibt es mit Sicherheit einen Forscher, der genau das Gegenteil beweist. Nach nunmehr über 60 Jahren ist aber eine gewisse Tendenz erkennbar und die siehst du auf den nächsten beiden Seiten.

Ich habe die 16 Gruppen in der Mitte getrennt und für dich sortiert. Auf der linken Seite siehst du die Lebensmittel mit dem größten positiven Einfluss auf unsere Gesundheit. Auf der rechten Seite stehen die mit dem größten negativen Einfluss auf unsere Gesundheit.

Nehmen wir Fisch als Beispiel: 45 % aller Veröffentlichungen zum Thema Fisch kommen zu dem Schluss, dass Fisch positiven Einfluss auf unsere Gesundheit hat. Es gibt aber keine Studie, die einen negativen Einfluss belegt. In 55 % aller Studien gilt Fisch als neutral, hat also weder eine positive noch eine negative Wirkung.

Bei Geflügel kommen 20 % aller Untersuchungen zu dem Schluss, dass es nachteilig auf die Gesundheit wirkt. 80 % aller Untersuchungen haben aber überhaupt keinen Effekt gefunden.

Bei rotem und verarbeitetem Fleisch, also bei Steak, Gulasch, Schnitzel, Schinken, Salami, Teewurst usw., kommen 57 % aller Studien zu dem Schluss, dass solche Lebensmittel einen negativen Einfluss auf unsere Gesundheit haben. Nur 3 % der Studien finden eine positive Wirkung. Keine Wirkung auf unsere Gesundheit fanden 40 % der Studien.

Weil die meisten Studien rotes Fleisch und seine Produkte als negativ ein-

Du bist jetzt auf der vermutlich wichtigsten Doppelseite dieses Buches.

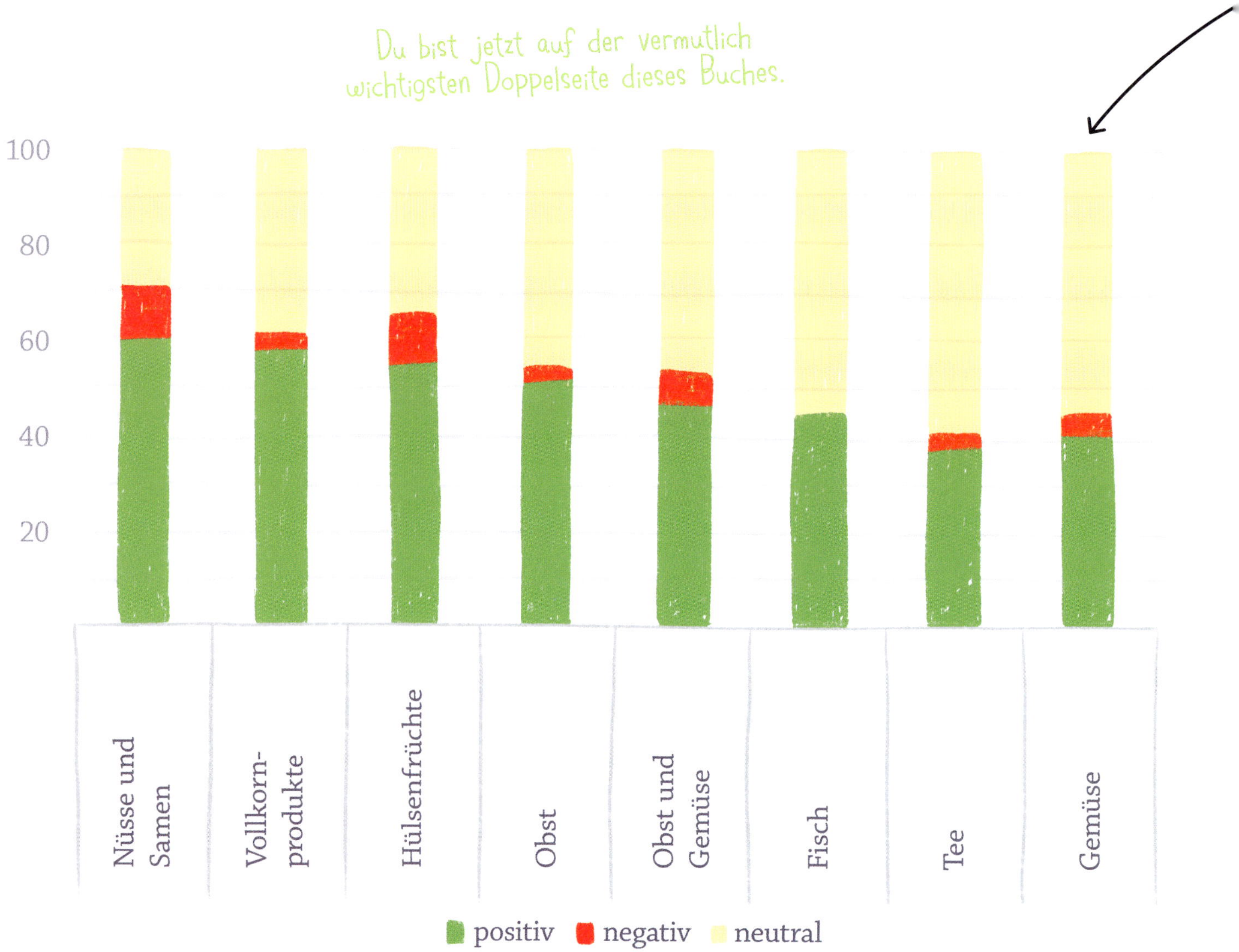

schätzen, empfiehlt die **Weltgesundheits-organisation** (WHO), wie du ja bereits weißt, dass ein Erwachsener am besten nicht mehr als 300 g pro Woche essen sollte.

Nicht dass wir uns missverstehen: All diese Lebensmittel sind essbar. Doch die vier Nahrungsmittel ganz rechts auf der rechten Seite solltest du in Maßen genießen.

Auf die Nahrungsmittel der linken Seite können wir uns dagegen mit Herzenslust stürzen.

Angegeben ist der Prozentsatz der Untersuchungen, die (grün) einen positiven Einfluss bzw. (rot) einen negativen Einfluss auf die Gesundheit festgestellt haben. Der gelbe Teil steht für Untersuchungen, die weder einen positiven noch einen negativen Einfluss gefunden haben.

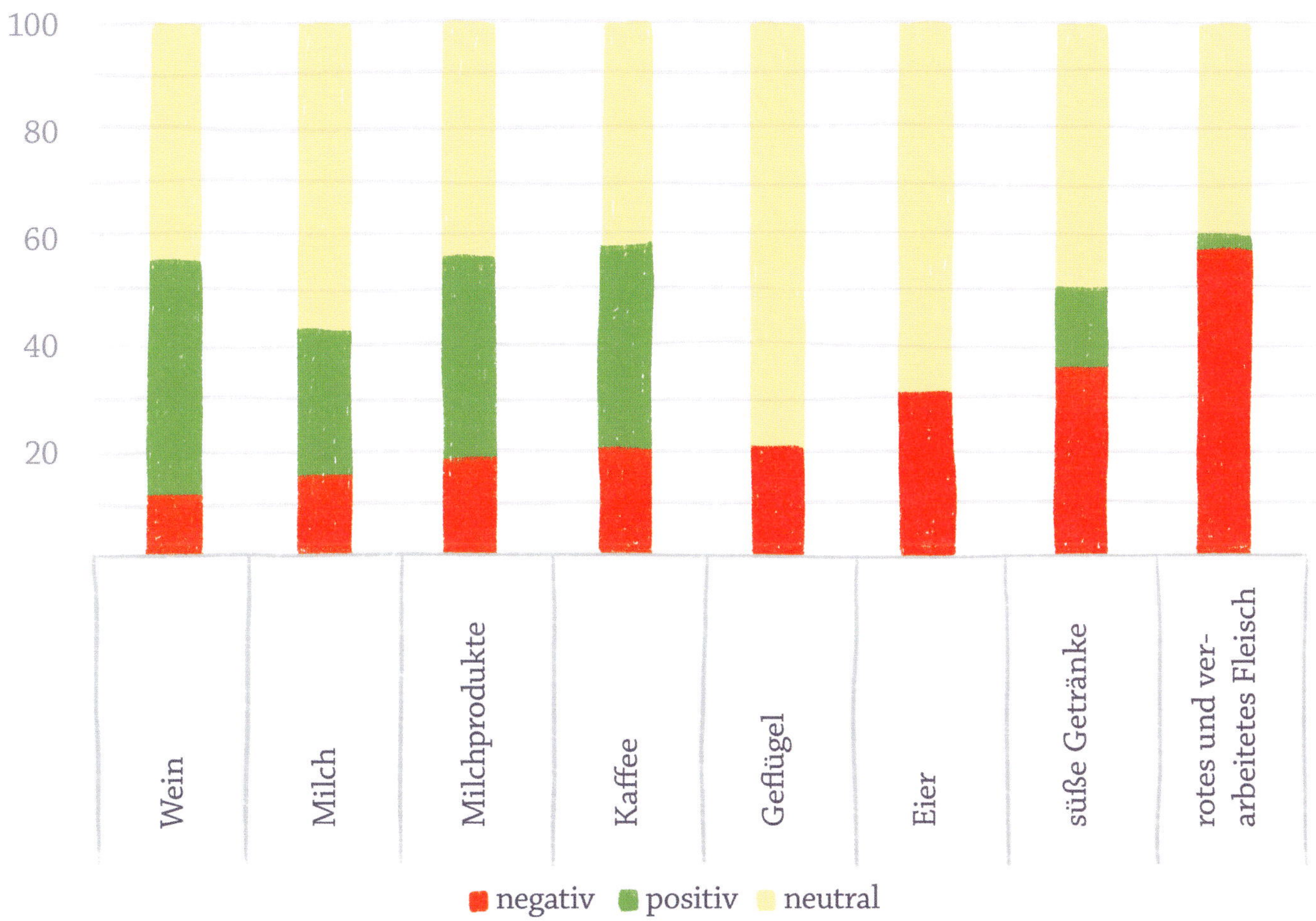

LEBENSMITTELAMPELSYSTEM NUTRI-SCORE

Zunächst das Wichtigste: Wenn du das Buch bis hierher gelesen hast, dann brauchst du keine Lebensmittelampel mehr. Denn du kennst dich mit Ernährung schon prima aus und weißt, worauf es dabei ankommt.

Wenn ich bis hierher meinen Job gut gemacht habe, dann ist dein Interesse, Fertigessen zu kaufen, vermutlich relativ gering. Manchmal passiert es natürlich trotzdem, dass wir aus Zeitmangel oder aus Appetit zu Fertigmüsli, Pizza oder Schokoriegeln greifen. In diesem Moment hilft die Lebensmittelampel Nutri-Score, die es seit November 2020 gibt. Mit ihr lassen sich Lebensmittel innerhalb einer Produktgruppe vergleichen, also beispielsweise Tiefkühlpizzen oder Fruchtjoghurts.

Doch auch wenn du dich jeden Tag für eine Fertigpizza im grünen Bereich entscheidest, heißt das noch lange nicht, dass du dich gesund ernährst. Im Gegenteil, dann ernährst du dich ballaststoffarm und nimmst viele sinnlose und manchmal sogar gefährliche Zusatzstoffe zu dir.

Der Vorteil: In deiner Pizza ist weniger Salz, Fett und Zucker als in anderen. Das ist schon mal etwas, denn der verschwenderische Umgang mit diesen drei Nahrungsbestandteilen ist nicht förderlich für deine Gesundheit. Salz, Fett und Zucker sorgen lediglich dafür, dass minderwertige Zutaten lecker werden. Dazu mehr im Kapitel ***Fake Food***. Fakt ist: Die Industrie packt gern reichlich davon in ihre Produkte.

Die Lebensmittelindustrie hat Angst davor, dass ihre minderwertigen Produkte rot gekennzeichnet sind. Deshalb hat sie sich jahrzehntelang mit allen möglichen Mitteln gegen die Einführung der Ampel gewehrt. Mit Erfolg: Die Ampel ist nun freiwillig. Wer will, macht sie drauf, und wer nicht, lässt es bleiben. Ich bin sehr gespannt, ob ich jemals ein Produkt, das rot gekennzeichnet ist, im Regal unseres Supermarktes finden werde. Wir haben für unsere Familie beschlossen, dass wir (wenn überhaupt) nur zu Produkten greifen, die grün gekennzeichnet sind, und davon ausgehen, dass die anderen rot wären.

Ein weiteres Problem mit der Ampel ist die Tatsache, dass Zusatzstoffe nicht berücksichtigt werden: Eine Cola light ist plötzlich nicht mehr rot, weil Zucker durch Süßungsmittel ersetzt wurde. Doch Süßungsmittel sind alles andere als gesund, wie du noch lesen wirst. Wenn plötzlich ein Erdbeerjoghurt grün wird, ist das kein Zeichen dafür, dass der Joghurt jemals eine Erdbeere gesehen hat. Es bedeutet lediglich, dass ein höherer Proteinwert positiv dem Zucker gegenübergestellt wird. Rein rechnerisch ergibt sich dann ein Hellgrün.

Dennoch, ein bisschen Orientierung gibt die Ampel. Und für Menschen, die sich sonst überhaupt keine Gedanken über die Inhaltsstoffe ihres Essens machen, ist sie eine kleine Hilfe.

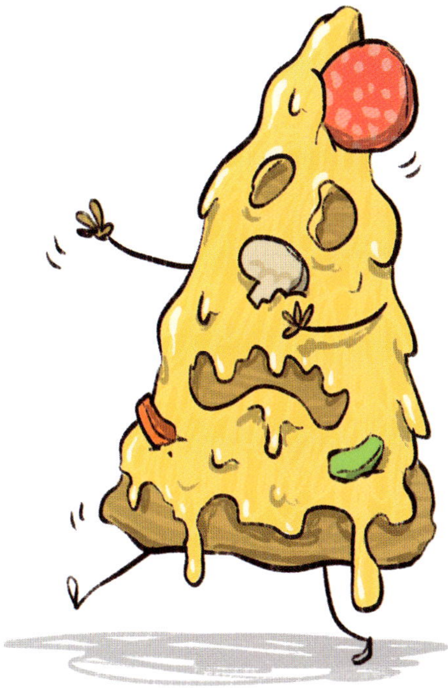

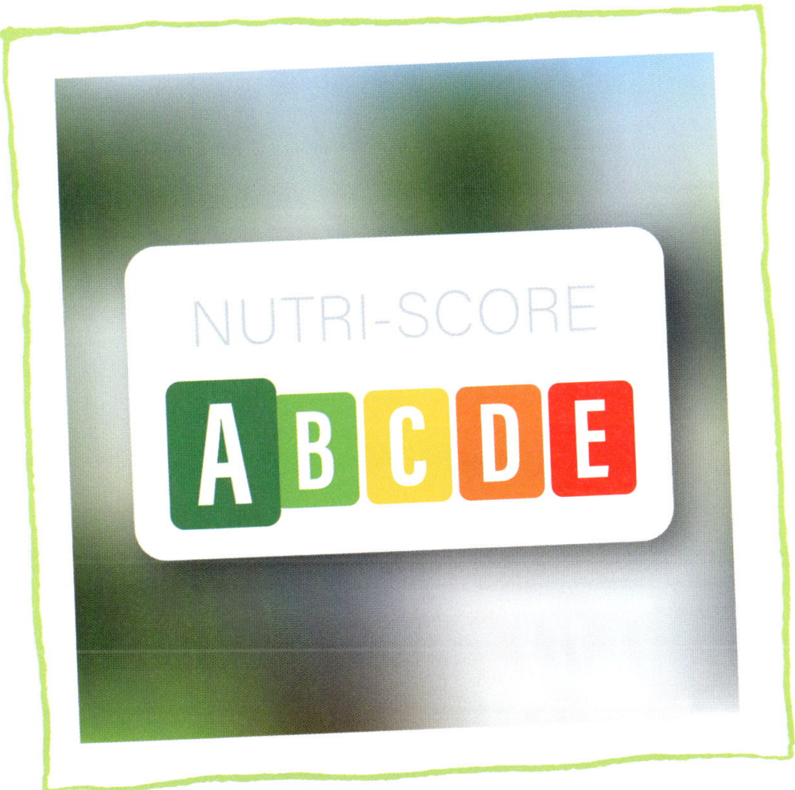

Der freiwillige Nutri-Score gibt ein wenig Orientierung, aber kaum eine Firma druckt freiwillig eine rote Markierung auf.

VEGETARISCHE UND VEGANE ERNÄHRUNG

Keine leichte Sache

Mehr und mehr Menschen ernähren sich vegetarisch oder vegan. Doch was ist das eigentlich?

Veganer verzichten vollständig auf tierische Produkte, d. h., sie essen kein Fleisch, keine Wurst, keine Eier, keine Milchprodukte wie Joghurt und Käse, keinen Fisch und sie trinken keine Milch. Manche verzichten auch auf Honig. Der ist zwar pflanzlich, wurde den Bienen aber im Austausch für billiges Zuckerwasser weggenommen. Viele Veganer verzichten auch auf Kleidung oder Schuhe aus tierischen Produkten.

Die Veganer, die ich kenne, haben sich für diese Lebensführung entschieden, weil sie nicht dafür verantwortlich sein wollen, dass Tiere gequält oder ausgebeutet werden. Moralisch ist diese Entscheidung absolut nicht zu kritisieren, doch unter diesen Bedingungen eine gesunde Ernährung zu realisieren, ist eine Herausforderung. Sie ist zu bewältigen, aber dazu muss man sich wirklich sehr mit dem Thema Essen beschäftigen. Besonders problematisch wird es bei der Ernährung von Kindern. Hier dürfen die Eltern absolut keine Fehler machen und sollten auch von einem Arzt regelmäßig prüfen lassen, ob es nicht in irgendeiner Form zu einer Mangelernährung kommt. Das Risiko dafür ist wirklich sehr hoch.

Bei der vegetarischen Ernährung wird auf Fleisch und Fisch verzichtet, Eier, Milch und Milchprodukte werden jedoch gegessen. Diese Ernährungsform kann auch moralisch begründet sein, wird aber oft aus rein gesundheitlichen Gründen gewählt. In den Abbildungen auf Seite 116 und 117 wurde bereits deutlich: Über 60 Jahre

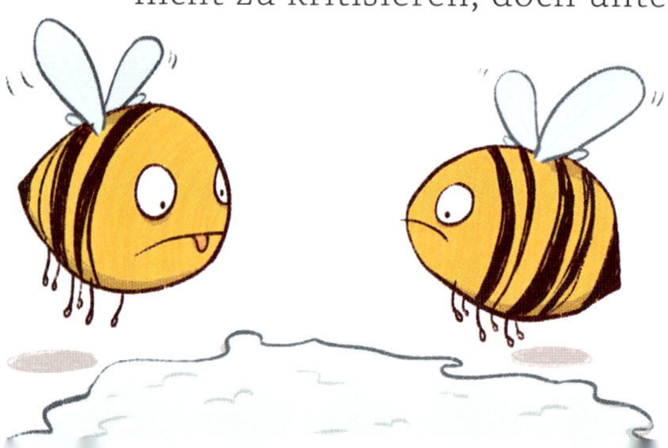

Ernährungsforschung zeigen, dass vegetarische Ernährung im Großen und Ganzen sehr gesund ist. Vieles, was du in diesem Buch bereits erfahren hast, wird bei der vegetarischen Ernährung ganz automatisch berücksichtigt. Folgt man den wissenschaftlichen Erkenntnissen, dann könnten auch Eier ohne Probleme aus dem Speiseplan von Vegetariern gestrichen werden. Denn sie haben keine nachweislich positiven Effekte auf unsere Gesundheit.

Milch und Milchprodukte sind ein Sonderfall. Die vier linken Nahrungsmittel auf Seite 117 sind für mich eine ziemliche Überraschung gewesen. Wein und Kaffee liegen hier gleichauf mit Milch und Milchprodukten. Aber Achtung, liebe Erwachsene: Wein hat nur positive Auswirkungen, wenn man nicht mehr als ein kleines Glas pro Tag trinkt. Die Leber muss nämlich dazu in der Lage sein, den Alkohol zu **neutralisieren**. Denn er gehört nicht zu den guten Sachen im Wein!

Die in der Studie präsentierten Daten beziehen sich ausschließlich auf Erwachsene und nicht auf Kinder! Vermutlich sind Milch und Milchprodukte für Kinder besser geeignet als für Erwachsene. Um das zu verstehen, muss ich ein bisschen ausholen.

Grundsätzlich ist Milch Babynahrung für Säugetiere. Sobald Säugetiere, und dazu gehören natürlich auch wir Menschen, nicht mehr an der Mutterbrust nuckeln, stellt sich der Körper um. Er braucht die **Enzyme** nicht mehr, die dafür verantwortlich sind, Milch zu verdauen, und ihre Produktion wird **genetisch** abgeschaltet. Infolgedessen entsteht eine Milchzuckerunverträglichkeit (siehe Infokasten auf S. 122). Deswegen sollte man auch ausgewachsenen Katzen keine Milch zu trinken geben. Sie können den Milchzucker nicht mehr verdauen, bekommen Bauchschmerzen oder sogar Durchfall davon.

Vor ungefähr 10.000 Jahren, nachdem wir die großen eiszeitlichen Säugetiere fast alle aufgegessen hatten, begannen unsere Vorfahren mit der Landwirtschaft. Sie bauten nicht nur Pflanzen an, sondern hielten auch Tiere. Deren Haltung wurde Teil unserer Kultur.

Anfangs hielten wir die Tiere vermutlich nur, um sie irgendwann zu schlachten, ihr

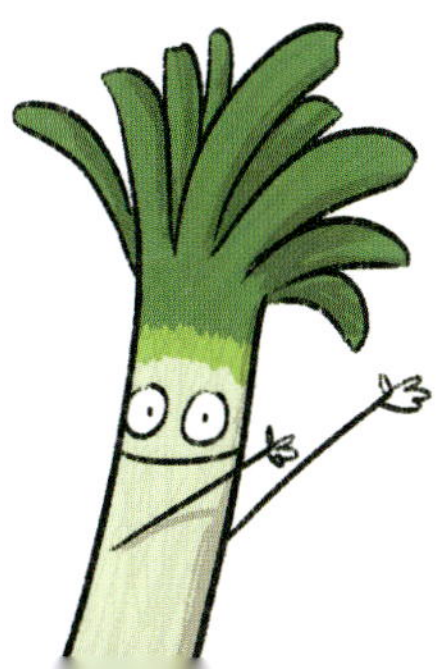

Fleisch zu essen und um aus ihrer Haut Kleidung zu machen. Als im Winter das Essen für die Menschen knapp wurde, begannen sie, vermutlich aus der Not heraus, die Milch ihrer Tiere zu trinken. Denn viele Säugetiere bekommen ihre Jungen im Frühjahr, sodass diese im Sommer, wenn es wieder Essen gibt, groß genug sind, um sich selbst zu ernähren. Bis dahin produzieren die Mütter Milch und säugen ihre Jungtiere damit.

Die meisten Menschen haben die Milch sicher nicht gut vertragen, aber die Menschen, die gut damit klarkamen, waren im Vorteil: Sie überstanden den Winter besser. Auch ihre Nachkommen vertrugen Milch, und so gilt die Laktosetoleranz, also die Fähigkeit, Milch trinken zu können, ohne Bauchschmerzen zu bekommen, als ein Beispiel dafür, dass Kultur die **Evolution** beeinflussen kann.

Interessant ist, dass nur Menschen in Europa und im Norden Asiens Laktose gut vertragen. Die meisten Menschen in Südostasien, Afrika und Südamerika haben nach wie vor eine Milchzuckerunverträglichkeit. Der Grund: Milch spielte in ihrer Ernährung nie eine große Rolle, denn sie hatten genügend anderes Essen.

INFOKASTEN

Als Milchzuckerunverträglichkeit bezeichnet man die Unverträglichkeit von Laktose, also des Zuckers in der Milch. Der ist ein Zweifachzucker, d. h., er besteht nicht wie unser Haushaltszucker aus **Glukose** und **Fruktose**, sondern aus Glukose und **Galaktose**. Die Enzyme, welche die Galaktose abbauen, werden bei Säugetieren, wenn sie nicht mehr von der Mutter gesäugt werden, genetisch abgeschaltet. Dadurch entsteht die Unverträglichkeit, die zu Bauchschmerzen und Durchfall führen kann. Man bezeichnet das auch als Laktoseintoleranz.

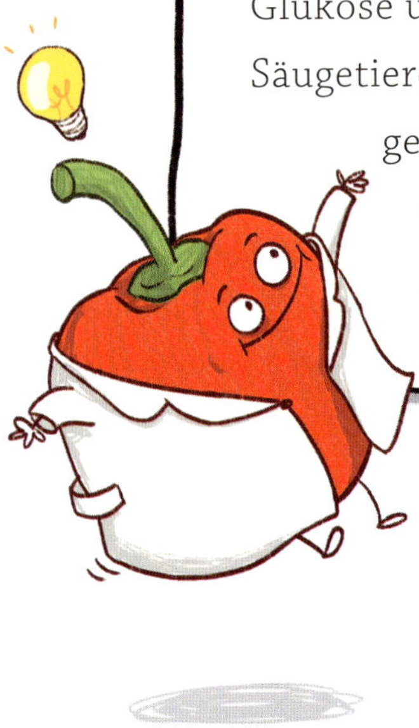

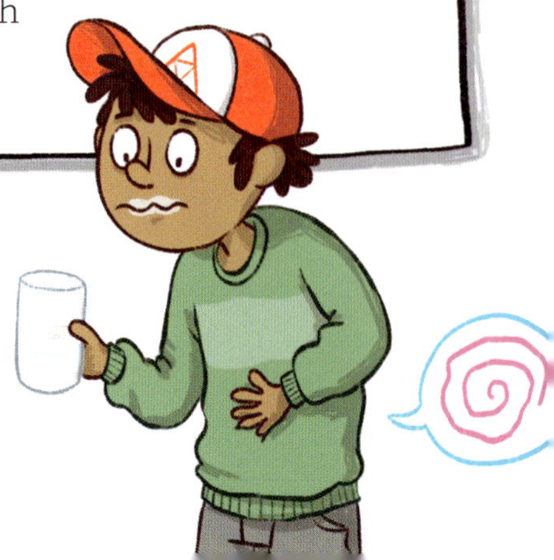

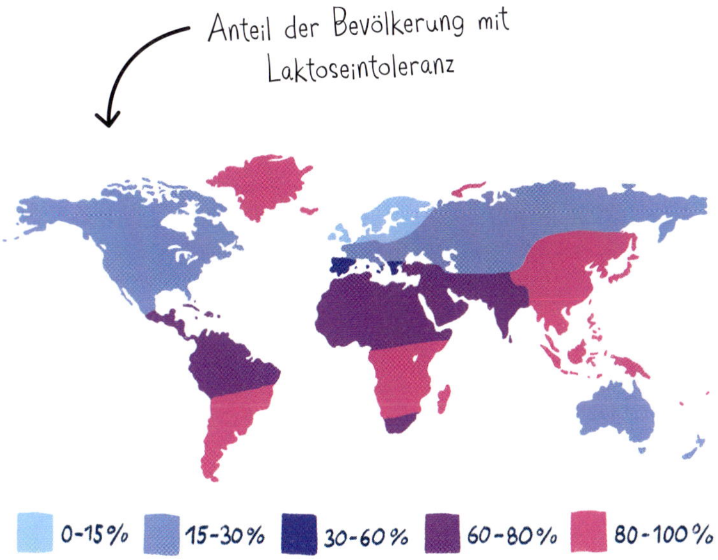

Joghurt, Käse, Quark, Kefir, Buttermilch usw. sind Milcherzeugnisse. Diese Milchprodukte werden oft besser bewertet als die Milch selbst. Das liegt nicht zuletzt daran, dass sich bei Joghurt und Co. die Laktose zu Milchsäure abgebaut hat. Dieser Prozess geht natürlich nicht von allein. An ihm sind **Bakterien** beteiligt. Sie wandeln die Milch in die unterschiedlichen Milchprodukte um. Viele Beobachtungen deuten darauf hin, dass diese von Bakterien vorverdaute Nahrung für uns gesünder ist.

Einige dieser Bakterien wirken, wenn wir sie lebend essen, auch in uns weiter und werden Teil unseres **Mikrobioms**.

Wir wohnen an einem Waldrand und werden immer mal wieder von einer Zecke gebissen. Leider ist es schon häufiger vorgekommen, dass einer von uns durch einen solchen Biss eine Borreliose bekommen hat. Das ist eine heimtückische Krankheit, die unbehandelt schwere Folgen haben kann.

Zum Glück kann man sie mit Antibiotika behandeln. Der Nachteil einer solchen Behandlung ist aber, dass wir nicht nur die Borrelien töten, sondern auch alle anderen Bakterien in unserem Körper, also auch unser Mikrobiom im Darm. Wie du inzwischen weißt, ist das für uns lebenswichtig.

Aus diesem Grund ermuntere ich meine Jungs nach einer Antibiotikakur, möglichst viele unterschiedliche Milcherzeugnisse und so viele Ballaststoffe wie möglich zu sich zu nehmen, damit ihr Mikrobiom wieder auf die Beine kommt.

In der Apotheke gibt es auch Aufbaukuren, die helfen sollen, das Mikrobiom schnell wiederherzustellen. Aber auch mit ihnen ist es ganz wichtig, viele Ballaststoffe zu essen!

Voraussetzung für eine neue Kolonie von Bakterien in unserem Bauch ist jedoch, dass wir lebende Bakterien essen. Ich weiß, das klingt jetzt erst einmal eklig, aber versprochen: Du merkst davon überhaupt nichts! Im Gegenteil: Lebende Bakterien können richtig lecker schmecken!

Wir lassen unsere kleinen Helfer übrigens zu Hause wachsen, im Brutkasten. Das ist ein Plastik-Thermosgefäß mit dem Namen Joghurtbereiter. Es geht aber auch ohne. Wie? Geh auf S. 125 auf Spurensuche!

Grundsätzlich sollten Vegetarier und noch viel mehr Veganer bei der Ernährung von Kindern und Jugendlichen einige wichtige Dinge berücksichtigen: So wie viele Menschen im Winter zu künstlichem Vitamin C greifen und fast alle Ärzte in der kalten Jahreszeit dazu raten, Vitamin D zu nehmen, sollten Veganer unbedingt zusätzlich Vitamin B12 zu sich nehmen. Für Vegetarier ist das nicht so wichtig, denn Vitamin B12 ist in Milch und Eiern enthalten.

B12 kommt in relevanten Mengen nur in tierischen Produkten vor. Am sinnvollsten ist vermutlich die Einnahme eines **Vitamin-B-Komplexes**. Denn die B-Vitamine arbeiten eng zusammen und funktionieren am besten, wenn sie in einem natürlich vorkommenden Verhältnis im Körper sind.

Die Aufnahme von Kalzium, Eisen, Jod, Selen und Omega-3-Fettsäuren ist bei einer ausgewogenen vegetarischen oder veganen Ernährung kein Problem. Allerdings sollte, wie schon beschrieben, eisenreiche pflanzliche Nahrung immer mit Vitamin C zu sich genommen werden.

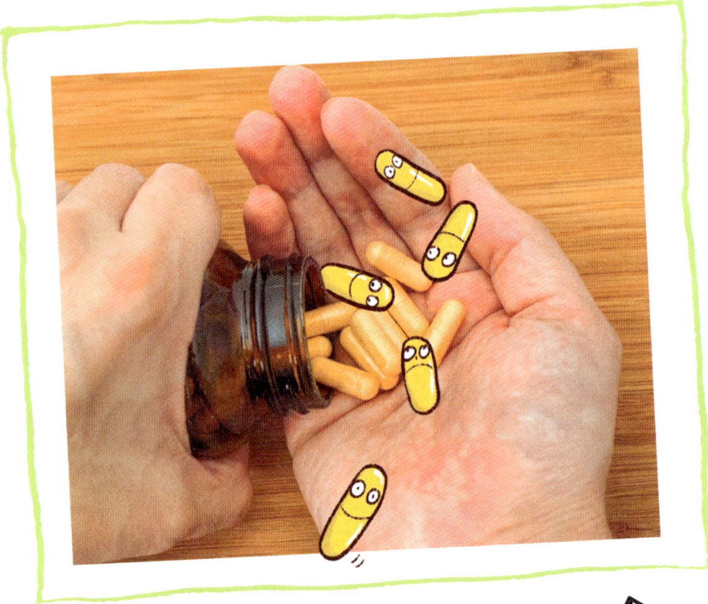

Bei veganer Ernährung darf auf künstliches Vitamin B12 nicht verzichtet werden!

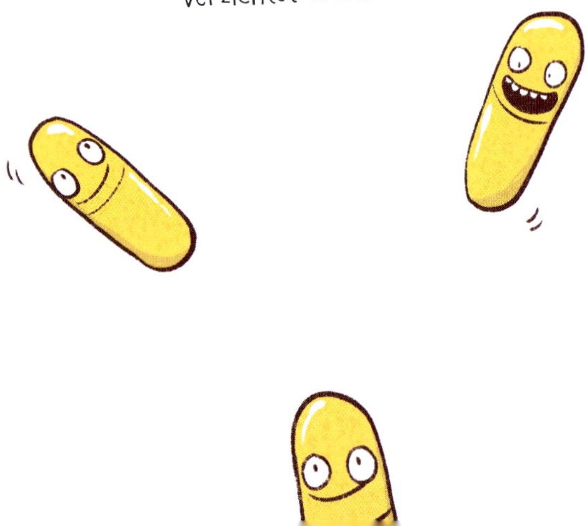

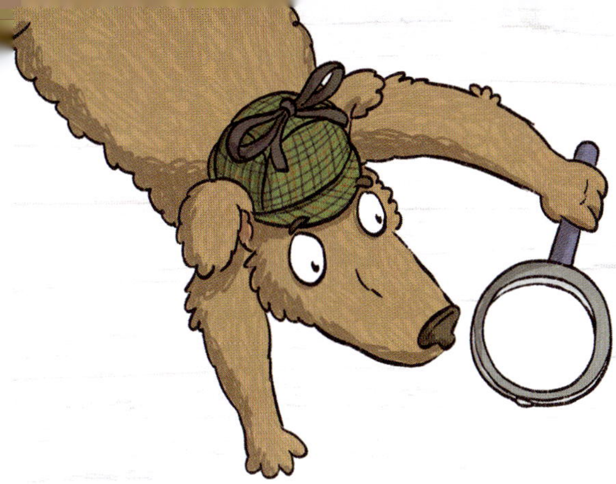

AUF SPURENSUCHE

Gieße kochendes Wasser in einen Joghurtbereiter. Dann mische frischen Bio-Naturjoghurt mit Milch (im Verhältnis 1 : 10, also ca. 100 ml Joghurt mit ca. einem Liter Milch) und stelle das Gefäß in den Joghurtbereiter hinein. In der Wärme des Wassers geschieht über Nacht ein kleines Wunder: Wenn du einen Joghurt mit lebenden Kulturen hattest, dann ist aus einem Liter Milch ein Liter Joghurt geworden.

Hat's funktioniert? Wenn nicht, dann war dein Joghurt bereits tot, d. h., es waren keine lebenden Bakterien drin. Wir haben das immer wieder beim Griechischen Joghurt festgestellt. Ohne lebende Bakterien kann natürlich nichts passieren!

Joghurt selbst machen ist kinderleicht, Joghurtbereiter funktionieren mit kochendem Wasser oder mit Strom.

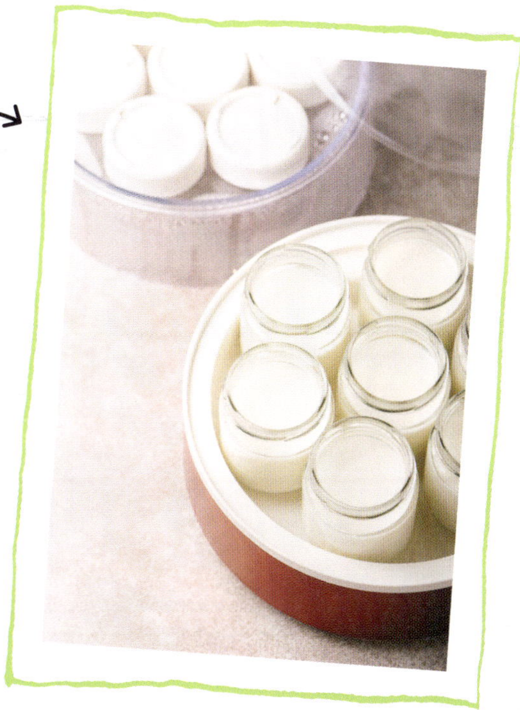

WIE MAN RICHTIG KOCHT

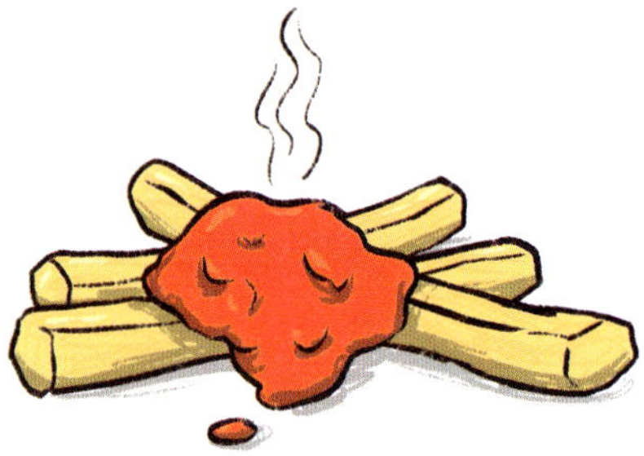

Der leckere Fluch

Pommes, Würstchen oder Brötchen: Wir lieben sie knackig und knusprig. Dann schmecken sie besonders lecker. Und sind ungesund, denn mit jedem Bissen bekommt unser Körper eine Ladung Gift.

Schauen wir uns zuerst die sogenannten PAKs (polyzyklische aromatische Kohlenwasserstoffe) und HAAs (heterozyklische aromatische Amine) an. Das sind Stoffe, die beim Braten, Backen, Grillen und Räuchern entstehen. Sie sind krebserregend und du willst sie ganz sicher nicht in deinem Essen haben. Aus diesem Grund solltest du darauf achten, nichts so stark zu erhitzen, dass sich schwarze oder gar verkohlte Stellen bilden. Ist es doch mal passiert, kratz oder schneid die Stellen auf jeden Fall ab!

PAKs und HAAs bringen dich natürlich nicht gleich um, aber sie schleichen sich in deine Darmzellen und verändern dort deine **DNA**, also dein Erbgut. Ist das passiert, kann sich die Darmzelle nicht mehr richtig vermehren. Sie entartet und es kann **Krebs** entstehen. Keine Sorge, so was passiert ständig in deinem Körper und du bist dagegen gewappnet. Deine körpereigene Abwehr geht in den allermeisten Fällen auf die entarteten Zellen los und tötet sie. Allerdings kann es irgendwann sein, dass sich zu viele ungesunde, krebserregende Substanzen angereichert haben. Dann steigt das Risiko, dass Krebs entsteht.

PAKs und HAAs stecken übrigens auch im Zigarettenrauch und in Autoabgasen.

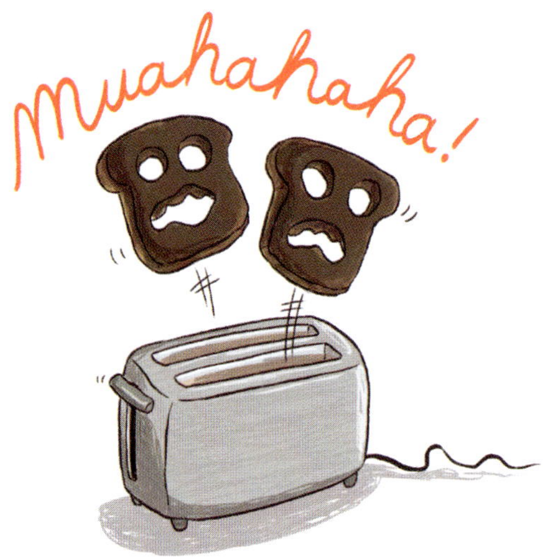

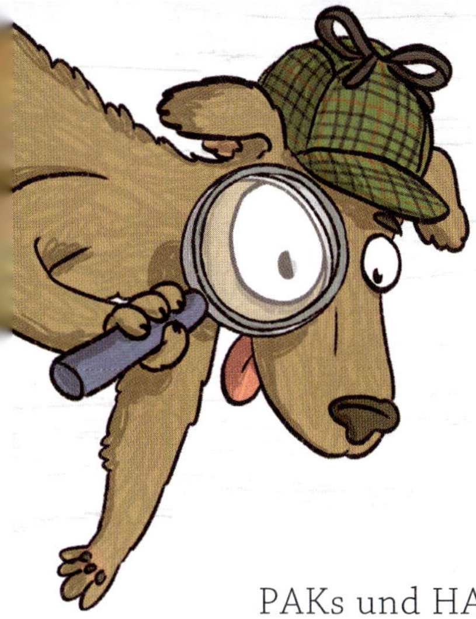

AUF SPURENSUCHE

PAKs und HAAs entstehen in größeren Konzentrationen erst ab 130 °C. Wenn du ein berührungsloses Thermometer hast, dann miss doch einfach mal, auf welche Stufe du deinen Herd stellen musst, damit die Kochplatte nicht heißer als 130 °C wird.

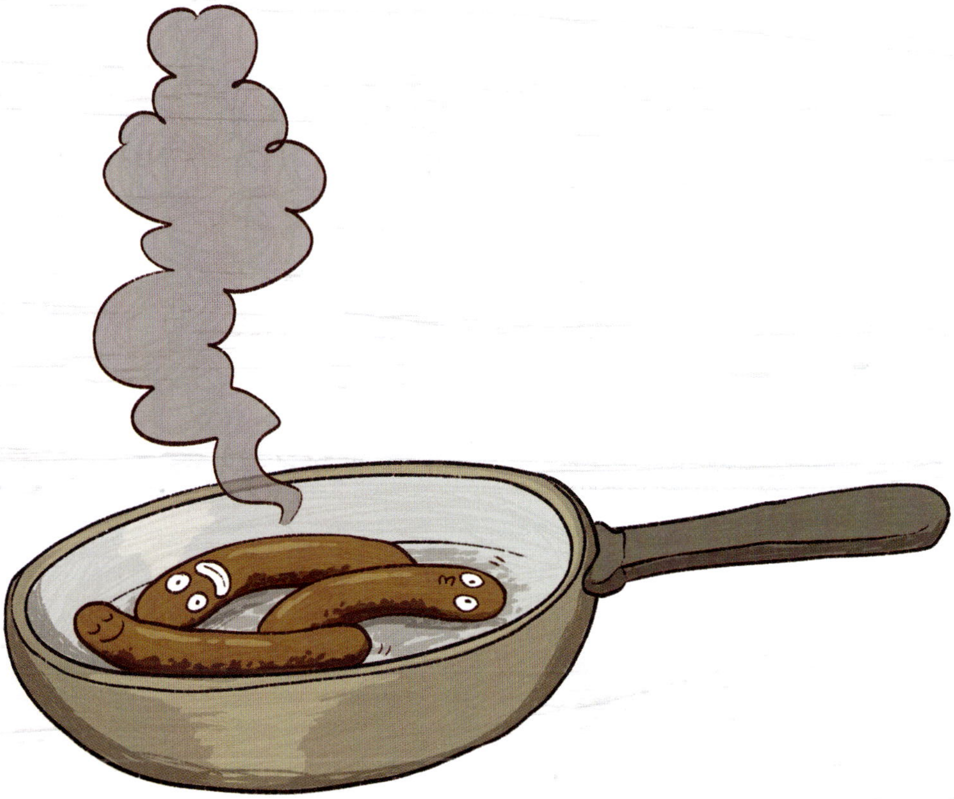

Auch **Nitrosamine** sind krebserregend. Sie schleichen sich ebenfalls über die Nahrung in deinen Körper. Das Risiko ist besonders hoch, wenn du gepökeltes Fleisch, wie Wiener Würstchen, auf den Grill legst oder in der Pfanne brätst. Bestimmte Proteine, sogenannte sekundäre Amine aus dem Fleisch (oder der Wurst), reagieren mit dem **Nitrit** Pökelsalz. So entstehen Nitrosamine. Der Prozess ist temperaturabhängig: Die magische Zahl, um ihn auszubremsen, ist wieder 130 °C. In Deutschland dürfen Fleisch und Wurst übrigens nur 50 mg Natriumnitrit je Kilogramm enthalten.

Nitrosamine entstehen nicht nur beim Braten von Fleisch, sondern auch in deinem Magen. In seiner sauren Umgebung reagiert das Nitrit aus Fleisch, aber auch aus Gemüse mit den Aminen (spezielle Eiweiße) in deinem Nahrungsbrei. Daher solltest du immer darauf achten, nicht zu viel Nahrung mit Nitrit zu dir zu nehmen.

Doch wie kommt das Nitrit eigentlich ins Gemüse? Es entsteht aus Nitrat. Nitrat ist für uns ungiftig und ein super Nährstoff für Pflanzen. Aber ist ein Gemüse erst einmal geerntet, verwandeln sich kleine Mengen von Nitrat in Nitrit. Zu den Gemüsen, bei denen das passieren kann, zählen Rucola, Blattsalat, Spinat, Rote Bete, Rettich, Radieschen und andere. Aber selbst unter den ungünstigsten Umständen ist die Konzentration nicht annähernd so hoch wie in Fleisch und Wurstwaren, denen Nitrit künstlich zugesetzt wird.

Um Nitrit zu reduzieren, kannst du Folgendes tun:

- Iss Gemüse so frisch wie möglich.
- Lagere es immer im Kühlschrank.
- Iss Stängel und Mittelrippen nicht mit.
- Blanchiere dein Gemüse kurz oder koche es längere Zeit in viel Wasser, denn das reduziert das entstandene Nitrit.
- Verzichte auf gepökelte Fleisch- und Wurstwaren.

Hier ein Trick, der die Entstehung der gesundheitsschädigenden Nitrosamine in deinem Körper bremst: Iss zum Schnitzel oder Würstchen Obst und Gemüse. Das liefert Vitamin C und andere Vitamine sowie gute **sekundäre Pflanzenstoffe**. Du siehst: Die Natur hat für alles vorgesorgt!

Hilfreich ist auch, wenn du nitritreiches Gemüse mit nitritarmem kombinierst. Nitritarm sind zum Beispiel Spargel, Rosenkohl, Gurken, Porree, Paprika und Tomaten.

Bei den bisherigen Beispielen war das Protein das eigentliche Problem. Auf der nächsten Seite wirst du sehen, dass du auch Kohlenhydrate besser nicht hoch erhitzen solltest.

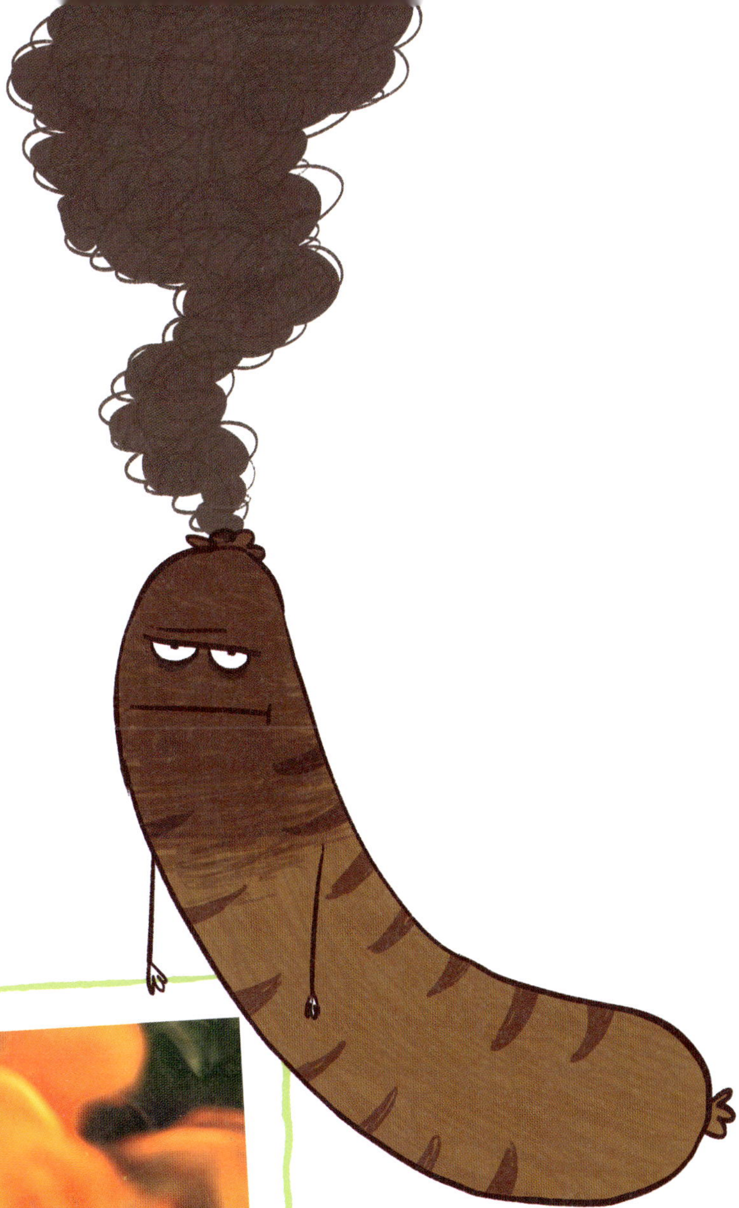

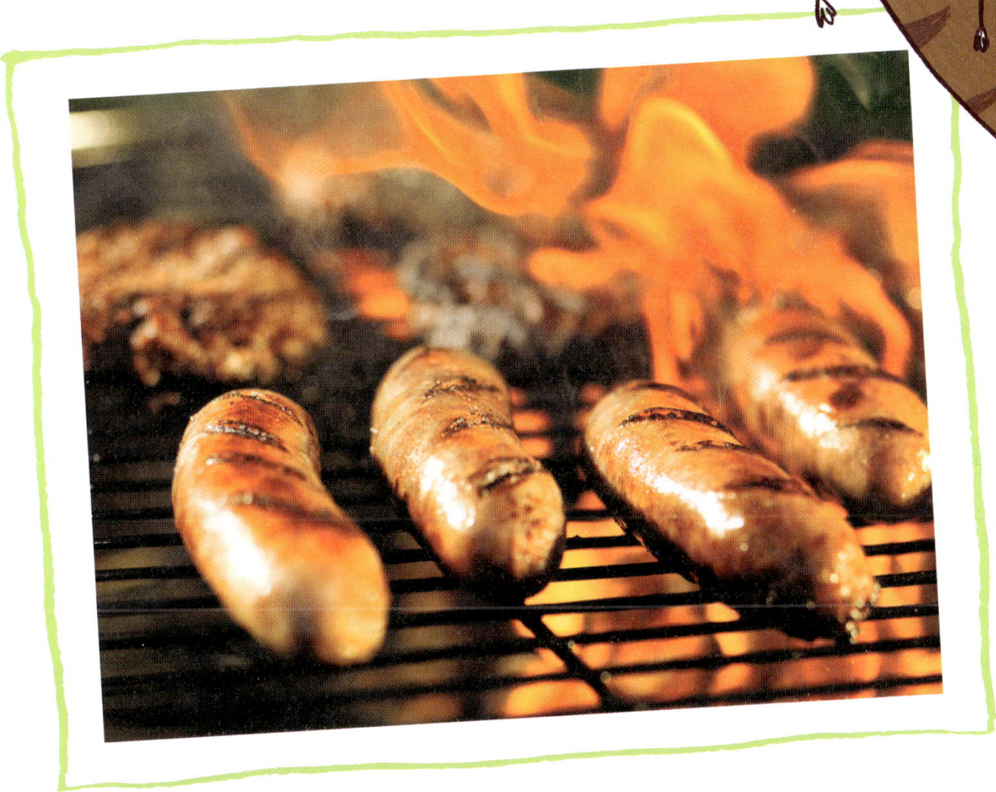

Meist wird heißer gebraten und gegrillt, als es gesund ist. Schwarz Verkohltes darf nicht gegessen werden!

AUF SPURENSUCHE

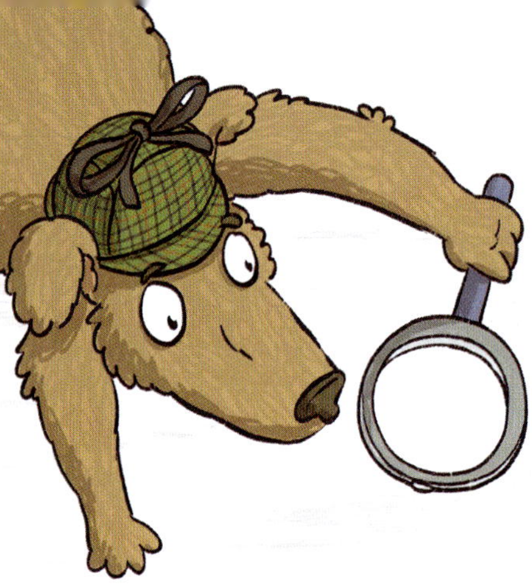

Suche auf den Verpackungen im Supermarkt oder bei dir zu Hause nach den Zusatzstoffen Natrium-Nitrit oder Kalium-Nitrit beziehungsweise Kalium-Nitrat oder Natrium-Nitrat. Manchmal stehen da auch nur die E-Nummern – in unserem Fall E 249 bis E 252.

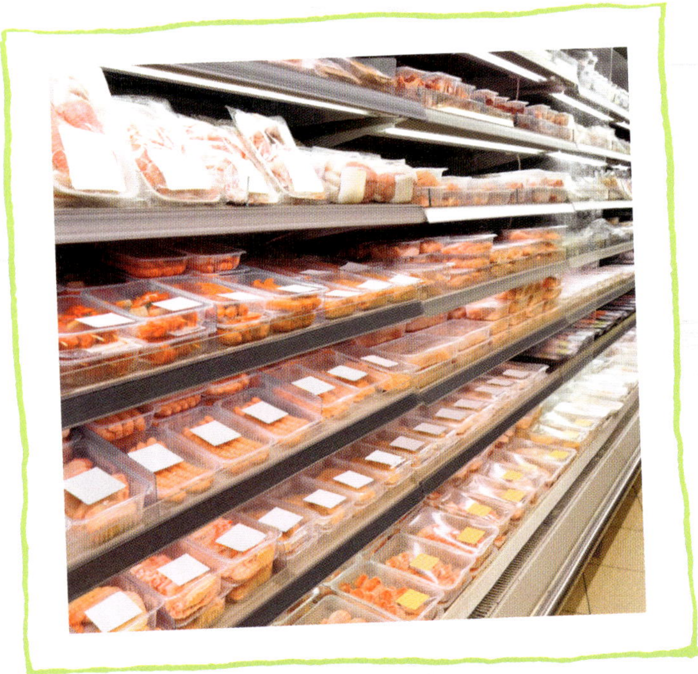

Du findest diese Stoffe übrigens nicht nur in Wurst und Fleisch, sondern auch in Käse und Fertiggerichten.

Acrylamid ist ein Stoff, der beim Backen, Braten oder Frittieren von kohlenhydratreicher Nahrung entsteht, wenn diese über 120 °C erhitzt wird. Auch **Acrylamid** gilt als krebserregend. Enthalten ist es in Chips, Pommes und Bratkartoffeln. Leider kann sich auch in Getreideprodukten wie Knäckebrot, Toastbrot, geröstetem Müsli, ja sogar in Keksen und Salzstangen Acrylamid verstecken. Grundsätzlich gilt: Je weniger heiß etwas gebraten wird und je weniger braun es ist, desto geringer ist die Wahrscheinlichkeit, dass Acrylamid entstanden ist.

INFOKASTEN

Bei uns zu Hause haben wir einen Trick gefunden, um sowohl die Entstehung von PAKs und HAAs als auch von Nitrosaminen und Acrylamid zu verringern: Wir versuchen grundsätzlich, nichts mehr über 120 °C zu braten.

Mit einer Pfanne ist das kaum möglich, deshalb benutzen wir seit einigen Jahren eine Heißluftfritteuse. Wir haben ihre Temperatur beim Frittieren nachgemessen und tatsächlich werden kaum mehr als 120 °C erreicht. Trotzdem ist alles schön knusprig und schmeckt lecker. Ich bin allerdings auch bei dieser Art der Essenszubereitung kritisch und hoffe, dass sich ein Wissenschaftler diese Zubereitungsform bald genauer ansieht und herausfindet, ob daran etwas schlecht ist.

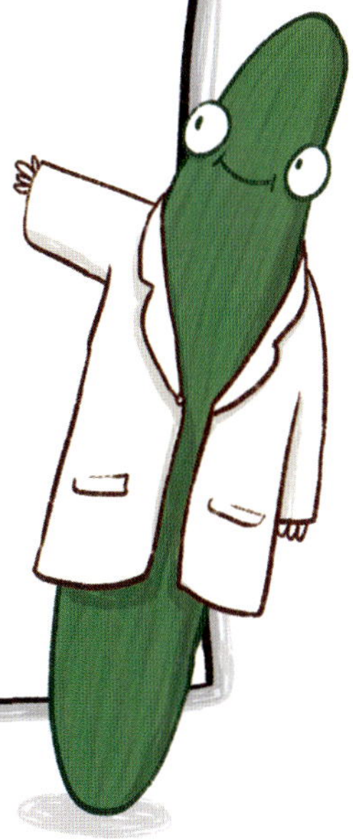

Um ehrlich zu sein, könnte ich hier noch ewig weiterschreiben. Zum Beispiel darüber, dass man Gemüse besser dünstet als kocht, weil dadurch viele Inhaltsstoffe besser erhalten bleiben. Und noch vieles mehr!

Worum es mir aber in diesem Kapitel hauptsächlich ging, war zu zeigen, dass man bei der Zubereitung viel falsch machen kann und es sich lohnt, sich mit dem Thema zu beschäftigen.

DER TAG-NACHT-RHYTHMUS

Warum die Nacht nicht zum Tag werden sollte.

Wir Menschen sind, wie fast alle Lebewesen auf der Erde, auf den Tag-Nacht-Rhythmus eingestellt: Tagsüber sind wir munter und in der Nacht schlafen wir.

Schlafen bedeutet aber nicht, dass unser Körper nichts tut. Im Gegenteil: Viele wichtige Prozesse finden in der Nacht statt! So räumt unser Gehirn Erinnerungen auf und die Muskeln regenerieren sich von ihrem anstrengenden Tagwerk. Dafür und noch für viele andere Prozesse brauchen wir in der Nacht Energie und Material. Da wir in der Nacht nicht essen, muss uns unser Körper dies zur Verfügung stellen. Wie du ja schon weißt, spielen dabei vor allem der Magen, Darm und die Leber eine wichtige Rolle. Doch bedeutet das nun, dass wir abends ganz viel essen müssen, damit unser Körper gut versorgt ist?

Unser Körper ist, was die Nahrung angeht, sehr flexibel. Wir sind nicht nur Allesfresser, sondern können auch zu jeder Zeit essen. Wir können viele kleine Mahlzeiten zu uns nehmen oder zwei bis drei große, unserem Körper ist das völlig egal.

Ich höre beim Essen auf meinen Körper: Der verlangt in der ersten Tageshälfte viele Kohlenhydrate, ein reichliches Mittagessen und abends nur eine Kleinigkeit. Kohlenhydrate esse ich abends kaum. Das hat nichts damit zu tun, ob das eine oder andere gesünder ist oder nicht, sondern mit meinem Schlaf: Ich kann abends einfach besser einschlafen, wenn ich keine große Mahlzeit und vor allem keine Kohlenhydrate zu mir genommen habe.

Das ist übrigens keine Überraschung. Wie du weißt, werden Kohlenhydrate in

Glukosemoleküle umgebaut. Diese sind die primären Energieträger unseres Körpers und werden als Erstes verbraucht. Sinkt die **Glukose** im Blut abends langsam ab, steht nicht mehr so viel Energie zur Verfügung und mein Körper schaltet automatisch einen Gang runter.

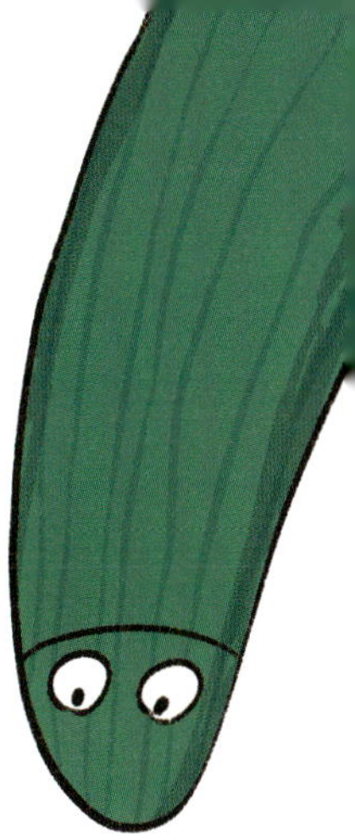

OLIVENÖL MIT BALSAMESSIG À LA LUCIANO

EINE SCHNELLE PORTION UNGESÄTTIGTER FETTSÄUREN FÜR GANZ EILIGE

Du brauchst:

- Olivenöl
- Balsamessig
- Vollkornbrot oder Vollkornbaguette
- frische Tomaten

So geht's:

Gib Olivenöl und Balsamessig auf einen Teller und vermische sie miteinander.

Tunke nun das Brot in die Soße und genieße es mit frischen Tomaten.

Tipps:

- Das Rezept haben wir von Luciano. Er liebt es mit Baguette! Vollkornbrot ist natürlich besser, aber Ausnahmen sind ja erlaubt ...
- Statt Tomaten kannst du natürlich auch Gurken, Paprika und alles, was du an Gemüse magst, verwenden!
- Übrigens: Auch Erdbeeren schmecken damit!

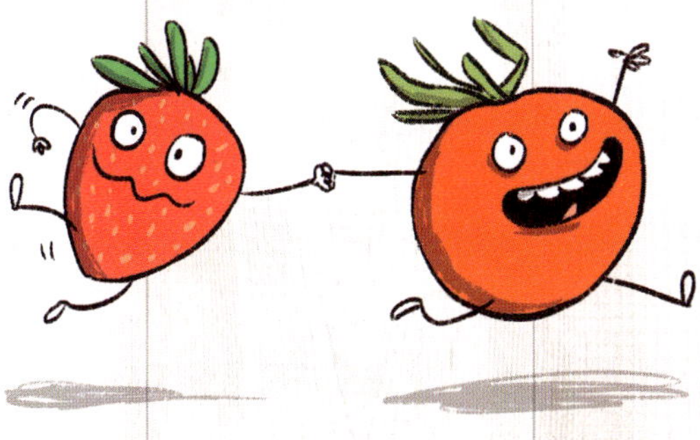

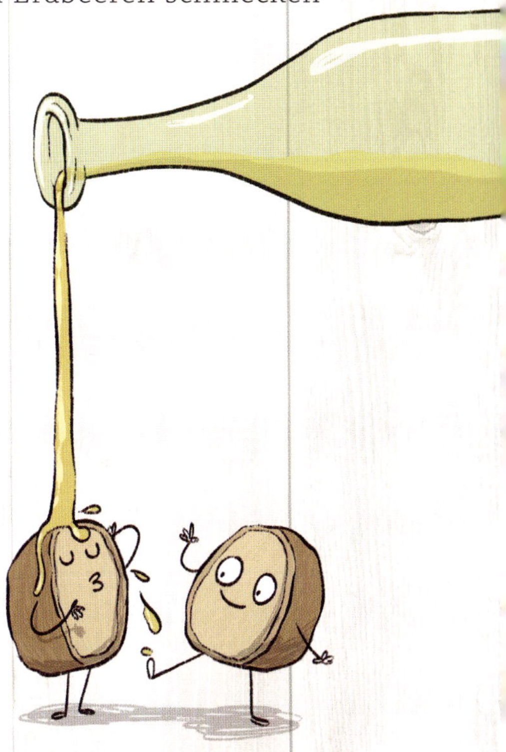

GIFTE IM ESSEN?

Werden wir von der Industrie vergiftet?

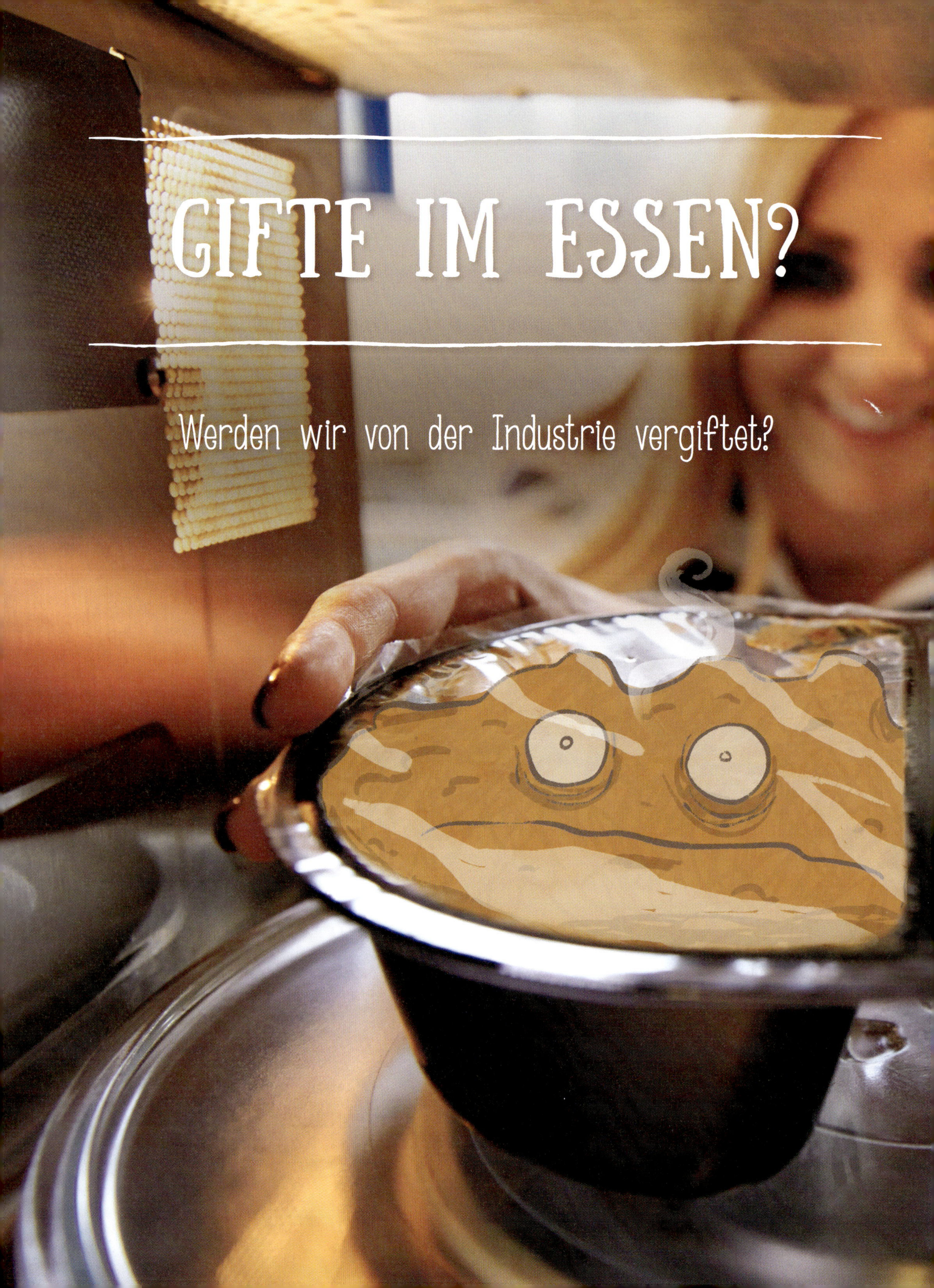

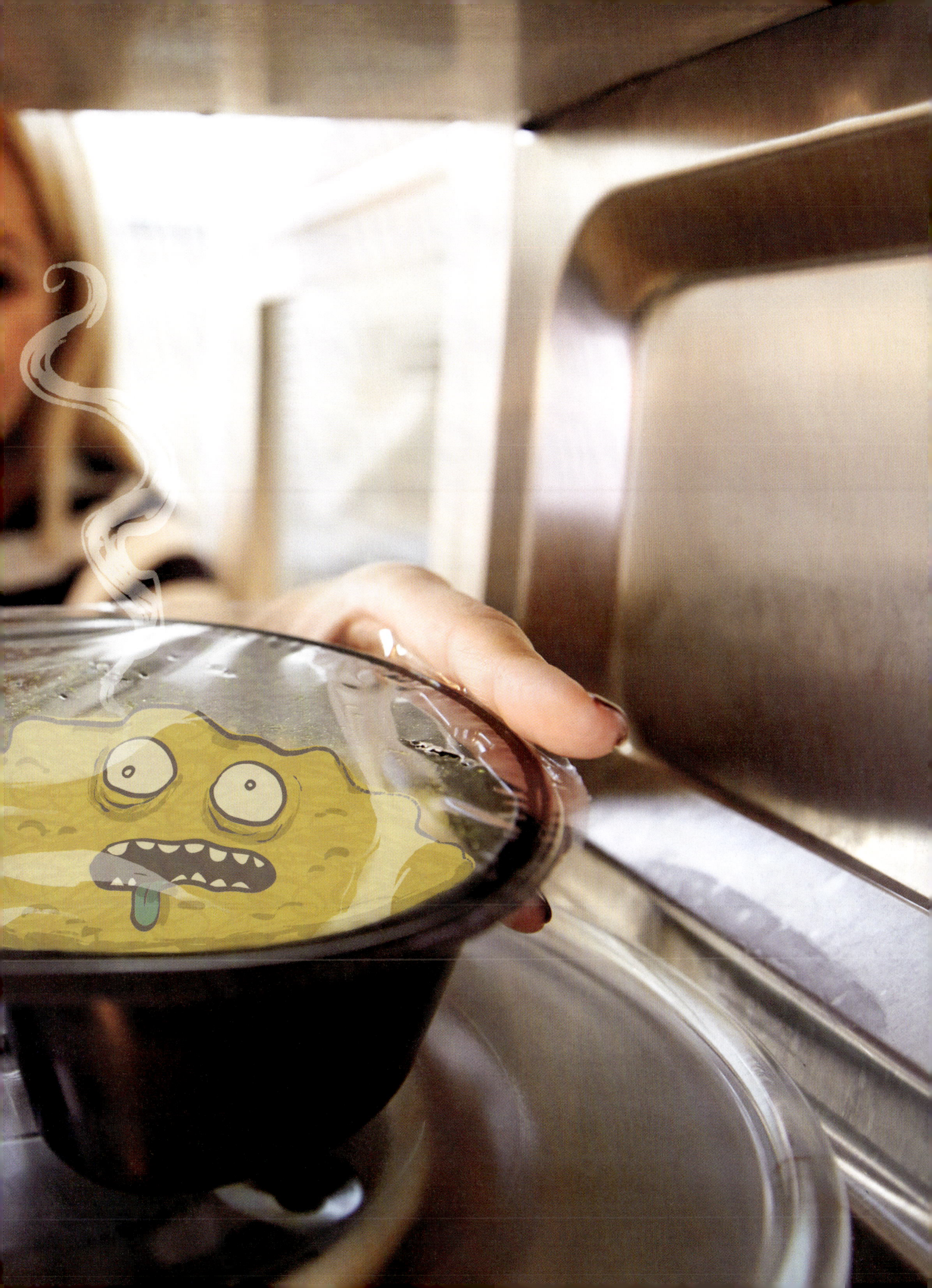

SOLA DOSIS FACIT VENENUM

„Nur die Dosis macht das Gift"

Dieser kurze Spruch geht auf den 500 Jahre alten Satz zurück: „Alle Dinge sind Gift, und nichts ist ohne Gift; allein die Dosis macht's, dass ein Ding kein Gift sei." Er stammt von einem Gelehrten namens Paracelsus, der im Mittelalter lebte und Arzt war. Auf seinen Reisen hatte Paracelsus unzählige Krankheitsbilder studiert und viele Erfahrungen mit Medikamenten und auch Giften gesammelt.

Doch was macht ein Gift eigentlich zu einem Gift? Genau genommen verursacht ein Gift nichts weiter als eine unerwünschte **chemische** Reaktion in unserem Körper. Ein Schlangengift zum Beispiel wirkt an den **Rezeptoren** unserer Nervenzellen, blockiert sie und sorgt so dafür, dass ein Reiz nicht übertragen werden kann. Je nachdem, wie wichtig der Reiz für uns ist, sind die Folgen unterschiedlich gefährlich: Handelt es sich beispielsweise um den Atemreiz, ersticken wir.

Auch Schwermetalle (siehe Kapitel *Schwermetalle*) können giftig sein, beispielsweise Quecksilber. Es zerstört unwiderruflich viele unserer Enzyme. Das macht es, indem es die **räumliche Struktur** ihrer Proteine verändert. Das kannst du dir ähnlich wie beim Kochen eines Eis vorstellen: Die ursprüngliche Struktur wird aufgelöst.

Haben wir nur wenig Schlangengift abbekommen, sind nicht alle unsere Rezeptoren mit Gift besetzt und unsere Reizleitung funktioniert wenigstens noch ein bisschen.

Genauso ist das mit Schwermetallen: Sind nur wenige in unseren Körper gelangt, werden auch nur wenige Enzyme zerstört.

Dann läuft der **Stoffwechsel**, wenn auch eingeschränkt, trotzdem weiter.

Natürlich gibt es viele weitere Beispiele, wie Gifte wirken. Du kennst ja bereits die PAKs und HAAs, die dein **Erbgut** in den Darmzellen verändern und dadurch langfristig zu **Krebs** führen können. Sie könnte man ebenfalls als Gifte bezeichnen.

INFOKASTEN

Paracelsus hieß eigentlich Theophrastus Bombast von Hohenheim. Er lebte von 1493 bis 1541 und arbeitete als Arzt und Gelehrter. Er kritisierte die damals vorherrschende medizinische Lehrmeinung, konnte aber aus heutiger Sicht keine überzeugenden Alternativen bieten.

Dennoch brachte seine anhaltende Kritik das damalige medizinische Weltbild ins Wanken: So war Paracelsus der Meinung, dass Frauen und Männer medizinisch unterschiedlich zu behandeln seien. Heute weiß man, dass er damit recht hatte: Viele Medikamente wirken beispielsweise bei Frauen ganz anders als bei Männern. Auch ein Herzinfarkt kündigt sich bei Frauen anders an als bei Männern.

Kam jemand mit einer Krankheit zu ihm, behandelte Paracelsus den ganzen Körper, nicht nur das spezielle **Symptom**, z. B. Bauchschmerzen. Diese Art von Medizin findet heute bei vielen Ärzten großen Zuspruch.

Paracelsus hatte aber auch Ideen, die heute als völlig absurd gelten. So leitete er zum Beispiel aus dem äußeren Erscheinungsbild von Pflanzen ihre Wirkung auf den Menschen ab: Knöchrige Wurzeln wären demnach gut gegen Geschwüre und stachelige Pflanzen gut gegen ein Stechen in der Brust.

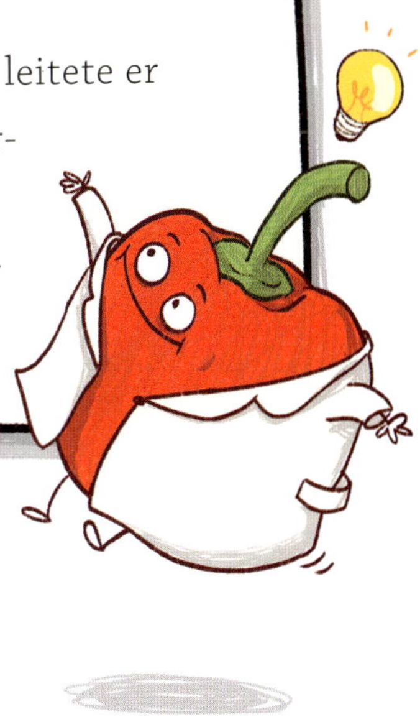

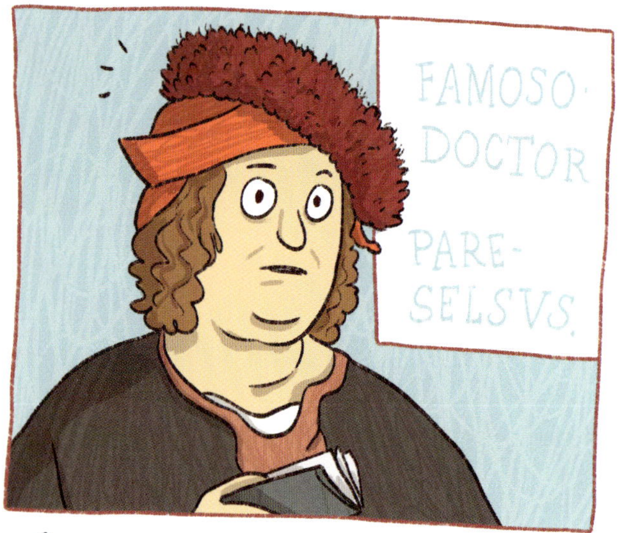

Paracelsus war in vielen Dingen seiner Zeit voraus.

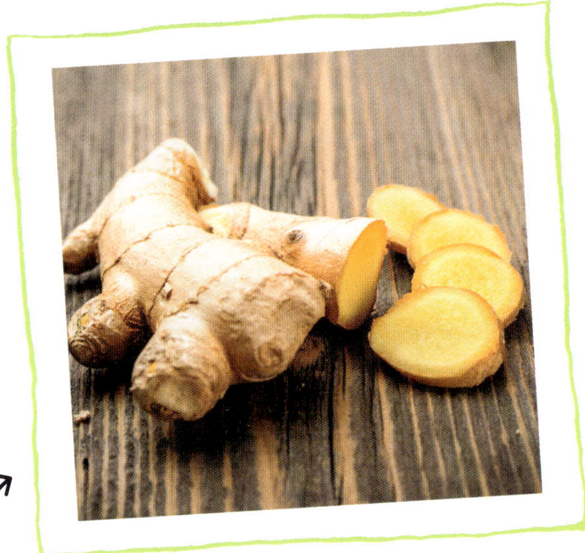

Ingwer hat verschiedene Gesichter und ist sehr gesund. Doch zu viel auf einmal solltest du nicht essen, denn dann bekommst du Bauchschmerzen.

Dem Prinzip „je höher die Konzentration des Giftes, desto größer seine Wirkung auf den **Organismus**“ stehen andere Beobachtungen entgegen. So gibt es zum Beispiel den Spruch: „Was uns nicht umbringt, macht uns stärker!“ Dieser Satz ist ganz offensichtlich ein Widerspruch zu Paracelsus. Aber wir Menschen, und natürlich auch Tiere, sind sehr komplexe Organismen, die seit Jahrmillionen gelernt haben, mit Giften klarzukommen. So haben wir unter Umständen Abwehrmechanismen entwickelt oder unser Organismus hat gelernt, die Gifte sogar zu nutzen. Beispiele dafür sind die schon bekannten sekundären Pflanzenstoffe, die eigentlich die Pflanzen vor Fressfeinden schützen sollen.

Da gibt es:

- Curcumin in Kurkuma
- Resveratrol in Trauben und Rotwein
- Capsaicin in Chili
- Allicin in Knoblauch
- Sulforaphan in Brokkoli

In geringer Konzentration wirken all diese Stoffe positiv auf unsere Gesundheit. Sind sie aber zu hoch dosiert, können sie zum Gift werden.

Es gibt noch weitere Widersprüche zu Paracelsus und die haben gerade in den letzten Jahren an Bedeutung gewonnen.

Immer dann, wenn Gifte in unsere Steuermechanismen eingreifen und zum Beispiel unsere **Hormone** durcheinanderbringen, kann aus einem winzigen Einfluss eine große Reaktion werden. Die Wissenschaftler nennen solche Gifte „endokrine Disruptoren“ und sprechen von **Niedrigdosis-Effekten**.

Manche Gifte erzielen bei geringer Konzentration unverhältnismäßig große Wirkung. Dazu gehört zum Beispiel Dimethylnitrosamin. Theoretisch reicht schon ein einzelnes **Molekül**, um in einer Zelle Krebs zu erzeugen. Wenn dieser Krebs von unserer Körperabwehr nicht beseitigt wird, können wir sogar an diesem einzelnen Molekül sterben. Der Stoff kann übrigens entstehen, wenn Tiere mit nitrithaltigem Futter gefüttert werden, aber auch bei der Trinkwasseraufbereitung. Mit anderen Worten: Wir können uns vor ihm und auch vor vielen anderen krebserregenden Stoffen nicht wirklich schützen.

Viele Wissenschaftler und Politiker sind in großer Sorge, denn sie befürchten, dass wir noch gar nicht absehen können, welche Wirkung verschiedene Gifte in unserer Umwelt und in unserer Nahrung auf uns haben werden.

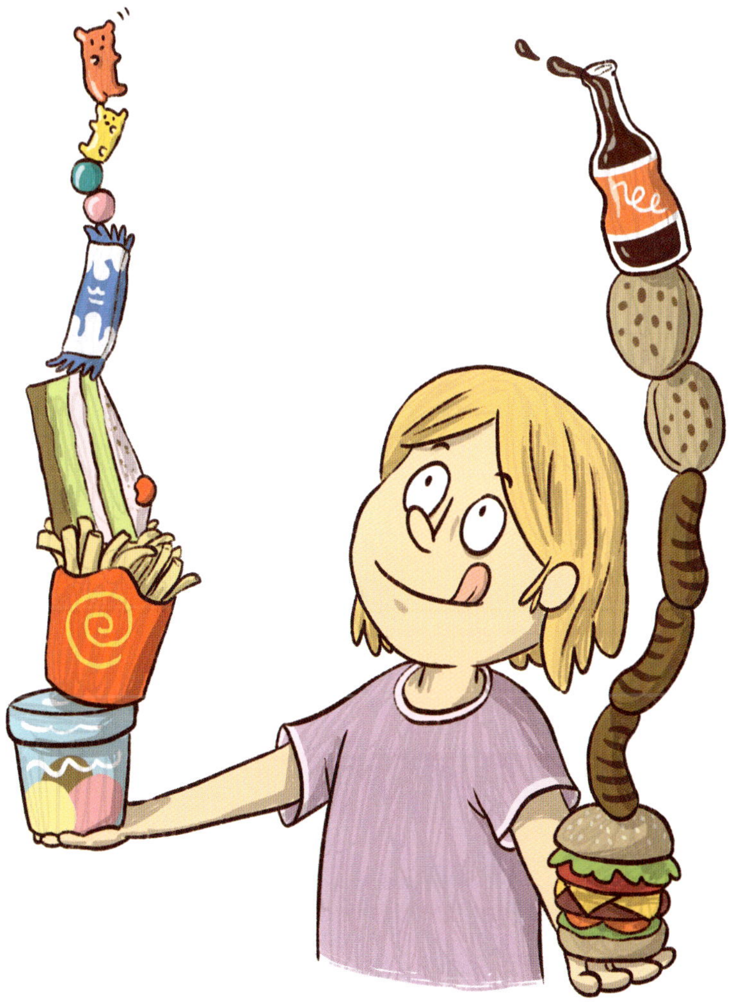

LECKER, CREMIG, BUNT UND HALTBAR

Gifte, die mit Absicht ins Essen gemischt werden

Wenn Paracelsus heute einen Blick auf einige unserer Lebensmittel werfen könnte, wäre er bestimmt der Meinung, dass sie Gifte enthalten. Im Idealfall sind diese so gering dosiert, dass sie uns nicht schaden. Dazu gibt es Grenzwerte, die in der Nahrung nicht überschritten werden dürfen.

Das Problem ist nur, dass wir über den Tag viele verschiedene Nahrungsmittel miteinander kombinieren. Ein Beispiel ist dieser Menü-Klassiker: Cola, Pommes, Chicken Nuggets und zum Nachtisch ein Eis. Jeder Bestandteil dieses Menüs kommt von einem anderen Hersteller und jeder von ihnen kann natürlich nicht wissen, was wir an einem Tag verzehren. Gerade wenn wir uns viel von Fertigprodukten ernähren, ist die Wahrscheinlichkeit groß, dass wir bei manchen Stoffen über die täglich erlaubte Dosis kommen.

Der Grenzwert, ab wann etwas für uns schädlich ist, kann übrigens nicht genau errechnet werden, sondern wird geschätzt. Dazu benutzen Wissenschaftler Konzentrationen, die sie in Tierversuchen ermittelt haben. Ist man sicher, dass eine bestimmte Menge eines Stoffes für Ratten oder Mäuse ungefährlich ist, wird dieser Wert auf das Gewicht eines Menschen hochgerechnet.

In der Europäischen Union müssen alle Zusatzstoffe in Lebensmitteln gekennzeichnet (siehe Infokasten auf der übernächsten Seite) und von der Behörde für Lebensmittelsicherheit (EFSA) zugelassen sein. Zugelassen werden dürfen sie aber nur, wenn sich die Experten sicher sind, dass die Stoffe die menschliche Gesundheit nicht gefährden. Doch können wir uns darauf verlassen?

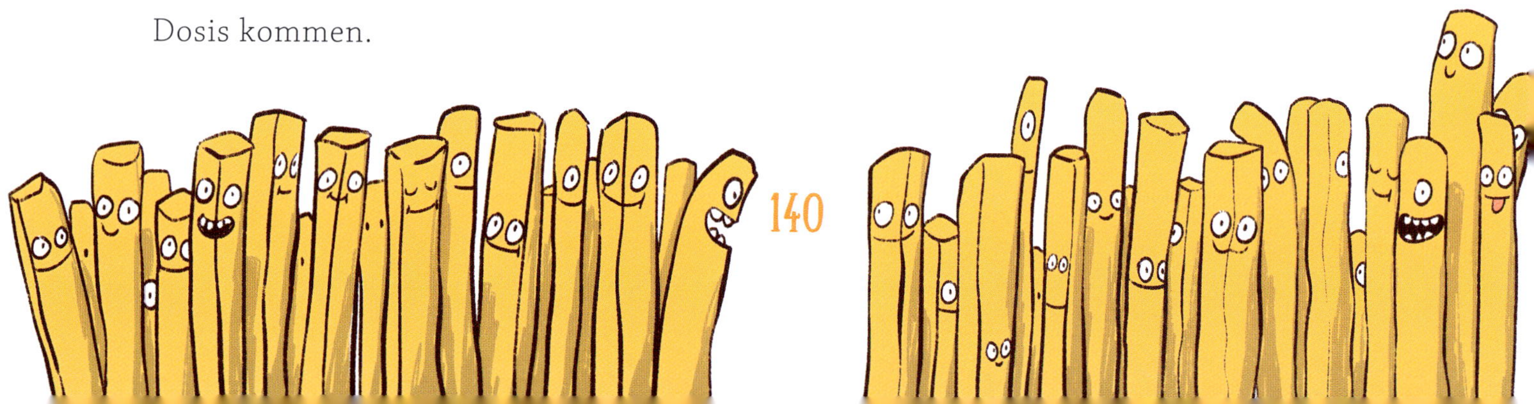

Der rote Farbstoff E 123 beispielsweise ist in Europa zugelassen und wir sollten somit sicher sein, dass er für uns ungiftig ist. In Amerika ist er allerdings verboten, weil er Krebs erzeugt. Zum Glück steckt E 123 nur in Spirituosen, Aperitifweinen und Kaviar, alles Dinge, die nur selten auf dem Speiseplan stehen.

In Frankreich wurde der Zusatzstoff E 171 Anfang 2020 verboten, weil er winzige Partikel enthält, die gesundheitsschädlich sind, sogenannte Nanopartikel. In Deutschland ist das egal. Solche Widersprüche machen mir deutlich, wie wenig Sicherheit eine Zulassung wirklich gibt. E 171 kann beispielsweise in Kaugummis, Mayonnaise oder Mozzarella stecken.

Das Spektrum an Zusatzstoffen ist sehr breit: Da gibt es Verdickungsmittel, wie Johannisbrotkernmehl (E 410) oder Guarkernmehl (E 412). Sie sorgen zum Beispiel dafür, dass etwas schön cremig wird. Du isst sie mit Eis, Milchmischgetränken, Kuchen, Marmelade oder auch Frischkäse. Das sind nur einige Beispiele. Die beiden Stoffe gelten bei uns als ungefährlich, stehen aber im Verdacht, Allergien zu begünstigen. In den USA wurde Guarkernmehl in Lebensmitteln verboten, weil es die Speiseröhre, Magen und Darm schädigen sowie Bauchkrämpfe verursachen kann. Vielleicht liegt das daran, weil unser Darm es überhaupt nicht verdauen kann. Guarkernmehl wird nämlich unverdaut wieder ausgeschieden. Die europäische Nahrungsmittelbehörde EFSA hält das Mehl für unbedenklich, rät aber, seine Wirkung vor allem bei Babys und Kleinkindern im Auge zu behalten.

Diese Zusatzstoffe hast du bestimmt auch schon oft genascht: E 102, E 104, E 110, E 122, E 124, E 129. Sie machen Lebensmittel schön bunt. Obwohl sie erlaubt sind, müssen sie folgende Aufschrift tragen: „Kann Aktivität und Aufmerksamkeit bei Kindern beeinträchtigen."

Falls du jetzt am gesunden Menschenverstand zweifelst, dann bist du damit nicht allein. Mir geht es genauso. Da werden Farben, die für Kinder schädlich sind, ins Essen gemixt, nur damit es schön bunt ist? Dafür nehmen Erwachsene eine Beeinträchtigung von Kindern in Kauf? Klar, wer will schon farblose Gummibärchen? Oder weißen Vanillejoghurt?

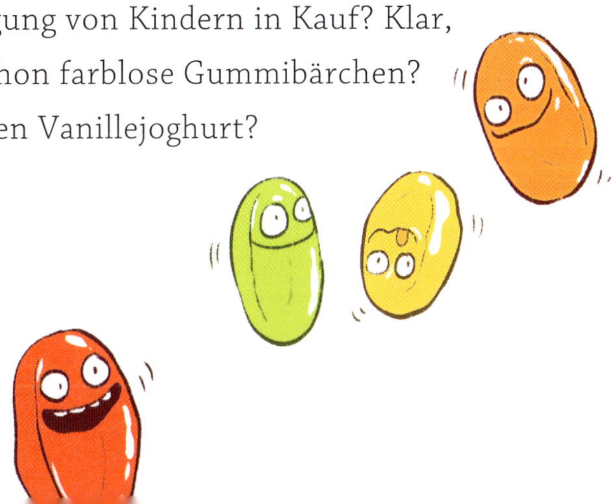

Vanillejoghurt ist gelb und Gummibärchen sind bunt, so sind wir das gewohnt. Wir hinterfragen gar nicht mehr, warum das so ist. Farbe hilft also, Nahrungsmittel aufzupeppen und sie ansehnlicher zu machen. Aber warum ist Vanillejoghurt eigentlich meistens gelb? Im Infokasten findest du die Antwort.

Manche Hersteller versuchen inzwischen, ihre Zusatzstoffe zu minimieren. So gibt es inzwischen Gummibärchen, für die mit echtem Fruchtsaft geworben wird. Doch du solltest die Zutatenliste immer mit Argusaugen checken! Meist bestehen solche Gummibären nicht zu 100 % aus Saft, sondern auch aus jeder Menge anderer Stoffe.

All diese Farben und Verdicker machen die Nahrung kein bisschen besser. Sie sorgen lediglich dafür, dass Essen, das durch den industriellen Verarbeitungsprozess an biologischem Wert verloren hat und unappetitlich aussieht, den Eindruck erweckt, es wäre wertvolle Nahrung.

Doch wäre es nicht sinnvoller, Essen so zuzubereiten, dass seine natürlichen Bestandteile lecker aussehen? Und schmecken?

INFOKASTEN

Tatsächlich sind bei Vanillepflanzen nur die Blüten gelb, die Schote ist dunkelbraun. Die Vanillekörnchen in der Schote sind fast schwarz. Wenn echte Vanille in einem Joghurt steckt, erkennst du es an winzigen schwarzen Pünktchen. Auf dem Glas steht dann: mit echter Bourbonvanille. Solche Joghurts sind meist weiß.

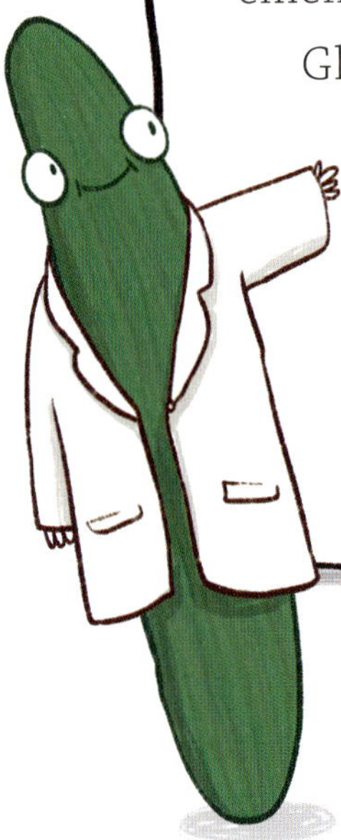

Gelbe Vanillejoghurts sind künstlich eingefärbt und enthalten oft keine echte Vanille. Das Gleiche gilt auch für Vanillezucker: Der mit echter Vanille hat braune Krümelchen drin, der, in dem nur Vanillearoma (siehe Kapitel *Aroma*) steckt, ist weiß.

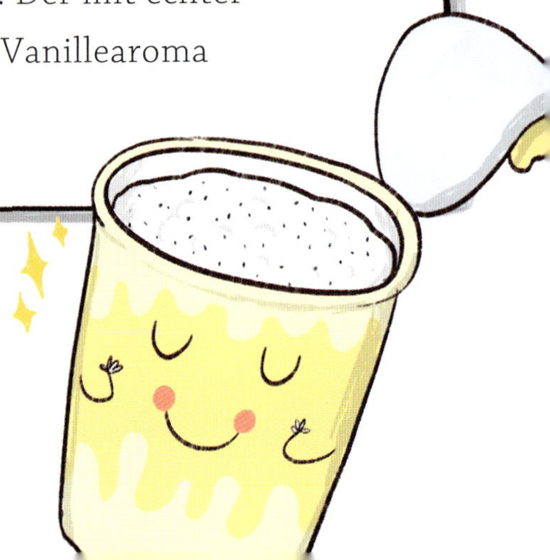

Für die Industrie ist das fast unmöglich, und so sollten wir versuchen, so wenig wie möglich von diesen „Giften" aufzunehmen. Diese Absätze sollen dir bei deiner Suche nach Zusatzstoffen helfen. In dem Moment, in dem ich diese Zeilen schreibe, sind in der EU 402 Zusatzstoffe zugelassen. In Bioprodukten darf übrigens nur ein Bruchteil der Stoffe verwendet werden.

GESCHMACKSVERSTÄRKER

Geschmacksverstärker verstärken, wie der Name schon sagt, das, was man schmeckt. Du findest sie oft – du ahnst es sicherlich schon – in Fertigprodukten. Warum eigentlich?

Bei der industriellen Lebensmittelproduktion ist es extrem schwierig, die einzelnen Bestandteile frisch zu halten. In Tütensuppen zum Beispiel ist überhaupt nichts Frisches mehr enthalten. In jedem Fall verliert die Nahrung bei diesem Prozess an Geschmack. Der signalisiert uns aber, dass wir Nahrung zu uns nehmen, die für unseren Körper wertvoll ist und die ihn mit allen wichtigen Stoffen versorgt.

Doch was tun, wenn davon nichts mehr übrig ist, wenn alle guten Bestandteile zerfallen sind oder abgebaut? Dann sind Geschmacksverstärker an der Reihe: Sie verstärken den Restgeschmack und gaukeln uns vor, etwas Wertvolles zu essen. Wie funktionieren sie?

Nehmen wir den bekanntesten Geschmacksverstärker als Beispiel: Glutamat. Es ist ein Salz und wird in unserem Körper zu Glutaminsäure umgebaut. Glutaminsäure kann dein Körper sogar selbst herstellen, es ist also eine nicht essenzielle Aminosäure. Glutaminsäure steckt in fast allen Proteinen und somit auch in fast allen Lebewesen, die du isst, egal ob Pflanze oder Tier.

Ich habe einige Zeit im Krankenhaus auf einer neurochirurgischen Intensivstation gearbeitet. Eines Tages wurde ein Patient mit einer „Glutamat-Vergiftung" eingeliefert. Die Ärzte sprachen vom „Chinarestaurant-Syndrom", weil angeblich besonders in chinesischen Restaurants viel Glutamat verwendet wird. Doch wie kann es sein, dass eine natürlich vorkommende Aminosäure, die wir normalerweise als wertvollen Bestandteil unserer Nahrung verdauen, krank macht?

Angenommen, du würdest 40 kg wiegen, dann könntest du 600 g Glutamat essen, bis du dich tödlich vergiftet hättest. Von ganz normalem Kochsalz dürftest du maximal 120 g essen. Mit anderen Worten: Kochsalz ist gefährlicher als Glutamat und es ist praktisch unmöglich, 600 g davon auf einmal zu essen. Eine echte Glutamat-Vergiftung gibt es also nicht. Trotzdem kann Glutamat echte Probleme machen. Der Grund: Glutamat ist ein **Neurotransmitter**, also ein **Botenstoff**, mit dem unsere Nerven kommunizieren. Genau das macht ihn zum Geschmacksverstärker: Seine Anwesenheit vermittelt deinen Geschmacksknospen den Eindruck, etwas zu schmecken, wo es nicht viel zu schmecken gibt.

INFOKASTEN

Kennzeichnungspflicht

Grundsätzlich müssen in der Europäischen Union Zusatzstoffe auf der Verpackung angegeben werden. Sie sind mit einem E für „edible“ (englisch für: essbar) und einer Nummer versehen.

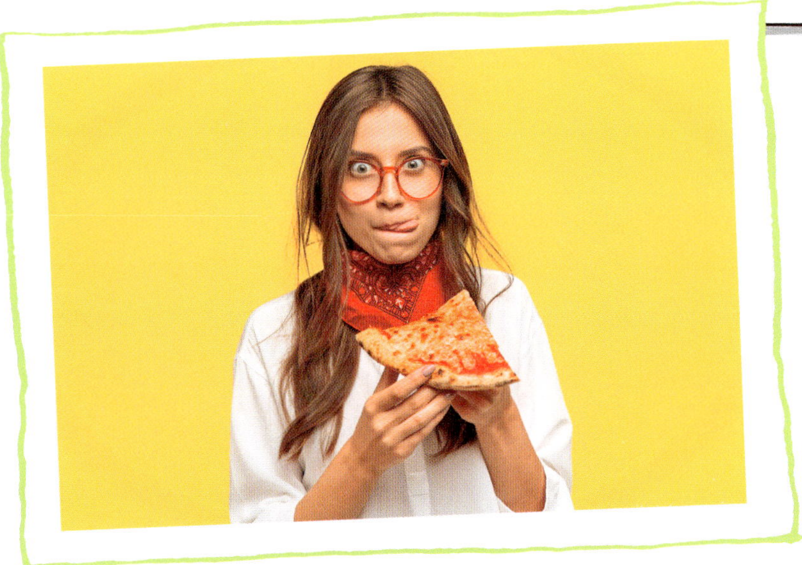

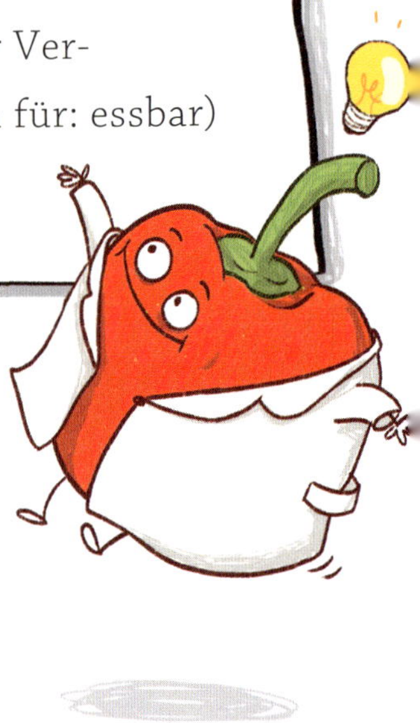

Geschmacksverstärker betrügen deine Zunge.

Es gibt Menschen, die besonders sensibel auf Glutamat reagieren. Ich gehöre dazu, bekomme Kopfschmerzen und sehe unscharf, wenn ich etwas Glutamathaltiges gegessen habe. Zum Glück muss Glutamat als Zusatzstoff in der Nahrung gekennzeichnet sein. Du findest die verschiedenen Glutamate unter der Bezeichnung E 620 – E 625.

Glutamat hat inzwischen aus besagten Gründen einen schlechten Ruf und die Lebensmittelproduzenten geben nicht gern zu, dass sie diesen Stoff brauchen, um ihren Gerichten Geschmack einzuhauchen. Deshalb tricksen sie gern etwas herum: Glutamat muss nur auf der Verpackung angegeben werden, wenn es dem Essen als reiner Zusatzstoff hinzugefügt wird. Glutamat muss aber nicht angegeben werden, wenn es bereits in einer Zutat enthalten ist.

Der Trick ist nun folgender: **Lebensmittelchemiker** zerstören vorsichtig die Zellen von Hefen. Sie enthalten natürlicherweise Glutamat. Bei der Zellzerstörung treten die Innereien der Zelle aus und damit auch das Glutamat. Der entstandene Brei wird eingedickt und hat dann eine hohe Konzentration von Glutamat.

Auf der Verpackung eines Lebensmittels steht dann „Hefeextrakt“. Für die meisten Menschen klingt das unbedenklich, denn mit Hefe wird ja schließlich Brot gebacken und Bier gebraut.

Ich meide Glutamat, weil ich es nicht vertrage. Prinzipiell habe ich kein Problem mit dem Stoff. Aber es ärgert mich, wenn Hersteller ihr Wissen dazu missbrauchen, um minderwertiger Nahrung den Anschein zu geben, wertvoll zu sein. Das halte ich für Betrug. Außerdem: Was macht man, wenn etwas gut schmeckt? Richtig, man isst mehr, als man eigentlich will. Jeder, der schon mal bei einer Tüte Chips nicht aufhören konnte, kennt das. Aus diesem Grund empfehle ich dir: Mach einen großen Bogen um jede Nahrung, in der Hefeextrakt enthalten ist! Schon aus Prinzip.

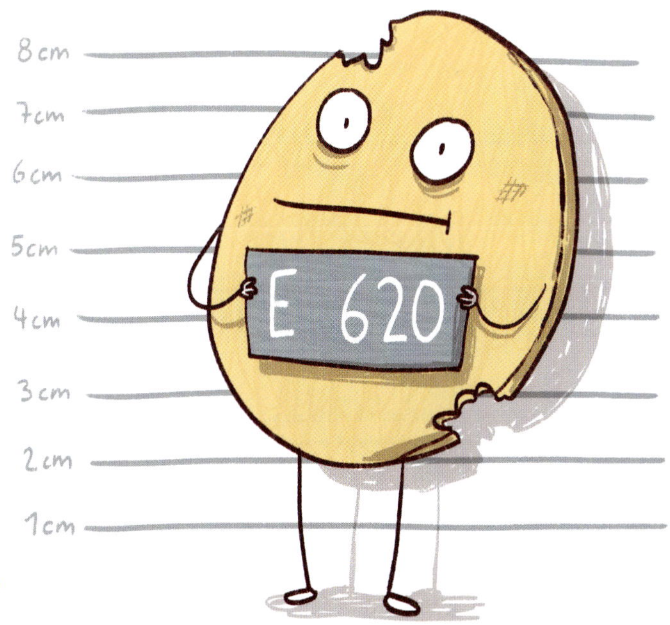

AUF SPURENSUCHE

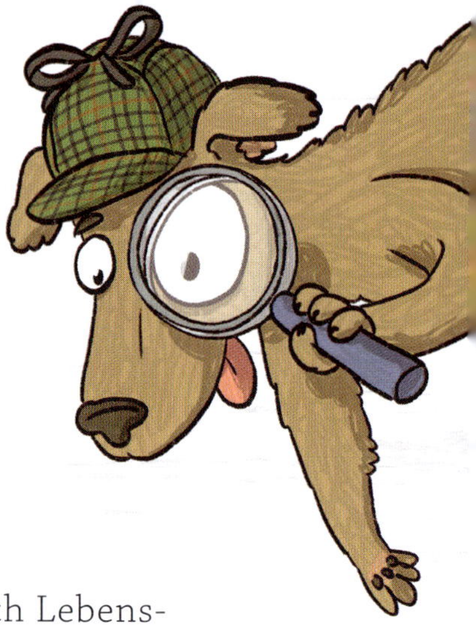

Gehe in den Supermarkt und mach dich auf die Suche nach Lebensmitteln mit Hefeextrakt. Wie viele kannst du finden? Kleiner Tipp: Suche auch im Regal mit Salzgebäck!

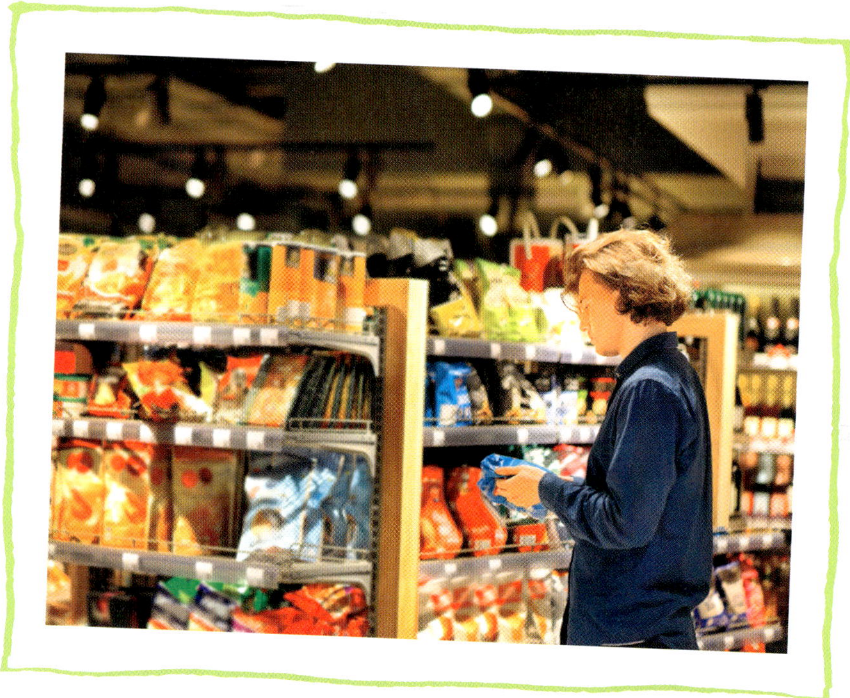

Mit Geschmacksverstärkern wird gern getrickst.

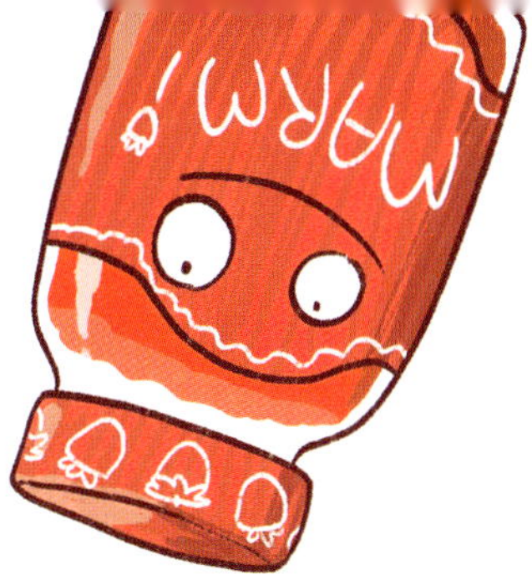

KONSERVIERUNGSSTOFFE

Die Methode, Essen zu konservieren, also länger haltbar zu machen, ist schon uralt. Nehmen wir das Beispiel Marmelade: Bei ihrer Herstellung wird Obst Zucker zugesetzt und das mit Marmelade gefüllte Glas wird stark erhitzt und luftdicht verschlossen. Wozu dieser Aufwand? Der Zusatz von Zucker verändert den osmotischen Druck und erzeugt eine Umgebung, die es **Bakterien** und **Pilzen** schwer macht, das Obst zu zersetzen.

Erhitzt wird das Glas – man spricht von „Einkochen" –, damit Bakterien und Pilze abgetötet werden. Und luftdicht verschlossen werden die Gläser, damit von außen nichts in unser Marmeladenglas eindringen kann.

Ist das Glas allerdings nicht ganz dicht, verdirbt der Inhalt schnell. Ähnlich wie mit viel Zucker können Lebensmittel auch mit Alkohol oder Essig eingelegt werden, z. B. Gewürzgurken. In allen Fällen ist die Konzentration so hoch, dass die **Chemie** der **Mikroorganismen** nicht oder kaum noch funktioniert.

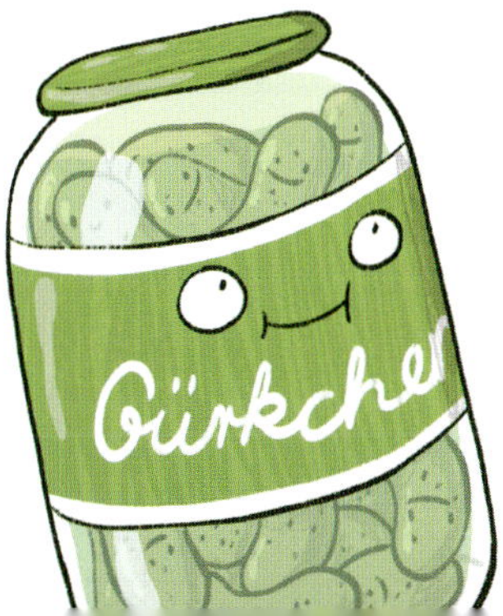

Um Nahrung länger haltbar zu machen, kann man sie aber auch trocknen, räuchern oder pökeln (siehe Kapitel *Wie man richtig kocht:* Nitrit-Pökelsalz). Womit wir beim Thema sind.

Reichen die herkömmlichen Konservierungsmethoden nicht aus, werden den Lebensmitteln sogenannte Konservierungsstoffe untergemischt. Zweifelsohne sind es Gifte, aber im Idealfall sind es Gifte, die nur für Bakterien und Pilze giftig sind.

So etwas ist möglich, denn die **chemischen** Prozesse in Bakterien und Pilzen weichen manchmal sehr stark von den Prozessen in unserem Körper ab. Je unterschiedlicher die Prozesse, desto ungefährlicher für uns. Denn die entsprechenden Gifte wirken dann sehr spezifisch: Sie töten entweder die Bakterien oder Pilze oder verhindern deren weiteres Wachstum, was am Ende auf dasselbe hinausläuft. Derzeit sind ca. 100 Stoffe zugelassen, die so etwas können (E 200 bis 299).

Alles in allem könnte man denken, dass Konservierungsstoffe sicher sind. Trotzdem gibt es viele Bedenken: So könnten die Stoffe, wenn sie in unseren Darm geraten, dort unser **Mikrobiom** durcheinanderbringen.

Außerdem gibt es immer wieder wissenschaftliche Veröffentlichungen, welche die verschiedensten Wirkungen von Konservierungsstoffen auf unsere Gesundheit nahelegen: So steht zum Beispiel Kaliumsorbat im Verdacht, unser **Immunsystem** zu schädigen, und das bereits erwähnte Nitrit-Pökelsalz ist krebserregend. Andere Stoffe stehen unter Verdacht, Allergien auszulösen. Daher mein Rat: Iss nichts regelmäßig, was Konservierungsstoffe enthält!

SÜßUNGSMITTEL

Wenn ein Kind geboren wird, werden eine ganze Reihe von Untersuchungen gemacht. Man nennt das Neugeborenenscreening. Dabei wird untersucht, ob das Baby beispielsweise eine angeborene Stoffwechselerkrankung oder **Hormonstörung** hat. Denn manche der Krankheiten können schreckliche Folgen haben, aber bei einer frühen Erkennung können sie behandelt werden, bevor sie das Kind schädigen.

Bei **Stoffwechselkrankheiten**, also bei Krankheiten, die in irgendeiner Form etwas mit Nahrung und deren Verarbeitung zu tun haben, sollte man zum Beispiel auf bestimmte Dinge in der Ernährung verzichten. Die Krankheit geht davon nicht weg, aber es kommt zu keinen Beschwerden. Ein Beispiel dafür ist die **Phenylketonurie**. Bei dieser Krankheit verträgt man bestimmte Proteine nicht. Zu diesen Proteinen gehört auch das Süßungsmittel Aspartam (E 951). Dies zeigt, warum es wichtig ist, dass diese Zusatzstoffe auf der Verpackung stehen.

Grundsätzlich bin ich der Meinung, dass jeder Käufer das Recht hat zu erfahren, welche Stoffe in seinem Essen sind. Aus diesem Grund bin ich der Europäischen Kommission ausgesprochen dankbar, dass sie vorgeschrieben hat, dass Inhaltsstoffe angegeben werden müssen. Denn sonst könnten wir uns überhaupt nicht sicher sein, was wir essen dürfen und was nicht. Denn obwohl der Süßstoff Aspartam zugelassen ist und somit offiziell für uns ungiftig, kommen Wissenschaftler zu sehr unterschiedlichen Ergebnissen: Von einer krebserregenden Wirkung ist da die Rede oder davon, dass er Depressionen auslösen kann. Beides sind schwerwiegende Argumente gegen Süßungsmittel.

Für mich sind widersprüchliche wissenschaftliche Ergebnisse immer ein Zeichen dafür, dass wir noch nicht genau verstanden haben, wie die Dinge funktionieren. Deshalb sollte man seiner eigenen Gesundheit zuliebe besser auf Süßungsmittel verzichten. Tatsächlich brauchen wir die süßen Stoffe auch gar nicht. Geh selbst auf Spurensuche!

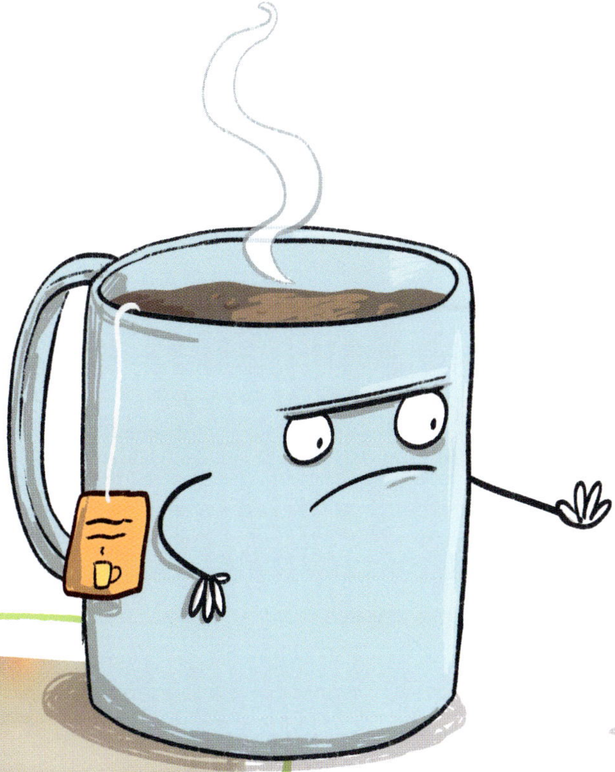

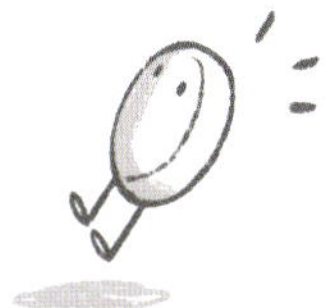

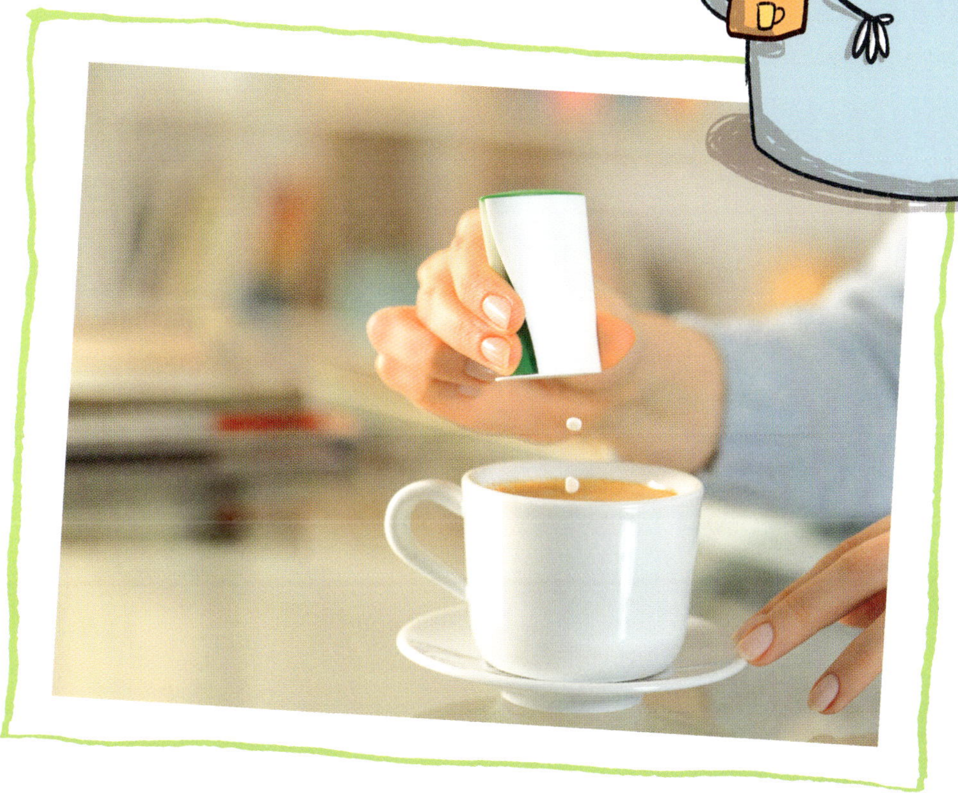

Süßstoffe – potenziell ungesund und gefährlich!

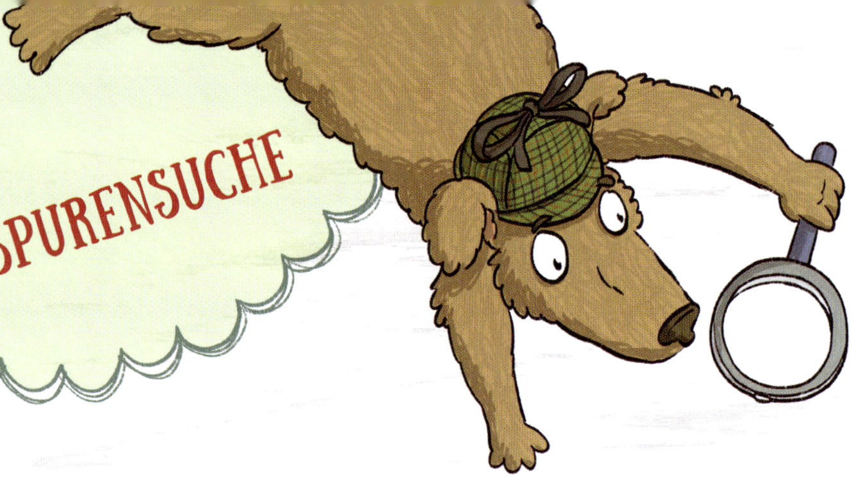

AUF SPURENSUCHE

Ob wir etwas als süß empfinden oder nicht, ist reine Gewohnheit. Als ich gefastet habe und mir nach zehn Tagen ohne Essen das erste Süße auf der Zunge zergehen ließ, war dies eine Geschmacksexplosion! Damals ist mir klar geworden, wie empfindlich unser Geschmack reagiert.

Bei uns zu Hause ist im Alltag nichts wirklich stark süß. Unsere Jungs haben sich an 95%ige Schokolade gewöhnt, finden sie lecker und süß genug. Beim Kuchenbacken reduzieren wir die Zuckermenge mindestens um ein Drittel der im Rezept angegebenen Menge. Er schmeckt uns trotzdem fantastisch! Probiere es aus, reduziere Zucker, wo du kannst, und vor allen Dingen trinke viel Wasser und betrachte selbst Fruchtsäfte als Süßigkeit. Wenn du dies eine Weile durchgehalten hast, wirst du sehen, mit wie wenig Zucker du auskommst.

Backst du gern Kuchen? Dann versuche mal, den Zucker in deinem Lieblingsrezept nach und nach zu reduzieren. Finde heraus, auf wie viel Zucker du verzichten kannst, damit dir der Kuchen trotzdem noch schmeckt!

AROMA

Kann man Aroma schmecken? Die meisten Menschen sagen: Ja. Ein bisschen stimmt das auch, aber wie du im Kapitel ***Vom guten Geschmack*** schon erfahren hast, ist unser Geschmackssinn gar nicht so gut, wie wir immer glauben. Erinnerst du dich an die Experimente mit verschlossener Nase? Da hast du festgestellt, dass du, ohne zu riechen, kaum etwas schmeckst. Die meisten Aromen sind leicht flüchtig, d. h., erst wenn wir Gemüse oder Obst aufschneiden oder reinbeißen und dabei die Zellen zerstören, wird ihr Aroma frei (siehe ***Auf Spurensuche*** auf S. 153).

Frische Nahrung ist aromatisch, enthält also viele Aromastoffe. Damit signalisiert sie uns, dass sie frisch ist. Beiß doch mal in einen Apfel. Er duftet, stimmt's? Wenn du den Apfel nun eine Weile liegen gelassen hast, wirst du feststellen, dass sein Duft sich verflüchtigt hat. Der Grund: Aromastoffe werden an der Luft zerstört. Ein kräftiges Aroma bedeutet, dass die Nahrung frisch ist und deshalb auf keinen Fall verdorben sein kann. Eine wichtige Wahrnehmung, die in unserer Vergangenheit über Leben und Tod entscheiden konnte.

Darum sind Aromen wie eine Art Versprechen: Unsere Sinne nehmen ein Aroma wahr und dieses steht für eine bestimmte Nahrung. Ein Aroma signalisiert uns den Wert dieser Nahrung. Im Gehirn setzt ein Steuermechanismus ein, der uns sagt: „Dieses Essen will ich haben! Stürze dich darauf!“, oder: „Rümpf die Nase und such dir etwas anderes!“

Lebensmittelchemiker können mit diesen Stoffen spielen, wie ein Pianist auf seinem Instrument. Eine Geschmacksnote hier, ein Duft dort und schon entsteht in unserem Kopf der Eindruck von wertvoller Nahrung. Das Interessante daran ist: Wenn die Nahrung wirklich wertvoll wäre, würde sie von allein so duften und manch ein Lebensmittelchemiker wäre vielleicht arbeitslos.

Wie alle anderen Zusatzstoffe in Lebensmitteln sind auch Aromen durch strenge Vorschriften geregelt und dürfen nur in Konzentrationen zugesetzt werden, die nicht gefährlich sind. Ich glaube aber, das Hauptproblem mit Aromen ist unsere Psyche.

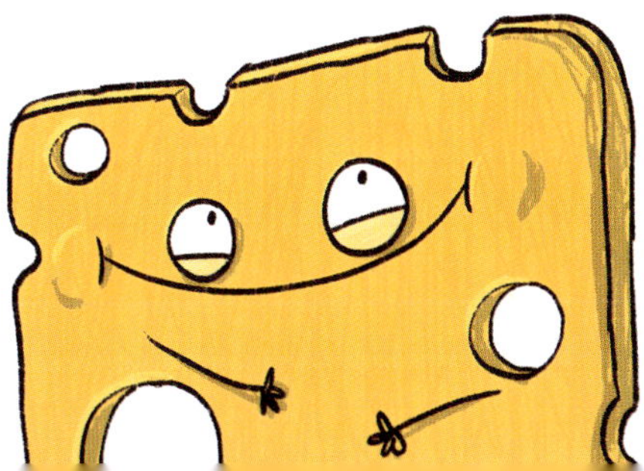

Manche sind so an das künstliche Essen gewöhnt, dass es ihnen besser schmeckt als das natürliche, an Mineralien und Vitaminen reiche Original. Traurig und gefährlich!

Ich bin sehr froh, dass Aromastoffe auf der Verpackung angegeben werden müssen. Nur, wer liest das? Daher gewöhne dich besser nicht an den Geschmack von künstlichen Aromen, sondern greife lieber gleich zum Naturjoghurt und schneide echte Früchte rein. Kleiner Tipp: Je kleiner geschnitten, desto intensiver wird das natürliche Aroma.

INFOKASTEN

Aroma: natürlich, naturidentisch oder künstlich

Es gibt unterschiedliche Aromastoffe im Essen. Mit dem Zusatz „natürlich“ soll uns Verbrauchern vorgegaukelt werden, dass ein beigemengter Stoff beispielsweise von einem Apfel oder einer Erdbeere, also einem frischen Lebensmittel, stammt. Das Ergebnis: Wir denken, es ist gesund. Oder zumindest gesünder als ein künstlicher oder naturidentischer Stoff. Doch stimmt das?

Natürliche Aromen werden aus pflanzlichen, tierischen oder mikrobiologischen Stoffen gemacht. Der Prozess ihrer Herstellung ist industriell und es sind viele chemische Reaktionen an der Herstellung beteiligt. *Naturidentische* Aromen haben ein natürliches Vorbild in der Natur, werden aber künstlich im Labor hergestellt.

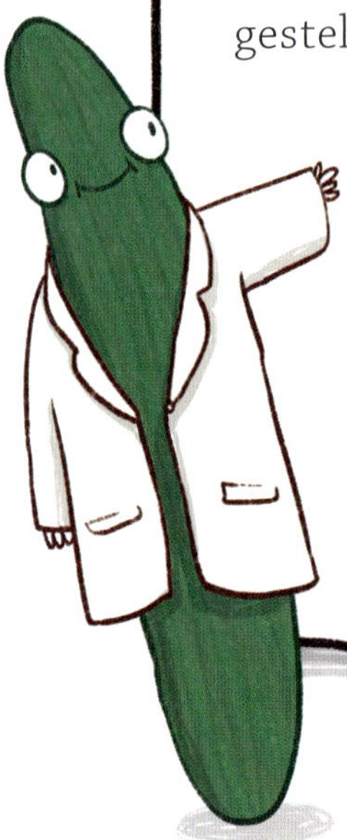

Mit einer Erdbeere, die frisch in einen Joghurt geschnitten wird, hat das wenig zu tun.

Egal welchen Begriff ich lese, für mich stehen sie für Lebensmittel, die es nötig haben, industriell aufgepeppt zu werden. Alles, was mit *natürlich*, *naturidentisch* oder *künstlich* wirbt, kommt bei mir nicht in die Tüte.

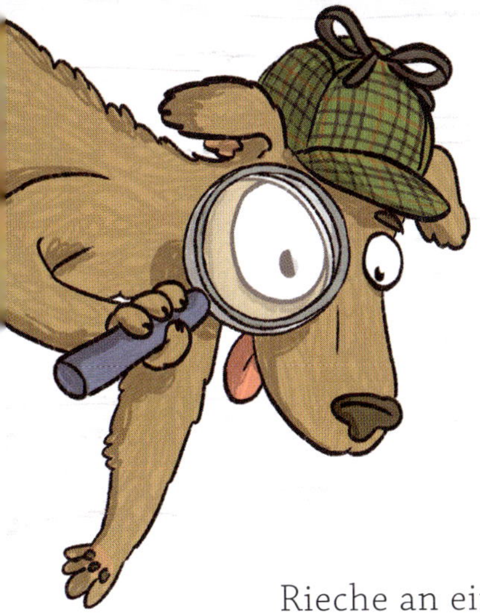

AUF SPURENSUCHE

Rieche an einem Apfel oder an einer Knoblauchzehe. Sie riechen nach Apfel oder Knoblauchzehe, richtig? Nun schneide beide auf und zerdrücke sie mit einer Gabel. Dabei werden die Zellen zerstört und geben ihre Aromen frei. Das Aroma explodiert förmlich!

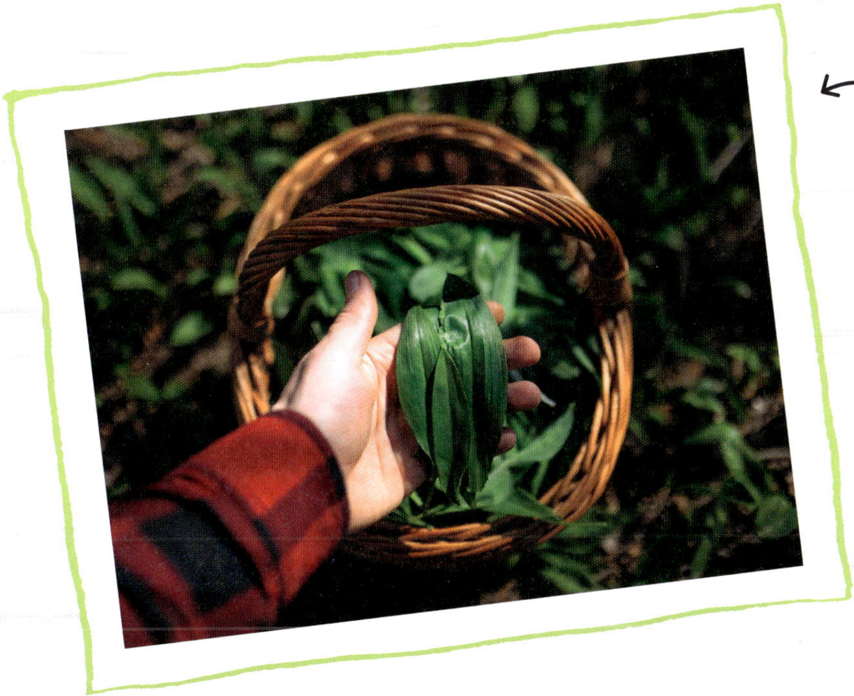

Dasselbe funktioniert übrigens auch beim Bärlauch-Sammeln. Bist du dir nicht sicher, ob du Bärlauch oder Maiglöckchen, seinen giftigen Zwilling, gefunden hast? Reib an den Blättern, und wenn es anfängt, intensiv nach Bärlauch zu riechen, dann hast du das Richtige gefunden.

PESTIZIDE, ANTIBIOTIKA, ARSEN & CO.

Gifte, die durch die Umwelt ins Essen kommen

Im Gegensatz zu allen Stoffen aus dem letzten Kapitel werden alle Stoffe in diesem Kapitel nicht vorsätzlich unserer Nahrung beigemischt. Es sind entweder Umweltgifte, Gifte von **Mikroorganismen** oder Gifte, die bei der Verarbeitung in die Nahrung kommen.

SCHWERMETALLE

In den 1950er-Jahren häuften sich in der japanischen Stadt Minamata Fälle von Koordinationsstörungen, Lähmungen und Psychosen und es fielen sogar Menschen ins Koma.

Man wunderte sich und begab sich auf die Suche nach der Ursache: Eine Fabrik eines Chemiekonzerns namens Chisso hatte ihr giftiges Abwasser ins Meer geleitet. Dort hatten es Algen aufgenommen. Die Algen waren von kleinen Fischen gefressen worden, diese wiederum von größeren usw. Schließlich waren die mit Gift belasteten Fische auf den Tellern der Menschen gelandet.

Es handelte sich um Methylquecksilberiodid und damit um Quecksilbervergiftung durch Umweltverschmutzung. Der Konzern wurde zur Rechenschaft gezogen, dennoch hat es über 60 Jahre (bis zum 16. August 2017) gedauert, bis es international verboten wurde, Quecksilber in die Umwelt einzuleiten (im Minamata-Übereinkommen).

Bei Quecksilber handelt es sich um ein sogenanntes Schwermetall. Unser Körper kann Schwermetalle nicht abbauen, und so werden sie in der Leber eingelagert. Ist ein Tier mit Schwermetallen belastet und wir essen seine Leber, beispielsweise in der

Leberwurst, nehmen wir das gesammelte Schwermetall des Tieres in uns auf. Bei belasteten Pflanzen ist das genauso.

Ein anderes Schwermetall, das Cadmium, schädigt Knochen und Nieren. Es gelangt vor allem über Getreide in unseren Körper, aber auch über Kartoffeln, Blattgemüse oder auch Ölsaaten. Wie es da reinkommt? Über Pflanzendüngemittel wie Phosphordünger oder über Pestizide (mehr dazu unter *Pestizide*).

Das giftige Schwermetall ist aber auch sonst weitverbreitet und reichert sich schon seit Jahrhunderten in den Böden an. Dort ist es kaum biologisch abbaubar und gelangt so auch in unsere Nahrungskette.

Wenn du deine Aufnahme an Cadmium verringern willst, solltest du bei allem, wo Getreide drinsteckt, zu Bioprodukten greifen. Weil in der Biolandwirtschaft keine Phosphordünger verwendet werden, enthält das Getreide weniger Cadmium als das aus konventioneller Landwirtschaft.

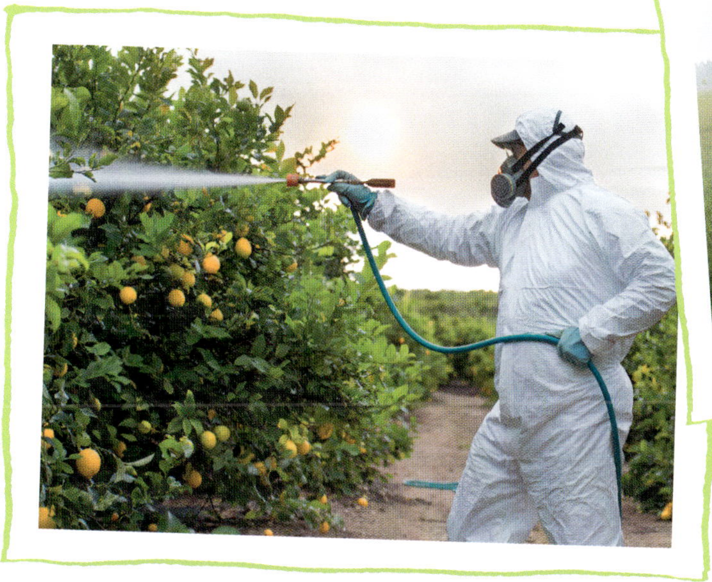

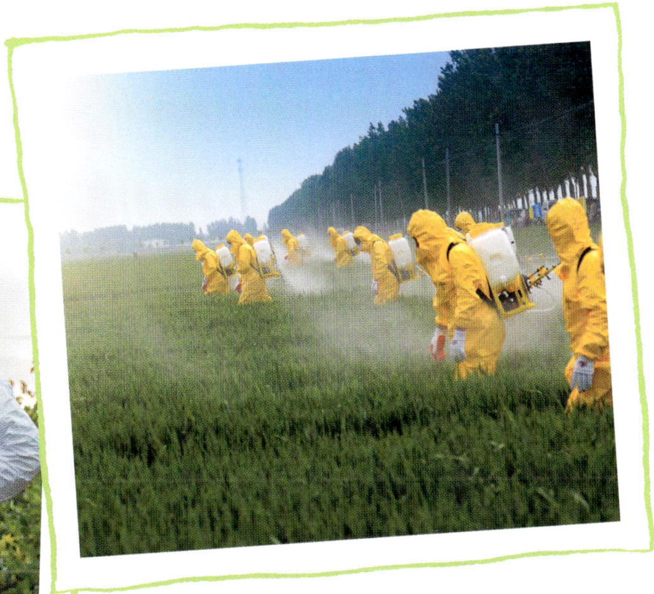

Die Schutzmaßnahmen zeigen, wie giftig manche Stoffe sind.

Eine schwere Geburt

Die Geschichte, die ich dir nun erzählen möchte, begann vor gut 100 Jahren. Da steckte die Autoindustrie noch in den Kinderschuhen. Ein pfiffiger Ingenieur erkannte schon damals, dass man Motoren schneller und leistungsfähiger machen konnte, indem man Benzin das Schwermetall Blei beimischte. Die ersten Arbeiter, die 1925 dieses besondere Benzin herstellten, litten schnell an Halluzinationen und mussten später sogar ins Krankenhaus eingeliefert werden. Einige verstarben an einer Bleivergiftung.

Mediziner erkannten die Gefährlichkeit der Wirkung von verbleitem Benzin und warnten davor. Alle Warnungen der Ärzte blieben aber ungehört. Stattdessen wurden immer mehr Autos gebaut. Mit ihren Abgasen gelangte das Blei in die Umwelt, lagerte sich u. a. auf den Feldern ab und landete später über Obst und Gemüse in den Menschen.

Anstatt Blei in Benzin zu verbieten, wurde der Erfinder, Thomas Midgley, Ingenieur im Forschungslabor von General Motors, von den Medien und der Öffentlichkeit für die Verbesserung der Leistungsfähigkeit von Motoren mit Ehrungen und Auszeichnungen überhäuft.

Zum Glück wurden Mediziner und Wissenschaftler nicht müde, sich für ein Verbot von Blei in Benzin einzusetzen. Sie betonten immer wieder, dass besonders Kinder anfällig für eine Bleivergiftung seien. Doch trotzdem dauerte es 75 Jahre, bis sich endlich etwas bewegte. In der Europäischen Union ist verbleites Benzin seit 2000 verboten.

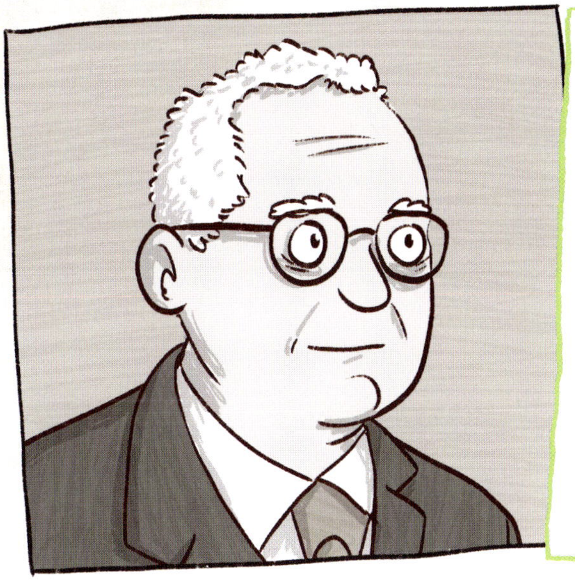

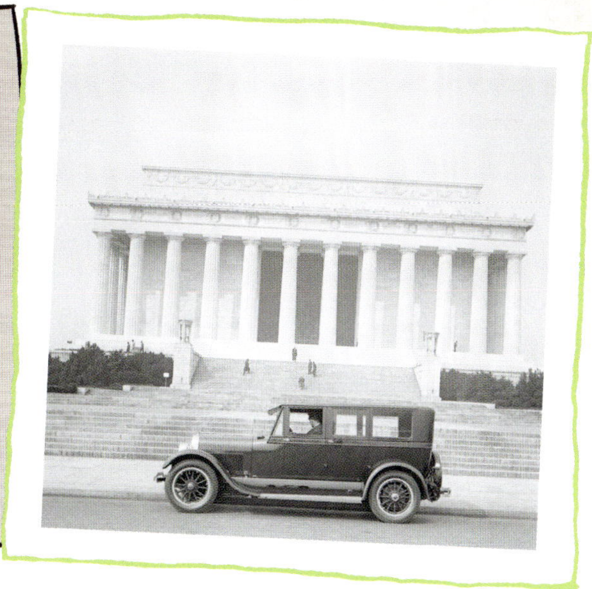

Thomas Midgley verbesserte den Wirkungsgrad von Motoren mit Blei im Benzin, doch das giftige Blei ist noch heute in der Umwelt.

Erst vor Kurzem kam eine neuseeländische Studie zu dem Schluss, dass Menschen, die in ihrer Jugend hohe Bleiwerte im Blut hatten, einen um 5 % verringerten Intelligenzquotienten besitzen und in ihrem beruflichen Leben weniger erfolgreich sind als Menschen, die in ihrer Jugend keinen verbleiten Auspuffgasen ausgesetzt waren.

Für ein paar PS mehr unter der Haube riskierten die Erwachsenen über Jahrzehnte die Gesundheit ihrer Kinder.

Diese Geschichte ist ein Beispiel dafür, dass wir heute genau wie damals in solchen Situationen stecken und dass man sich nie sicher sein kann. Selbst wenn manche Dinge nicht vorsätzlich böswillig entschieden werden, z. B. ein zu hoher oder zu niedriger Grenzwert für einen Stoff festgelegt wird, kann das weitreichende Folgen für unsere Gesundheit haben. Und: Wir Menschen wurden in der Vergangenheit schon öfter eines Besseren belehrt. Dinge, die wir früher für ungefährlich hielten, haben sich dank neuer Analysetechniken als gefährlich herausgestellt.

Deshalb ist es ungeheuer wichtig, selbst Verantwortung für sich zu übernehmen, Dinge zu hinterfragen und nicht einfach hinzunehmen.

PESTIZIDE

Im Gegensatz zu Schwermetallen, die eher aus Versehen in die Umwelt gelangen, werden Pestizide mit Absicht auf den Feldern verteilt. Es handelt sich dabei um Gifte, mit denen unerwünschte Lebewesen oder Viren getötet, an ihrer Vermehrung gehindert oder vertrieben werden sollen. Es gibt Insektizide (töten Insekten), Herbizide (töten sogenanntes Unkraut) und Fungizide (töten Pilze).

Pestizide sind beispielsweise für das Bienensterben verantwortlich und gelangen direkt über Obst und Gemüse in unseren Körper. Oder wir essen Tiere, die vorher mit belasteten Pflanzen gefüttert wurden.

Die Wirkung von verschiedenen Pestiziden kann sich in unserem Körper summieren und vielfältige Krankheiten auslösen (**Krebs**, Beeinträchtigung des Immunsystems, Leber- und Nierenerkrankungen und vieles mehr). Bioprodukte sind weniger belastet und Obst und Gemüse aus dem Ausland sind meist höher belastet als das aus Deutschland.

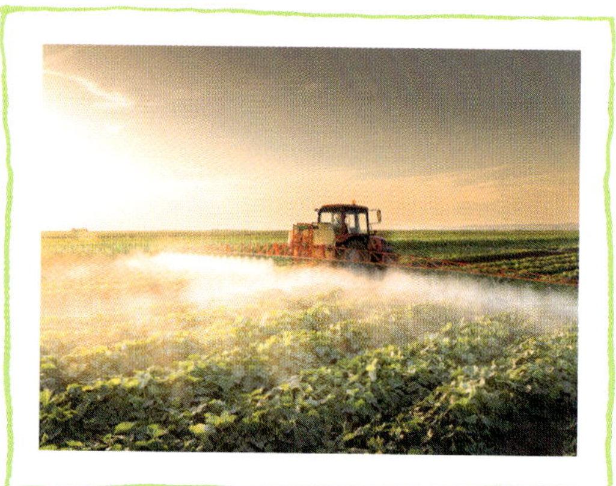

Pestizide verteilen sich über Regen und Grundwasser in der Umwelt, werden oft kilometerweit verweht und gefährden die Artenvielfalt und uns.

DIOXINE

Dioxine gehören zu den giftigsten Substanzen, die wir Menschen erzeugen. Sie entstehen als Abfallprodukte von thermischen Reaktionen, also beispielsweise wenn Müll verbrannt wird. In den sechziger Jahren des 20. Jahrhunderts nahm deshalb die Konzentration an Dioxinen in der Luft extrem zu.

Heute besitzen Müllverbrennungsanlagen sehr gute Filter und die Dioxinkonzentration in der **Atmosphäre** nimmt zum Glück wieder ab. Die größten Dioxinquellen sind derzeit vermutlich private Feuer, in denen gelacktes oder behandeltes Holz verbrannt wird.

Das Hauptproblem von Dioxin ist seine lange **Halbwertszeit**: Es braucht etwa 100 Jahre, um die Hälfte der Dioxine, die sich im Boden oder im Wasser angereichert haben, abzubauen. Besonders Fisch aus der Ostsee ist hoch mit Dioxin belastet und überschreitet häufig die zugelassenen Grenzwerte.

Dioxine können, neben Fisch, auch über andere tierische Fette in deine Nahrung gelangen. Wenn zum Beispiel Tiere Futter bekommen haben, das mit Dioxin verunreinigt war, dann bekommen wir als Verbraucher das Gift auf den Teller.

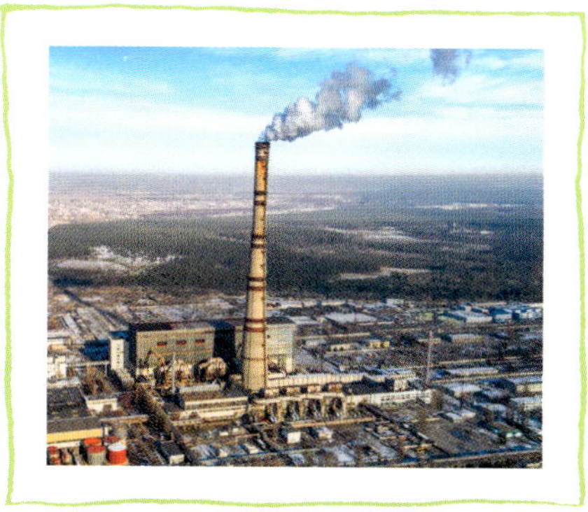

Müllverbrennungsanlagen sind trotz guter Filter eine Belastung für die Umwelt.

PHTALATE, PCB, PFT UND VIELES MEHR

Die Liste mit gefährlichen Stoffen könnte beliebig fortgesetzt werden. Wir wollen sie weder in unserer Umwelt noch in der Nahrung. Aber trotzdem sorgen wir dafür, dass sie in die Umwelt gelangen.

Phtalate sind **Weichmacher** im Plastik. Wenn nach einiger Zeit Plastik spröde wird, dann sind die Phtalate verdunstet und in der Umwelt. Menschen und Tiere können davon unfruchtbar werden.

PCB, Polychlorierte Biphenyle, befinden sich oft in Kunststoffverpackungen und Konservendosen. Sie sind krebserregend und machen ebenfalls unfruchtbar. In Plastikflaschen für Kinder sind sie verboten.

PFT, perfluorierte Tenside, gelangen über Industrieabwässer und die Landwirtschaft in die Flüsse. 2006 wurden sie vom Fraunhofer-Institut in Pommes frites und sogar der Muttermilch nachgewiesen. PFT haben Einfluss auf unsere Hormone und sind krebserregend.

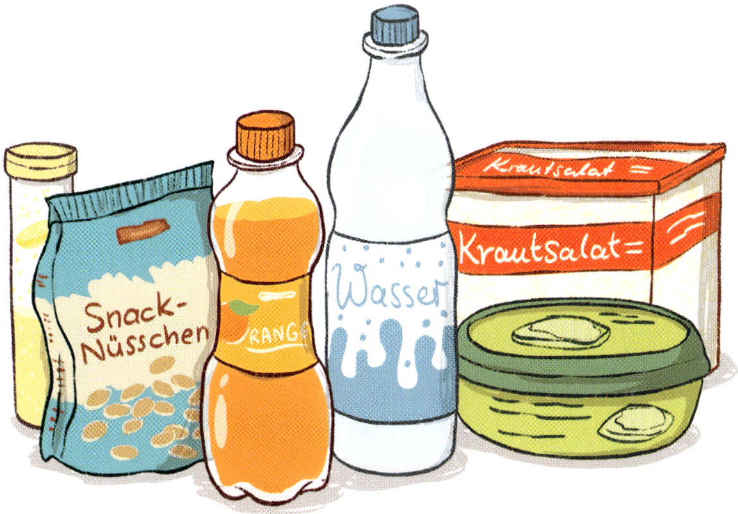

ARSEN

Von Arsen hast du bestimmt schon mal etwas gehört. Es ist der Stoff, der in Krimis und bei historischen Königsmorden zum Einsatz kommt, um sich ungeliebter Ehemänner oder Konkurrenten zu entledigen.

Arsen ist ein **Halbmetall** und kommt auf natürliche Weise in unserer Umwelt vor. Trotz seiner Giftigkeit ist es ein Bestandteil des Stoffwechsels von Pflanzen und Tieren. Wenn du sie isst oder ihre Milch trinkst, nimmst du Arsen auf. Das Spurenelement ist aber auch in der Luft und im Wasser enthalten, du kannst also gar nicht verhindern, dass du es zu dir nimmst.

Arsen ist als krebserregend eingestuft und kann die Haut, Blutgefäße und Nerven schädigen. Bisher konnte keine Menge gefunden werden, bei der Arsen unbedenklich ist.

Fisch und Getreideprodukte enthalten hohe Konzentrationen an Arsen. Reis gilt übrigens als besonders belastet. Denn die Böden, auf denen er wächst, werden häufig mit Wasser geflutet und die Reispflanzen gehen darin regelrecht auf Tauchstation. Das Arsen aus dem Boden löst sich im Wasser, und so badet der Reis regelrecht darin.

Deshalb solltest du Reis vor dem Kochen sehr gründlich waschen, am besten so lange, bis das Wasser klar und nicht mehr milchig ist. Und du solltest Reis so kochen, wie du es auch mit Nudeln machst: in viel Wasser, das du hinterher abkippen kannst. Dadurch minimierst du den Arsengehalt bestmöglich.

Wenn du deinen Körper vor Arsen schützen möchtest, verzichte auf alle Produkte, die aus Reis hergestellt wurden: Reismilch, Reisbrei, Reiswaffeln, Reiskekse etc. Denn skurril, aber wahr: Sie enthalten zum Teil größere Arsenmengen als der pure Reis. Deshalb rät das Bundesinstitut für Risikobewertung Eltern davon ab, kleinen Kindern Reisprodukte als Zwischenmahlzeit zu geben.

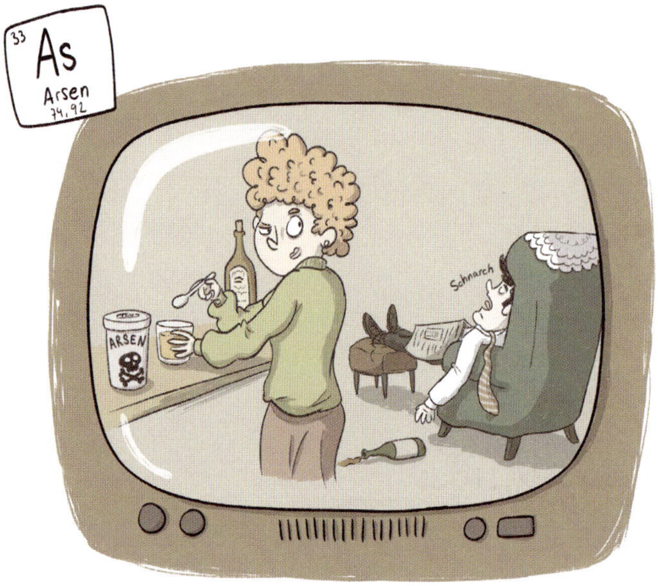

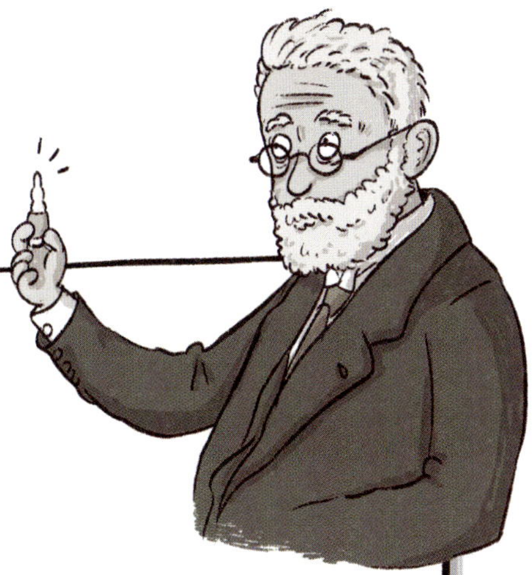

INFOKASTEN

Das weiße Gift

Arsen kann aber auch heilen. Seit 1905 wurden arsenhaltige Präparate zum Abtöten der Erreger der Schlafkrankheit, der Trypanosomen, eingesetzt. Es gab allerdings eine Nebenwirkung: Der Sehnerv wurde geschädigt. 1930 erblindeten 800 behandelte Soldaten, weil ein Leutnant eigenmächtig die Dosis eines arsenhaltigen Medikamentes verdoppelt hatte. Danach wurde nach und nach auf den Einsatz dieses Mittels beim Menschen verzichtet.

Es gibt viele arsenhaltige Stoffe: Paul Ehrlich prüfte über 600, bis er 1910 Salvarsan, ein Medikament zur Behandlung der Geschlechtskrankheit Syphilis, einführte.

Seit Ende 2000 gibt es in den USA ein arsenhaltiges Mittel, das bei der Behandlung von Krebs eingesetzt wird.

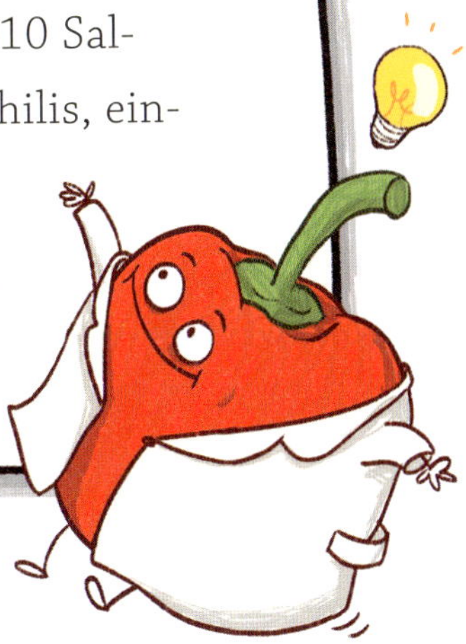

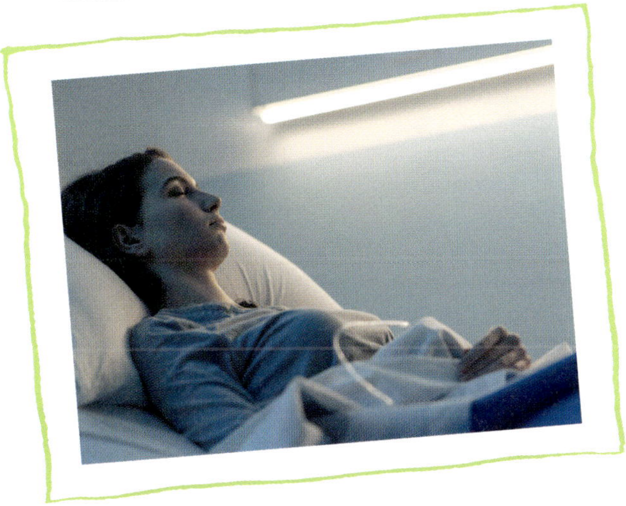

Die Dosis macht das Gift – Arsen kann heilen, aber auch töten.

MINERALÖL

Schon wenn ein Bauer mit seinem Traktor über das Feld pflügt oder ein Arbeiter im Wald seine Kettensäge benutzt, gelangt Mineralöl in die Umwelt. Wenn wir aus dieser Umwelt Nahrungsmittel gewinnen, bekommen wir die Mineralöle gleich mitgeliefert. Mineralöle dringen aber auch über die industrielle Verarbeitung oder über Verpackungen in unser Essen.

In den vergangenen 20 Jahren wurde immer deutlicher, wie häufig Mineralöl in unserer Nahrung enthalten ist: Schokolade, Olivenöl, Babynahrung, nichts ist vor ihm sicher.

Verpackungen sind besonders riskant, wenn sie aus recyceltem Material hergestellt wurden. Dieses kann Mineralöle an Nahrung abgeben. Hier würde eine dünne Schutzschicht vermutlich viel helfen. Aber weil es in Europa keine Regeln und Grenzwerte für Mineralöle in Lebensmitteln gibt, sind Hersteller nicht gezwungen, ihre Verpackungen mit diesem zusätzlichen Arbeitsschritt sicherer zu machen. Es ist daher sinnvoll, Nahrungsmittel zu Hause schnell auszupacken und in Glasgefäßen aufzubewahren.

Mineralöl ist kein natürlicher Bestandteil unserer Nahrung, und so hat unser Körper keine Möglichkeit entwickelt, mit dem Schadstoff umzugehen. Aufgrund ihrer **chemischen** Struktur werden Mineralöle meist im Fettgewebe abgespeichert. Dort können sie unter Umständen Entzündungen hervorrufen, wenn unser Immunsystem gegen sie vorgeht. Darüber hinaus besteht die Möglichkeit, dass Mineralöle auch krebserregend sind.

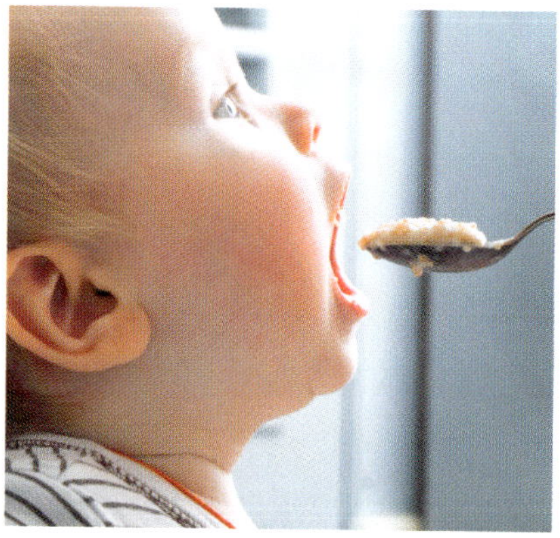

Man schmeckt sie nicht, aber: Mineralöle stehen im Verdacht, Krebs auszulösen und das Erbgut zu schädigen.

MEDIKAMENTE IN TIEREN

Auf den ersten Blick gehören Medikamente nicht mit in die Rubrik „Gifte durch Verarbeitung“. Auf den zweiten aber schon: Wenn Tiere Medikamente bekommen haben und wir ihr Fleisch essen oder die Milch von behandelten Tieren trinken, dann kommen die Medikamente in unseren Körper. Doch um was für Medikamente handelt es sich eigentlich?

Am meisten eingesetzt werden Antibiotika, **Hormone** und Psychopharmaka.

Antibiotika und Hormone haben neben ihren medizinischen Wirkungen auch den Effekt, dass sie Wachstumsbeschleuniger sind. Die Verlockung für die Bauern ist also groß, diese Stoffe zu geben. Denn wenn Tiere schneller wachsen, kann mehr Fleisch billiger hergestellt werden.

In der Europäischen Union ist es allerdings verboten, Medikamente dafür einzusetzen. In Kanada, den USA und Australien gibt es dagegen nur geringe Beschränkungen und in Brasilien und Südostasien gar keine.

Leider gibt es auch in Europa viele Möglichkeiten, dieses Verbot zu umgehen. Die Folge: Antibiotika verlieren ihre Wirkung bei uns Menschen und es gibt immer mehr **multiresistente Keime**. Sie sind besonders in Krankenhäusern ein Problem und der Grund, dass viele Menschen dort sterben. Mehr zu diesem komplexen Thema erfährst du in meinem Buch *Die spannende Welt der Viren und Bakterien*.

Psychopharmaka werden gegeben, kurz bevor Tiere geschlachtet werden, damit sie nicht so viel Stress haben. Zum Zeitpunkt des Todes befinden sich diese Stoffe noch in den Tieren, und wenn wir Menschen dann Fleisch essen, nehmen wir sie auf.

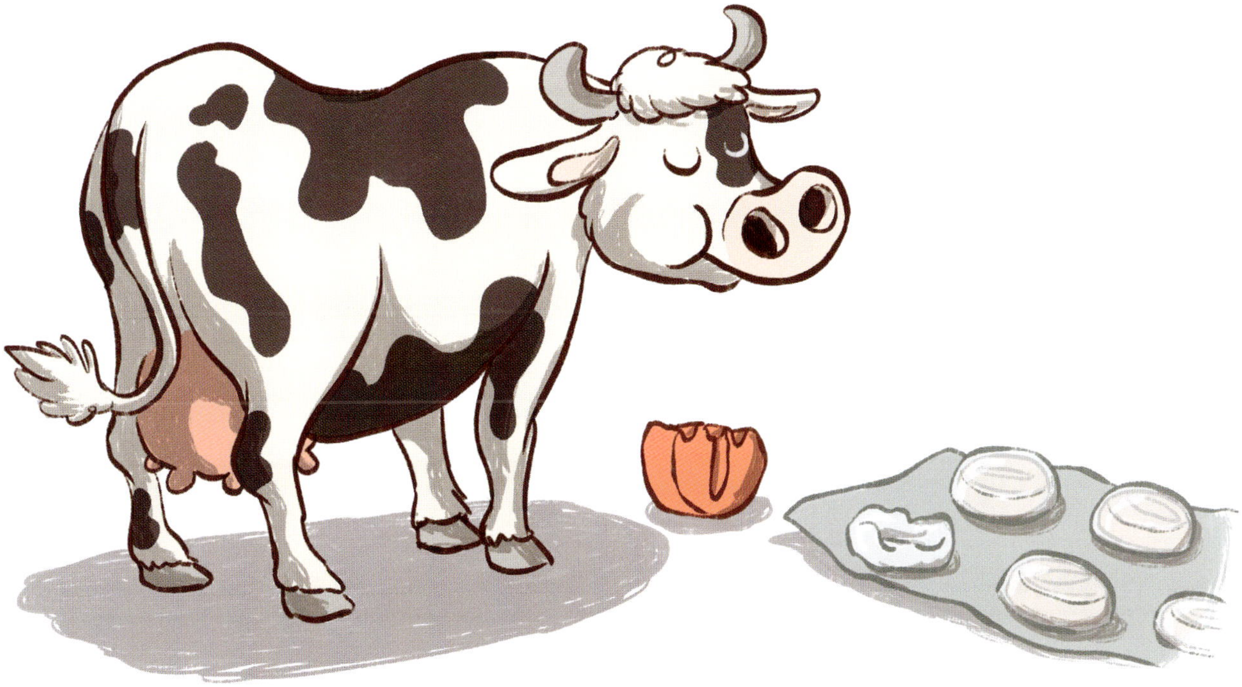

GIFTE DURCH MIKROORGANISMEN

Aufgepasst!

Viele der Maßnahmen, die du bisher kennengelernt hast, dienen dazu, das Wachstum von **Mikroorganismen**, also von Bakterien und Pilzen, in und an unserer Nahrung zu verringern. Wir erhitzen sie, um sie abzutöten, oder wir packen sie in den Kühlschrank, damit sich ihr Stoffwechsel verlangsamt, wodurch sie sich langsamer vermehren. Oder aber wir vergiften sie. Wie du schon erfahren hast, sind diese Gifte meist nur für die Mikroorganismen wirklich giftig. Aber in höheren Konzentrationen oder wenn wir sie durch verschiedene Nahrungsmittel nacheinander aufnehmen, kann es problematisch werden.

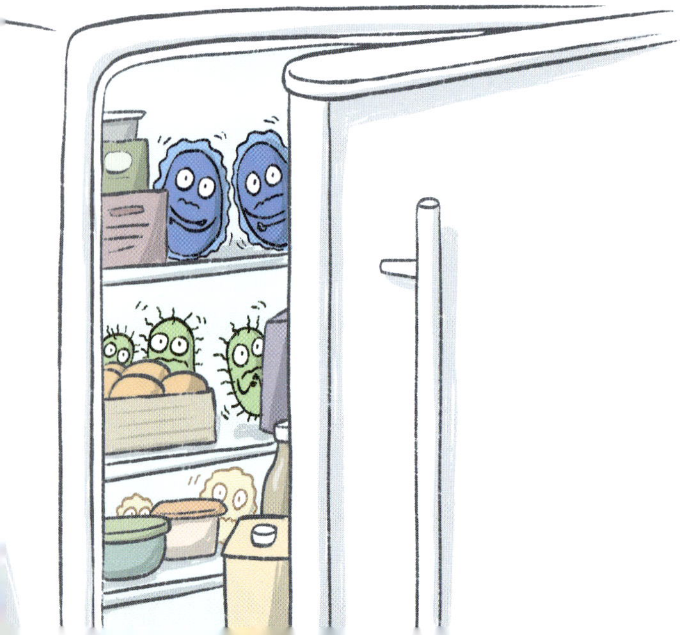

Das gefährlichste Gift, das wir Menschen kennen, ist ein Bakteriengift namens Botulinumtoxin. Es ist ein Nervengift und wird von der Bakterie Clostridium botulinum erzeugt. Seine Wirkung ist katastrophal: Selbst winzige Mengen unterbrechen die Reizleitung in unseren Nerven. Was das bedeutet? Wir können zum Beispiel unseren Arm nicht mehr bewegen. Das ist schlimm, doch noch schlimmer ist es, wenn die Lunge und das Herz betroffen sind und keine Signale mehr bekommen. Dann hört unser Herz auf zu schlagen und wir können nicht mehr atmen. Botulinumtoxin ist tödlich!

Besonders gefährdet, mit diesem Gift belastet zu sein, sind Fleisch und Fleischkonserven. Um das zu verhindern, wird Pökelsalz verwendet. In seiner Umgebung kann die Bakterie nicht wachsen. Dass Pökelsalz nicht ganz unproblematisch ist, weißt du ja bereits aus dem Kapitel *Wie man richtig kocht*. So ist das leider oft: Wir verhindern ein Problem und handeln uns damit ein neues ein.

Genauso wie Bakterien können auch Pilze Gifte produzieren. Das größte Problem für unsere Nahrung sind die Schimmelpilze. Ihre Sporen sind überall und unsere Nahrung ist für sie ein gefundenes Fressen. Sicher hast du schon einmal verschimmeltes Gemüse oder verschimmeltes Brot gesehen.

Es mag dich überraschen, aber was du siehst, ist überhaupt nicht der Pilz, sondern es sind seine Fruchtkörper. Der eigentliche Pilz besteht aus unzähligen kleinen, miteinander verbundenen Fädchen, die in der Nahrung gewachsen sind. Erst wenn das Myzel (so nennt man das Netzwerk aus den kleinen Fäden) groß und stark geworden ist, will es sich vermehren und erzeugt die Fruchtkörper, die wir dann als Schimmel sehen. Verschimmeltes Essen solltest du unbedingt wegschmeißen! Großzügiges Abschneiden reicht nicht aus, denn der eigentliche Schimmelpilz hat sich bereits im ganzen Brot oder Käse verteilt.

Besonders gefährlich sind Aflatoxine. Sie wurden erstmals beim Schimmelpilz Aspergillus flavus nachgewiesen. In hoher Konzentration sorgen Aflatoxine dafür, dass die Leber nicht mehr arbeitet. Wenn diese Gifte öfter gegessen werden, kann Krebs entstehen.

Gut aufpassen solltest du auch bei Nüssen: Meist sieht man keinen Schimmel daran und isst sie. Zum Glück haben wir im Verlauf der Evolution gelernt, diese Art von Giften zu schmecken. Wenn du also irgendwann einmal eine Nuss isst, die einen verschimmelten Geschmack hat, dann musst du sofort alles ausspucken und dir gründlich den Mund ausspülen.

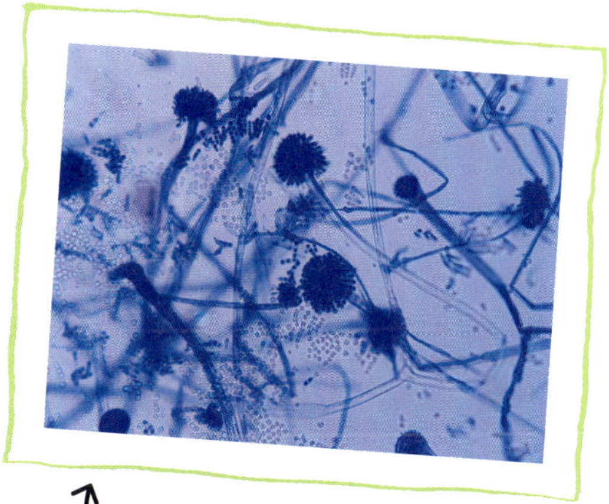

Unsere Nahrung ist für Schimmelpilze ein gefundenes Fressen, ihre Sporen sind fast überall drin.

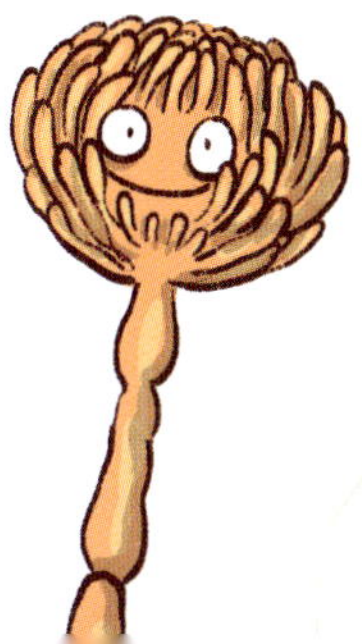

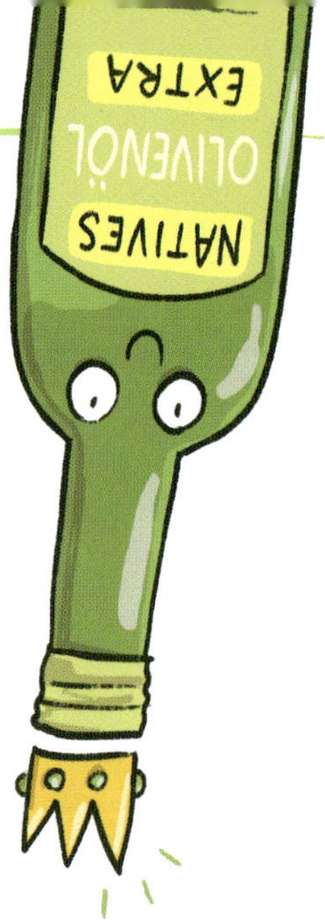

BETRUG

Lebensmittelfälschungen

Vor nicht allzu langer Zeit sind die Menschen auf den Markt gegangen und haben dort alles gekauft, was sie brauchten. Heute müssen wir noch nicht einmal aus dem Haus gehen, ein Klick am Computer reicht und Waren reisen für uns um den halben Globus.

Der internationale Handel hat viele Vorteile, denn Produzenten haben nicht mehr nur ihre eigene Umgebung als Kunden, sondern Menschen auf der ganzen Welt.

Doch dieses System hat auch seine Schattenseiten. Eine davon ist die geringe Transparenz über die Art und Weise, wie Produkte erzeugt, behandelt und transportiert werden. Damit uns zum Beispiel ein Produkt aus China erreicht, gibt es unzählige Zwischenhändler. In jedem Zwischenschritt möchte irgendjemand daran verdienen und manch einer kommt auf die Idee zu betrügen.

Besonders im Lebensmittelbereich sind diese Betrügereien extrem schwer nachzuvollziehen und daher gibt es eigens ein europäisches Projekt, das sich mit dieser Art von Betrug beschäftigt. Es heißt Opson und wurde 2011 von den Polizeibehörden Europol und INTERPOL ins Leben gerufen. Im Rahmen dieses Projektes wird natürlich nicht der ganze Markt überwacht, sondern es werden bestimmte Produkte stichprobenartig unter die Lupe genommen. Ich möchte dir hier ein vegetarisches und ein tierisches Produkt als Beispiel vorstellen.

OLIVENÖL

Natives Olivenöl Extra ist dank vieler für die Gesundheit wertvoller Bestandteile, aber auch aufgrund der aufwendigen Herstellung relativ teuer. Um das Öl zu erhalten, müssen die Oliven ganz vorsichtig ausgepresst werden. Man nennt das „kalt gepresst".

Macht man das Ganze mit erhöhter Temperatur und erhöht zusätzlich den Druck beim Auspressen, geht der Prozess viel schneller und es kann natürlich mehr Öl in kürzerer Zeit hergestellt werden. Je nachdem, wie hoch Druck und Temperatur bei der Herstellung sind, gibt es im Handel vier verschiedene Güteklassen für Olivenöl.

Für Laien wie dich und mich ist es aber praktisch unmöglich zu erkennen, ob in einer Flasche wirklich nur „Natives Olivenöl Extra", also nur kalt gepresstes Olivenöl, steckt. Die Versuchung für einen Zwischenhändler, aber auch für einen Hersteller, billig hergestelltes Olivenöl unterzumischen, ist extrem hoch. Man kippt einfach die beiden Öle zusammen und spart eine Menge Geld.

Manche Betrüger gehen sogar noch einen Schritt weiter: Sie mischen Olivenöl dreist mit Sonnenblumenöl. Damit das nicht gleich auffällt, geben sie noch Farbstoff (Beta-Carotin) und Wasabi für die Schärfe dazu. Die Experten von Opson fanden in 23 % der untersuchten Proben in Deutschland verpanschtes Olivenöl. Zum Glück waren diese Öle ohne gesundheitliche Gefährdung verwendbar.

2008 gab es aber einen Skandal, bei dem Speiseöl mit Maschinenöl und fettigen Rückständen aus der Tierproduktion vermischt wurde. Bei diesen Ölen bestand die Gefahr einer Vergiftung durch das Maschinenöl. Doch das war noch nicht alles: Die Hersteller riskierten die Übertragung von BSE, einer tödlichen Gehirnerkrankung bei Hausrindern, auf den Menschen. Dadurch wird bei uns die Creutzfeldt-Jakob-Krankheit ausgelöst, bei der sich, ähnlich wie beim Rinderwahn, das Gehirn auflöst. Ein echtes Verbrechen!

THUNFISCH

Auch Thunfisch ist ein sehr teures Nahrungsmittel, es sei denn, er wird direkt auf dem Meer verpackt. Bei einem hochwertigen und teuren Thunfisch muss die Tiefkühllagerung kontinuierlich -18 °C haben. Das ist natürlich ein Problem, wenn der Fisch aus dem Pazifik nach Europa transportiert werden muss. Wird die Kühlkette unterbrochen, so kann man sehr schnell eine Verfärbung von rötlich nach grau feststellen. Grauer Thunfisch ist nicht mehr viel wert.

Er hat aber auch einen Vorteil: Er kann nämlich als verhältnismäßig wertloser Fisch umso günstiger in die EU eingeführt werden und kostet nicht viel Zoll. In Europa wird der Fisch dann mit roter Farbe aufgespritzt. Als Verbraucher kann man diesen Betrug erst nach dem Kauf feststellen: Zum einen kann aus dem Fisch Flüssigkeit austreten und zum anderen sieht man es beim Braten. Wird dabei die Außenseite grau und der Fisch bleibt innen rot, ist er gefälscht. Bei hochwertigem Thunfisch ist das Fleisch nach dem Braten durchgängig grau.

Gegen solche Betrügereien ist man als Verbraucher machtlos. Die einzige Möglichkeit, die wir haben, ist, Bioprodukte zu kaufen. Die Produzenten und Händler dieser Produkte stehen in höherem Maß unter Kontrolle. Denn sie müssen ja jederzeit nachweisen können, dass sie tatsächlich Bioprodukte handeln oder verkaufen. Letztlich bedeutet mehr Kontrolle weniger Möglichkeit für illegale Manipulation und somit ein wenig mehr Sicherheit für uns Verbraucher.

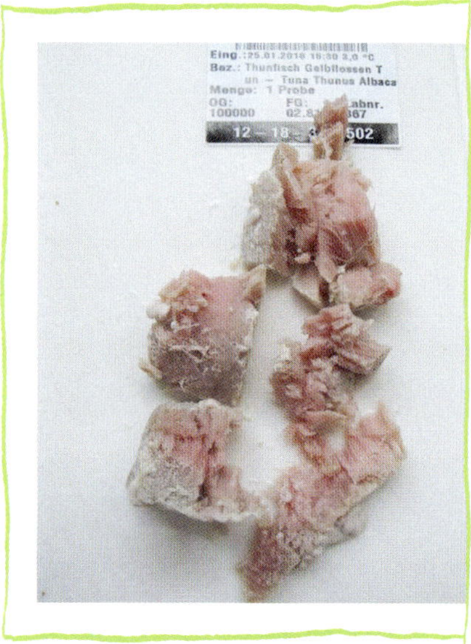

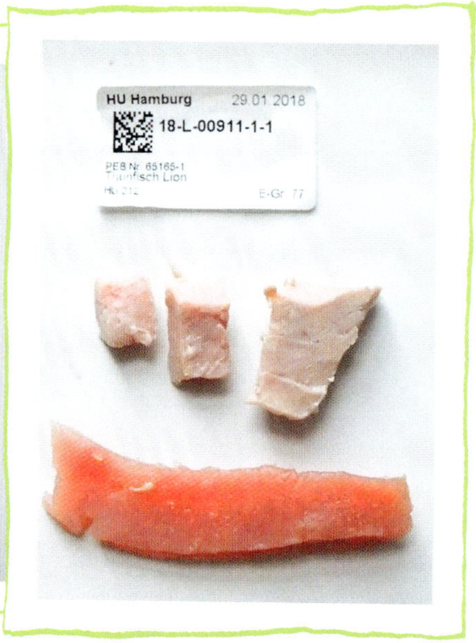

Gegarte Stücke mit grauer Oberfläche, innen rosa – ein Zeichen dafür, dass der Fisch künstlich behandelt wurde. Normaler Thunfisch wird beim Garen durchgängig hellgrau. Übrigens wird nicht nur Thunfisch künstlich aufgepeppt, sondern auch andere Fischsorten, vor allem die teuren.

LACHS IN ERBSEN-SAHNE-SOSSE

BRINGT BEWEGUNG INS SPIEL – OMEGA 3 UND EIWEISS FÜR FLEXIBLE ZELLWÄNDE UND STARKE MUCKIS

Du brauchst:

- eine Portion Wildlachs (tiefgefroren oder frisch)
- eine Tasse Tiefkühlerbsen (am besten bio)
- etwas Öl zum Braten (z. B. Olivenöl mit dem Zusatz „virgin“)
- einen viertel Becher Schlagsahne
- evtl. etwas Tomatenmark

So geht's:

Lasse die Erbsen und bei tiefgekühltem Fisch auch diesen auftauen. Erhitze etwas Öl in der Pfanne und lege den Lachs in die Pfanne. (Achtung: Es kann ziemlich spritzen und das Öl ist heiß!) Brate den Lachs bei mittlerer Hitze goldbraun an.

Gib einen viertel Becher Schlagsahne in einen Topf und gieße genauso viel Wasser dazu. Verrühre beides anschließend zu einer Soße.

Erwärme die Soße, gib die Erbsen dazu, salze nach Geschmack und lasse alles aufkochen (bitte am Herd bleiben, denn Sahne kocht schnell über und das gibt eine große Sauerei). Verfeinern kannst du die Soße mit einem Klecks Tomatenmark.

Nimm nun den Lachs aus der Pfanne und lege ihn in die Soße. Lasse beides noch eine Weile köcheln.
Dazu schmecken Vollkornnudeln, Vollkornbrot, Reis (bitte Basmatireis verwenden) oder auch Kartoffelbrei.

Tipps:

- Achte beim Fischkauf unbedingt auf das MSC-Siegel und frage bei frischem Lachs nach, ob es sich um Wildlachs handelt.
- Nicht vergessen: Das Auge isst mit! Mach es dir schön zum Essen und gönne dir eine Computer- und Handypause.
- Reiche den Möhren-Apfel-Salat von S. 178 dazu, das passt prima!

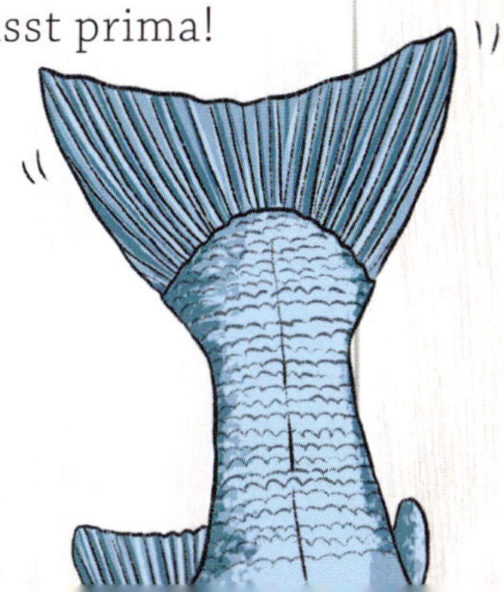

FAKE FOOD

Oder: Wie man keine hundert wird

An seinem 86. Geburtstag äußerte mein Vater eine Bitte: Er wünschte sich, dass wir unsere Tischtennisplatte für ein großes Match in den Garten brachten. Jetzt denkst du vielleicht, unser Opa wollte sich gemütlich in Pantoffeln und in eine Decke gewickelt neben die Platte setzen und seiner Familie beim Spielen zuschauen. Da irrst du dich: Opa eröffnete das Match und forderte jeden von uns heraus, gegen ihn anzutreten. Mit 86 kann er das, weil er sich gesund ernährt und sich viel bewegt hat. Na ja, zugegeben, eine Portion Glück ist wohl auch dabei.

Du hast wie keine andere Generation zuvor die realistische Chance, über 100 Jahre alt zu werden. Diese lange Zeit mag dir unvorstellbar vorkommen, aber glaub mir: Du wirst schnell feststellen, wie wenig Zeit das ist und wie viel mehr Lebenszeit du eigentlich gebrauchen könntest. Vielleicht beschert dir der wissenschaftliche und technische Fortschritt aber sogar ein noch viel längeres Leben. Wenn du mich fragst, ist das gar nicht so unwahrscheinlich.

Das verheißungsvolle Erbe dieses Fortschritts, das dir ein längeres Leben verspricht, hat aber auch Schattenseiten: Mit dem technischen Fortschritt hat zugleich eine nie gekannte Vergiftung unserer Umwelt stattgefunden. Auch wenn wir heute schon viele Probleme davon gelöst haben, ändert es nichts an der Tatsache, dass selbst die entferntesten Gegenden der Welt mit giftigen Abfällen der Industrialisierung verseucht sind und es auch noch lange bleiben werden.

Hinzu kommen Probleme, die selbst heute noch nicht gelöst sind. Dazu gehört zum

Beispiel die Wirkung von **Mikroplastik** und **Nanomaterialien** auf die Lebewesen und das Nahrungsnetz unseres Planeten. Ich wäre nicht überrascht, wenn es in Zukunft immer schwieriger würde, gesundes und naturbelassenes Essen zu bekommen. Stattdessen wird es überall in Hülle und Fülle Fake Food, also industriell behandelte Nahrung, geben.

Aus diesem Grund ist mir dieses Buch so wichtig: Je eher du beginnst, deinen Anspruch auf gesunde Nahrung durchzusetzen, desto eher werden auch die Erwachsenen darauf reagieren. Wie du am Beispiel der Schwermetalle Quecksilber und Blei gesehen hast, dauert es oft Jahrzehnte, bis die richtigen Entscheidungen getroffen werden. Solange Lebensmittelzusatzstoffe genehmigt werden, die bei Kindern Aufmerksamkeitsstörungen auslösen können, gibt es noch jede Menge zu tun.

Du bist jetzt ein echter Ernährungsprofi geworden und lässt dich nicht mehr von den Verlockungen der industriellen Lebensmittelproduzenten verführen. Du kennst nun viele ihrer Tricks und vielleicht nimmst du in Kauf, dass manche Dinge nicht mehr ganz so bequem sind. Entwickle für dich selbst kleine Tricks! Hab beispielsweise anstelle eines Schokoriegels immer ein paar Nüsse dabei und trink lieber reines Wasser als Wasser mit Zucker, Aroma und Farbe.

Das mag jetzt schräg klingen: Ich mache keine Dienstreise ohne meinen Gemüseschäler! Er ist für mich genauso wichtig wie mein Laptop. Habe ich Hunger, kaufe ich mir ein paar Möhren anstelle von Fast Food.

Jede und jeder hat es in der Hand, wie sie oder er sich ernährt. Auch du! Wenn immer mehr Menschen zu gesunder Nahrung greifen, werden Produzenten sie herstellen. Bioprodukte werden Standard und Fast-Food-Läden werden gesunde, frische Lebensmittel verkaufen.

Es ist alles eine Frage der Nachfrage!

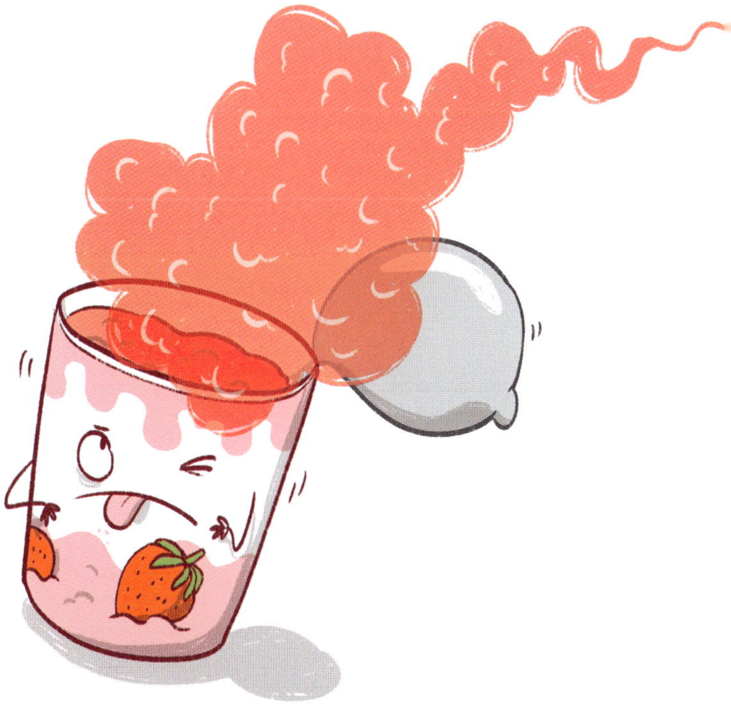

ERNÄHRUNGSTIPPS

So bleibst du gesund

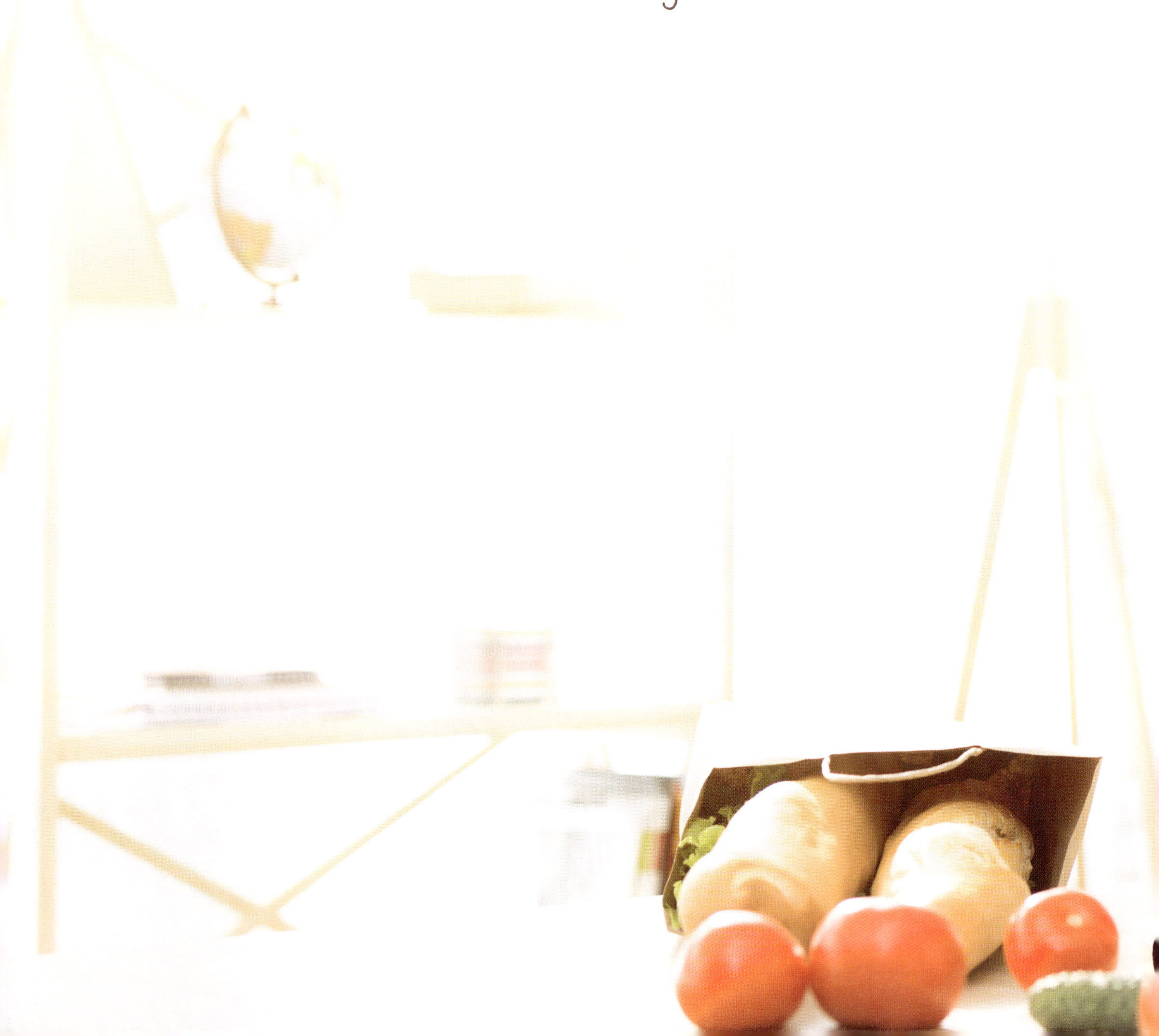

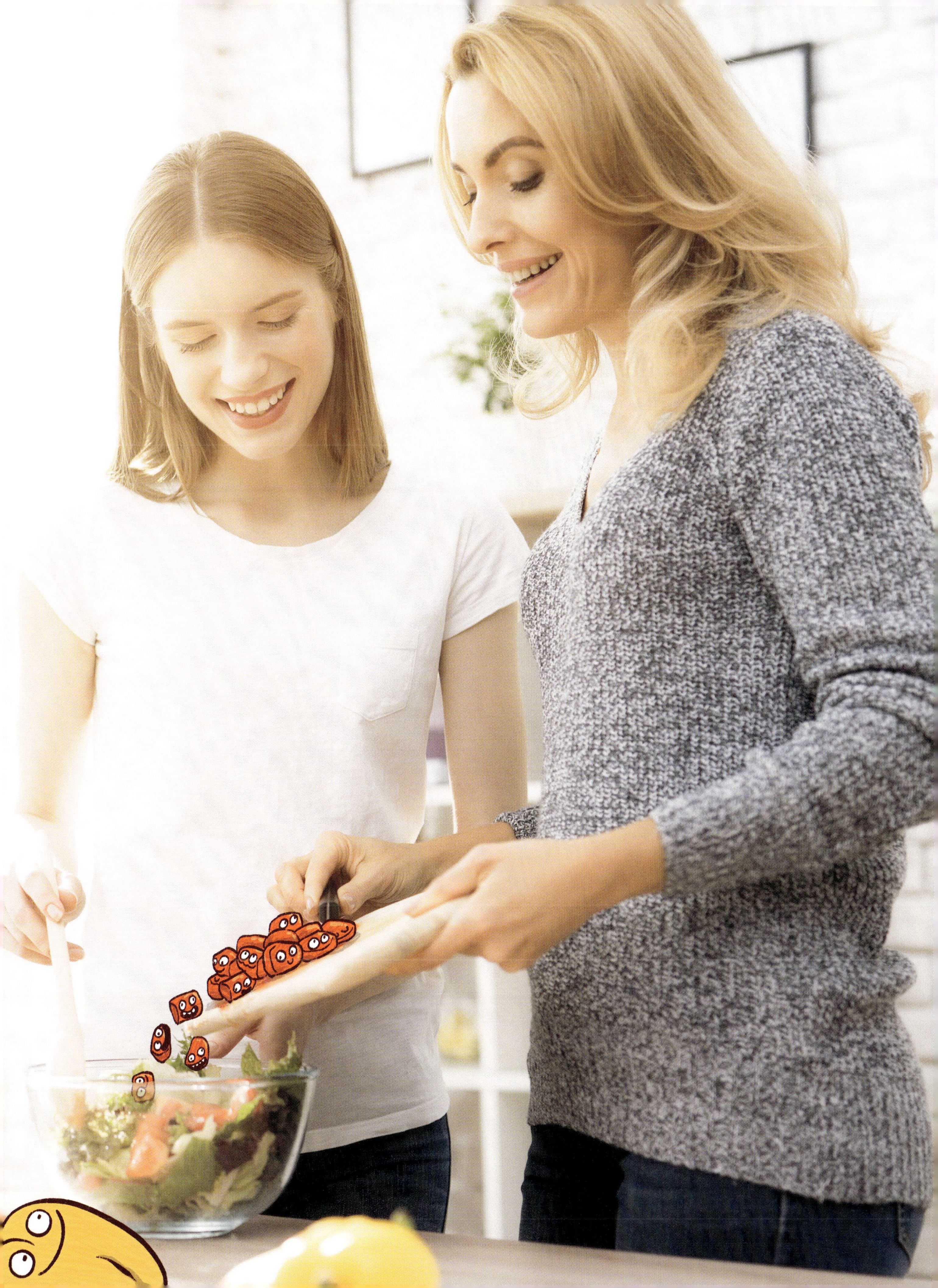

TIPPS VON BAS KAST

8 GUTE RATSCHLÄGE

Mein Freund Bas Kast hat am Ende seines Bestsellers *Der Ernährungskompass* 12 Tipps gegeben. Aus diesen habe ich die folgenden 8 für dich zusammengefasst:

Tipp #1

Iss „echtes Essen“: Deine Hauptnahrung sollte aus unverarbeiteten Naturprodukten bestehen. Es gibt aber natürlich auch gesunde verarbeitete Produkte, zum Beispiel Olivenöl, Joghurt, Käse und Brot. Nur achte bitte darauf, dass in all diesen Dingen keine oder nur möglichst wenige Zusatzstoffe enthalten sind.

Tipp #2

Mach Pflanzen zu deiner Hauptnahrung.

Tipp #3

Iss lieber Fisch als Fleisch. Fettiger Fisch, beispielsweise Lachs, ist am gesündesten. Beim Fleisch gilt: Weißes Fleisch (Hühnchen oder Pute) ist besser als rotes. Natürlich kannst du auch ab und an rotes Fleisch z. B. vom Rind, essen. Meide verarbeitetes Fleisch wie Salami, Würstchen und Co., so gut es geht.

Tipp #4

Milchprodukte sind gesünder als Milch selbst. Daher reduziere deinen Milchkonsum oder ergänze tierische Milch mit pflanzlicher Milch, wie zum Beispiel Hafermilch. Joghurt lässt sich kinderleicht selbst machen. Dann ist man sicher, dass lebende Kulturen drin sind.

Tipp #5

Kristallzucker (S. 18) und Transfette (S. 47) sollten möglichst aus deiner Nahrung verschwinden. Sie sind unnötig und ungesund. Sie verleiten dich nur, minderwertiges Essen zu essen.

Tipp #6

Keine Angst vor Fett! Im Gegenteil: Gesunde pflanzliche Fette mit einem hohen Anteil an ungesättigten Fettsäuren sowie fettiger Fisch sind ein Segen für deinen Körper. Zu viel gesättigte und tierische Fette wie auch Transfette sind ungesund und machen dick.

Tipp #7

Tapp nicht in die Proteinfalle und lass dich nicht von Zusatzstoffen täuschen! Nicht alles, was nach Proteinen schmeckt, enthält auch welche (denk an die „Bacon Chips"). Iss genügend Proteine und achte darauf, dass du sie hauptsächlich aus Pflanzen, manchmal auch aus Fisch und möglichst selten aus Fleisch und Fleischprodukten bekommst.

Tipp #8

Wenn du dich ausgewogen und gesund ernährst, brauchst du keine Vitaminpräparate, also künstlich hergestellte Vitamine. Es hat sich allerdings in Nordeuropa als sinnvoll erwiesen, in den Wintermonaten Vitamin D zu nehmen. Vegetarier und Veganer sollten ihre Ernährung mit Vitamin B12 ergänzen, da sie davon bei diesen Ernährungsformen nicht genug bekommen.

MEINE PERSÖNLICHEN TIPPS

Was ich unbedingt noch loswerden möchte:

Tipp #1

Vermeide Essen, bei dem du den Verdacht hast, dass es mit Schadstoffen belastet sein könnte. Ein bisschen mehr Sicherheit bieten Bioprodukte. Auch klug: Produkte aus Deutschland kaufen, denn die sind meist besser kontrolliert. Außerdem entlastet es die Umwelt, wenn Nahrung nicht so weit transportiert werden muss.

Tipp #2

Trink hauptsächlich Wasser! Beginn am besten gleich morgens. Wenn du Durst hast, trink nur selten Fruchtsaft oder gesüßte Getränke! Behandle sie wie eine leckere Süßigkeit, die du dir gelegentlich gönnst. Gieß sie dazu in ein besonders schönes Glas und genieß in kleinen Schlucken. Achte darauf, dass es 100%iger Fruchtsaft ist.

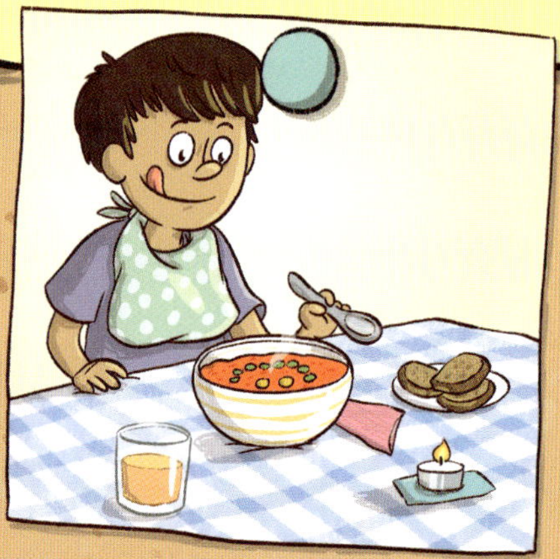

Tipp #3

Wechsle öfter die Nahrungsmittel. Damit gibst du deinem Körper viele unterschiedliche Bestandteile und vermeidest, von einem ungesunden Stoff zu viel aufzunehmen.

Tipp #4

Schokolade, Gummibärchen, Eis – Ausnahmen sind erlaubt. Wenn du eine machst, dann genieß sie, und zwar richtig!

Tipp #5

Um den Genuss geht es auch in meinen letzten Tipps: Mach es dir beim Essen schön, denn: Das Auge isst mit. Das kann ein ansprechend gedeckter Tisch sein. Oder auch ein lustiger Gemüseteller (siehe Rezept).

Tipp #6

Bei uns zu Hause „gewinnt“ immer, wer zuletzt mit dem Essen fertig ist. Denn er hat am meisten genossen ;-). Ich wünsche dir allseits einen genussvollen Appetit!

MEINE BIOMISCHE FORMEL FÜR DICH

Du hast in diesem Buch viel über das Mikrobiom, also die Mitbewohner in deinem Bauch, gelernt und weißt, was es braucht, damit es fit ist. Geht es ihm gut, geht es dir gut. Die Formel dafür ist einfach:

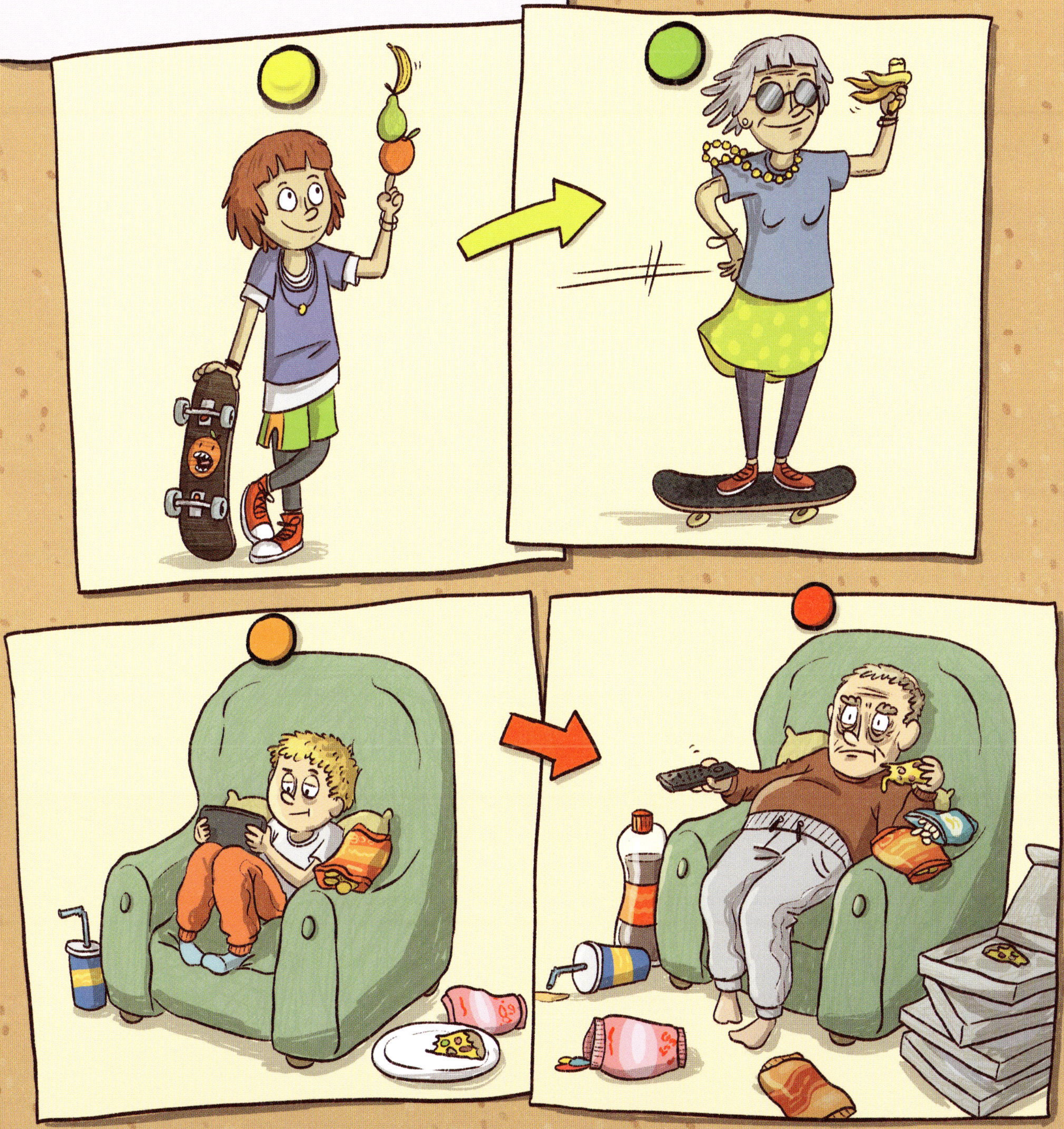

MÖHREN-APFEL-SALAT

DAS AUGE ISST MIT – VITAMIN A FÜR GUTEN DURCHBLICK

Du brauchst:

- zwei große oder drei kleine Möhren
- ein Apfel
- eine Handvoll Rosinen
- ein Glas Orangen- oder Apfelsaft
- etwas Zitronensaft
- evtl. einen Klecks Naturjoghurt oder Sahne
- eine Schüssel, eine Handraspel oder Küchenmaschine

Tipp:

Damit dein Körper das Vitamin A aus den Möhren aufnehmen kann, braucht er Fett. Wir genießen den Salat deshalb immer mit einem Klecks 3,8%igem Naturjoghurt, du kannst aber auch etwas flüssige Schlagsahne dazugeben, eine Scheibe Butterbrot dazu essen oder etwas Pflanzenöl untermengen, z. B. Rapsöl, Walnuss- oder Sesamöl.

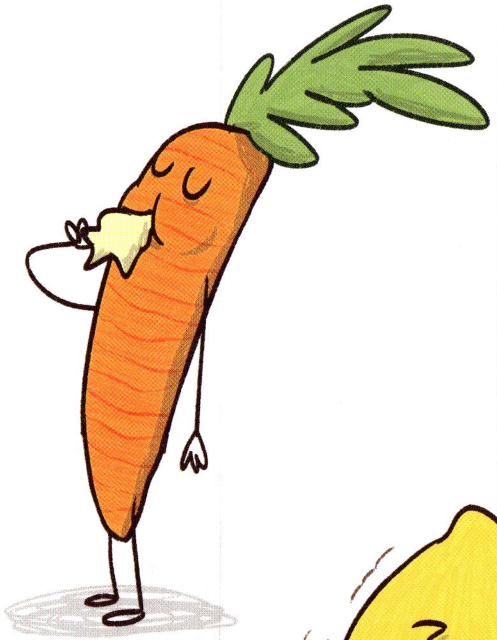

So geht's:

Gib die Rosinen und den Saft in eine Schüssel. Schäle nun die Möhren, wasche sie und rasple sie dann. Nun wäschst du den Apfel, entfernst das Kerngehäuse und raspelst ihn ebenfalls. Gib die geraspelten Möhren und den Apfel zur Saftsoße in die Schüssel, vermenge alles gut und presse noch einen Spritzer Zitronensaft dazu.

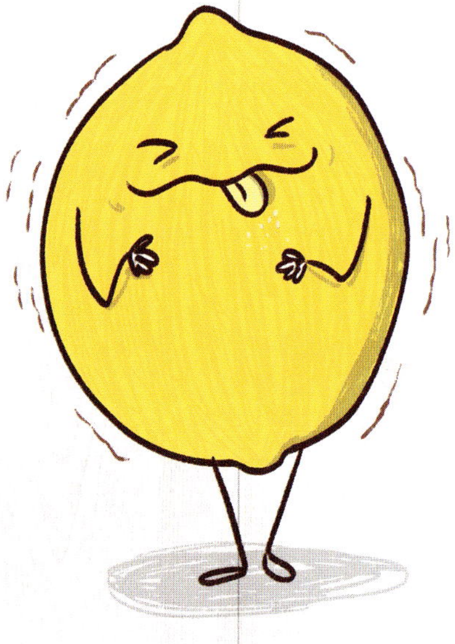

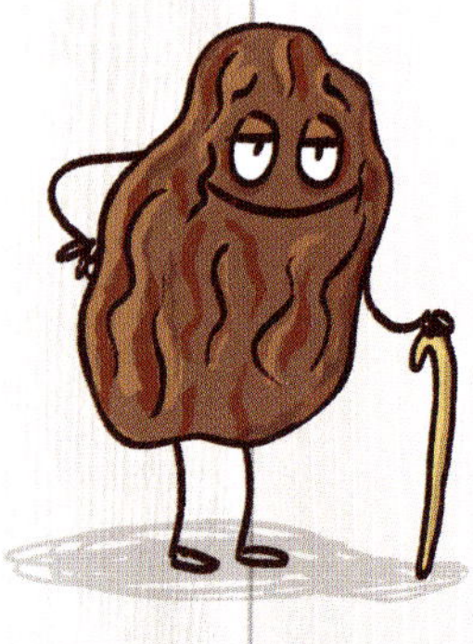

KARTOFFELBREI

AM LECKERSTEN SELBST GEMACHT

Du brauchst:

- drei–vier Kartoffeln (je nach Größe und Hunger)
- einen Teelöffel Butter (oder geschmacksneutrales Pflanzenöl)
- eine Tasse warme Milch
- einen Topf, einen Kartoffelstampfer

Tipps:

- Wenn du keinen Kartoffelstampfer hast, kannst du die Kartoffeln auch mit einer Gabel zerdrücken oder einen Mixer nehmen.
- Nimm nur so viel Butter und Milch, bis der Brei schön cremig ist.
- Ob die Kartoffeln weich sind, kannst du mit einer Gabel testen!

So geht's:

Schäle die Kartoffeln und schneide sie in kleine Stücke. Spüle sie mit Wasser sauber, dann lege sie in einen Topf und bedecke sie mit Wasser. Gib etwas Salz hinzu und bringe das Wasser zum Kochen.

Wenn die Kartoffeln weich gekocht sind, gieße sie ab und stampfe sie zusammen mit der Butter und der warmen Milch cremig. Schmecke den Brei ab und salze bei Bedarf nach.

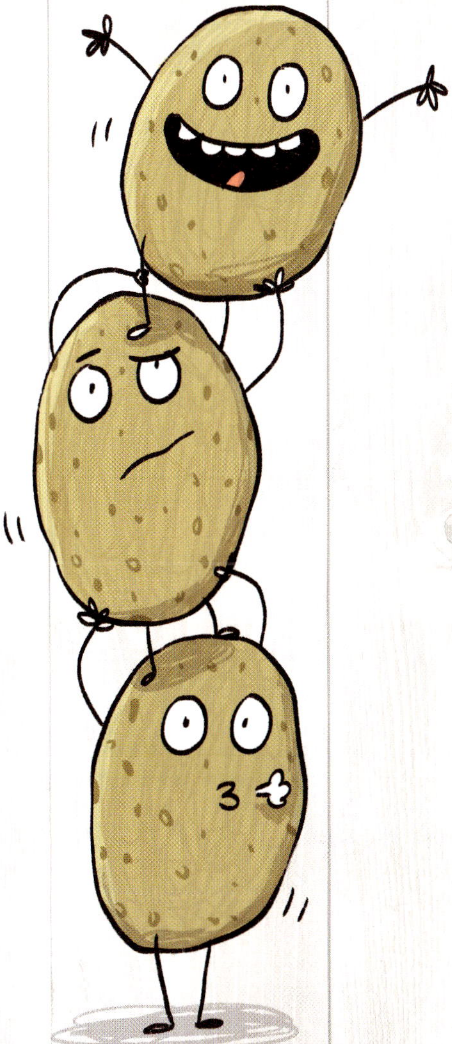

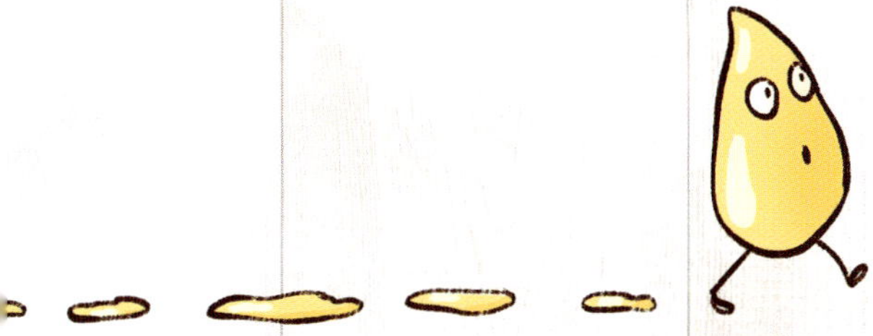

PELLKARTOFFELN MIT KRÄUTERQUARK

DER LECKERSTE QUARK ÜBERHAUPT – BEHAUPTEN UNSERE GÄSTE!

Du brauchst:

- drei–vier kleine Kartoffeln (im Frühjahr z. B. Frühkartoffeln)
- evtl. etwas Leinöl
- ein Messer und einen Kochtopf
- etwas Salz

So geht's:

Wasche die Kartoffeln gründlich und ritze ihre Schale an, damit sie sich später leichter lösen lässt.

Lege die Kartoffeln dann in einen Topf und fülle ihn mit Wasser auf, bis die Kartoffeln gerade so bedeckt sind. Koche die Kartoffeln, bis sie weich sind.

Gieße anschließend das Wasser ab und schäle nun die Kartoffeln.

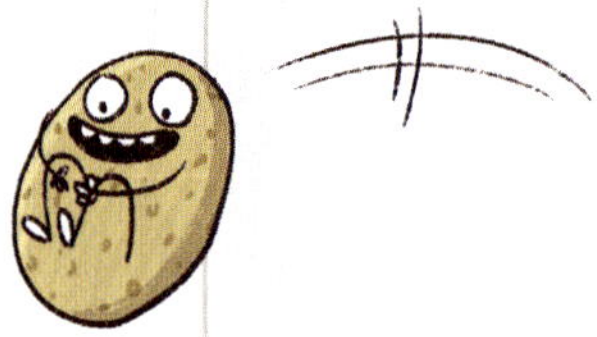

Tipps:

- Ob die Kartoffeln fertig sind, merkst du, wenn du mit einer Gabel hineinpikst.
- Mit Leinöl kannst dein Gericht noch verfeinern und ein paar gesunde Omega-3-Fettsäuren naschen.

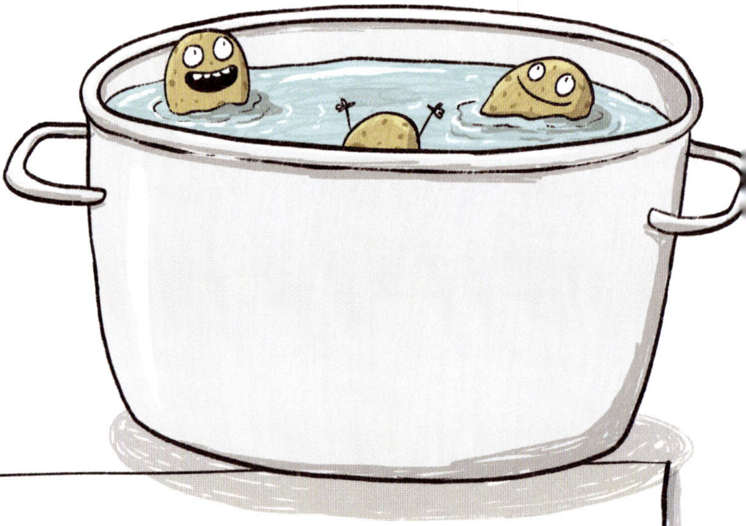

INFOKASTEN

Salz ist Geschmackssache! Du musst probieren, wie viel du davon magst. Wichtig beim Salz: Verwende keine raffinierten Salze (das sind meist die, die in kleinen Kartons verkauft werden). Denn darin sind sogenannte Rieselhilfen oder auch Trennmittel und die sind ungesund.

Kräuterquark

Du brauchst:

- 200 g körnigen Frischkäse
- 250 g Quark
- 100 g Naturjoghurt
- eine kleine Dose Mais
- frische oder tiefgekühlte Kräuter, z. B. Petersilie, Schnittlauch oder 6-Kräuter-Mischung
- etwas Salz und Pfeffer
- eine Schüssel, eine Schere oder ein Küchenmesser, eine Gabel

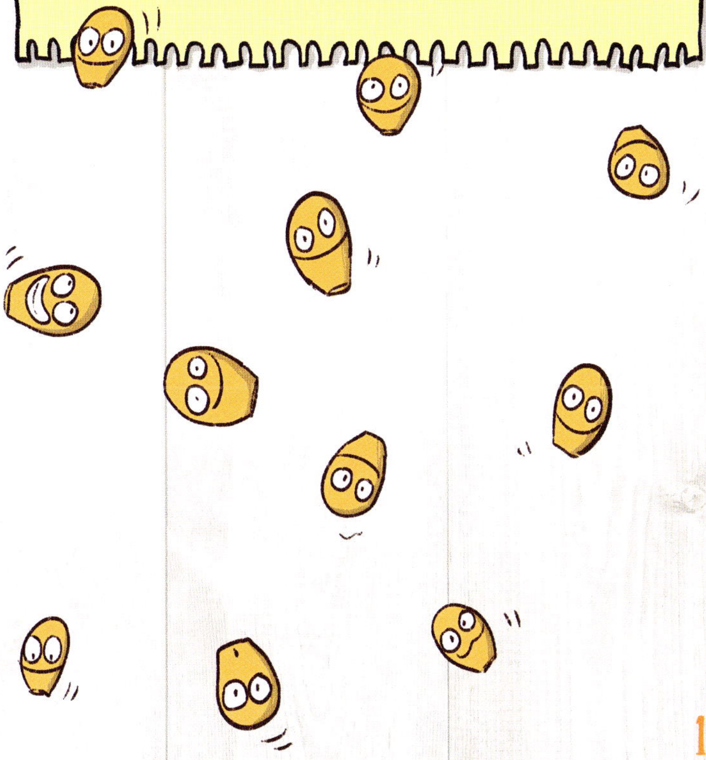

So geht's:

Gib den körnigen Frischkäse mit dem Quark, dem Joghurt, dem abgetropften Mais und den gewaschenen und evtl. geschnittenen Kräutern in eine Schüssel und verrühre alles gut.

Je nach Geschmack kannst du den Quark noch mit ein wenig Salz und Pfeffer abschmecken.

Tipps:

- Statt Mais kannst du auch eine Gurke in den Quark raspeln.
- Dazu passen Pellkartoffeln. Lecker schmeckt der Quark aber auch als Brotaufstrich oder als Dip zu Möhren, Paprika oder Kohlrabi!

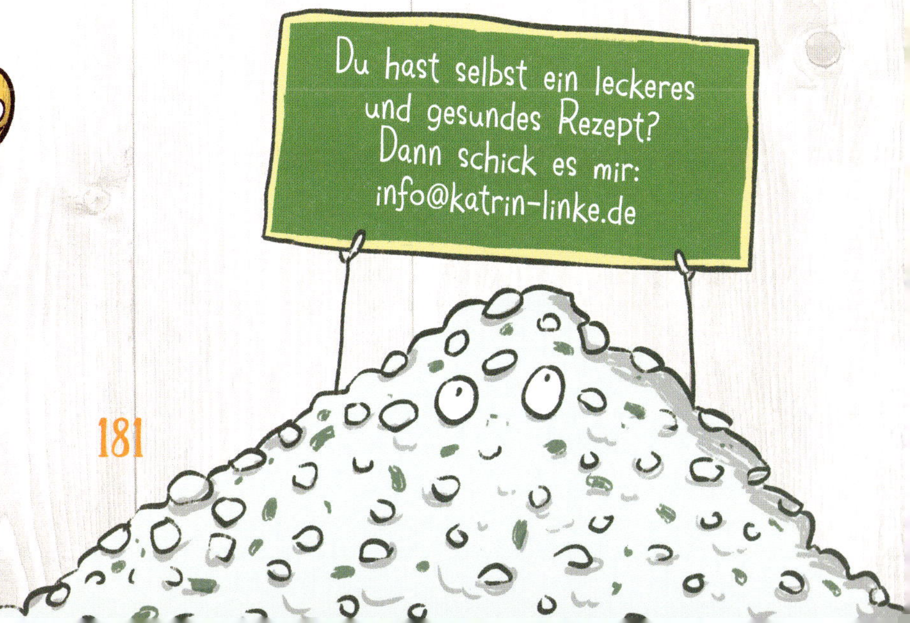
Du hast selbst ein leckeres und gesundes Rezept? Dann schick es mir: info@katrin-linke.de

GLOSSAR

Bei der **Aquakultur** handelt es sich um eine Art Landwirtschaft im Wasser. Es werden Fische, Algen, Krebse und Schalentiere gezüchtet.

Als **Atmosphäre** bezeichnet man die Gesamtheit der Luft, die unsere Erde umgibt.

ATP steht für Adenosintriphosphat. Dabei handelt es sich um die Energiequelle, die in deinen Zellen verwendet wird. Die Energie im Zucker (Glukose) wird auf ATP übertragen und steht dann allen Prozessen in deinen Zellen zur Verfügung, z. B. den Muskelzellen.

Bakterien sind winzig kleine Lebewesen, die überall in der Umwelt, aber auch in und an uns leben. Die meisten sind völlig ungefährlich, oft sogar gut für uns, aber einige wenige können uns auch krank machen. Der große Unterschied zu allen anderen Lebewesen ist, dass Bakterien keinen Zellkern haben.

Als **basisch** bezeichnet man eine Lösung, in der es viele OH^--Ionen gibt. Das ist ein Molekül, das sich aus einem Sauerstoff- und einem Wasserstoffatom zusammensetzt. Schüttet man gleich viel Säure und Base zusammen, neutralisieren sich beide und es entsteht Wasser (H_2O).

Botenstoffe sind winzige Moleküle (meist handelt es sich dabei um Proteine), die im Körper Informationen übertragen.

Chemie; chemisch: Hierbei handelt es sich um Reaktionen, die zwischen Atomen oder Molekülen stattfinden. Dabei gehen die beteiligten Stoffe eine Wechselwirkung ein und verändern sich. In jeder Sekunde finden unzählige chemische Reaktionen in deinem Körper, aber auch in der Umwelt statt.

Als **DNA** bezeichnet man ein kettenförmiges Molekül, bei dem die Reihenfolge der einzelnen Kettenglieder eine Information trägt. Beispielsweise kann ein Stück dieser Kette den Bauplan für ein bestimmtes Protein wie Insulin enthalten. In dem Fall spricht man vom Gen für Insulin. Das Gen für Insulin besteht übrigens aus ungefähr 300 Kettengliedern.

Enzyme sind Hilfsstoffe, mit deren Hilfe chemische Reaktionen leichter ablaufen. Enzyme haben also die gleiche Funktion wie Katalysatoren in der Technik.

Als **Epithelzellen** bezeichnet man Zellen, die innere Organe auskleiden und eine Art Grenzschicht bilden.

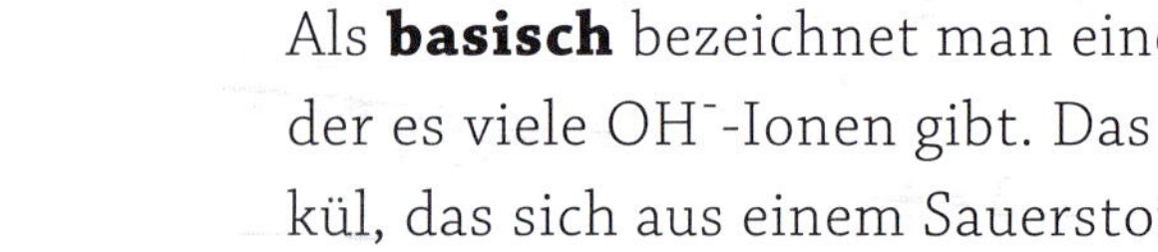

Essenziell bedeutet erforderlich bzw. absolut notwendig.

Die **Evolution** ist ein Mechanismus der Biologie. Die Evolution des Lebens auf der Erde umfasst die Entwicklung von ganz einfachen Lebewesen bis hin zu uns Menschen.

Fruktose, auch bekannt als Fruchtzucker, ist ein Einfachzucker. Gemeinsam mit dem Einfachzucker Glukose bildet Fruktose unseren typischen Kristallzucker.

Galaktose ist, genauso wie Fruktose und Glukose, ein Einfachzucker.

Als **gebunden** bzw. **gebundene Form** bezeichnet man einen Stoff, der zwar vorhanden, aber an etwas anderes gebunden ist und so nicht zur Verfügung steht.

Genetisch oder **genetisch programmiert** bedeutet, dass etwas über die Gene vorgegeben ist. Die Eigenschaften eines Lebewesens werden von einer Generation zur nächsten weitergegeben.

Als **Gerinnung** bzw. **Blutgerinnung** wird ein sehr wichtiger, aber auch komplizierter Prozess bezeichnet, bei dem Bestandteile des Blutes verklumpen. Dieser Mechanismus ist bei Verletzungen extrem wichtig, denn auf diese Weise wird die Blutung gestoppt.

Die **Geschmacksknospen** sind die kleinen roten Punkte auf der Zunge. In ihrer Mitte ist eine winzige Öffnung und dort liegen die Zellen, mit denen du schmeckst.

Glukose, auch bekannt als Traubenzucker, ist ein Einfachzucker und zentraler Energieträger in Organismen. Glukose lässt sich sehr gut über das Blut transportieren und wird in den Zellen verbrannt. Ihre Energie wird auf die zellinternen Energieträger, die ATP-Moleküle, übertragen. Aus einem Glukosemolekül werden über 30 ATP-Moleküle.

Halbmetalle sind chemische Elemente, die sowohl Eigenschaften von Metallen als auch von Nichtmetallen aufweisen. Beispiele sind Selen oder Silicium.

Als **Halbwertszeit** bezeichnet man die Zeit, in der sich die Hälfte eines Stoffes umgesetzt oder verflüchtigt hat.

Hämoglobin wird der rote Farbstoff des Blutes genannt. Hämoglobin ist dafür verantwortlich, Sauerstoff in der Lunge aufzunehmen und an die Zellen im ganzen Körper abzugeben. Dort nimmt Hämoglobin im Gegenzug Kohlendioxid auf und bringt es zur Lunge, wo es abgeatmet werden kann.

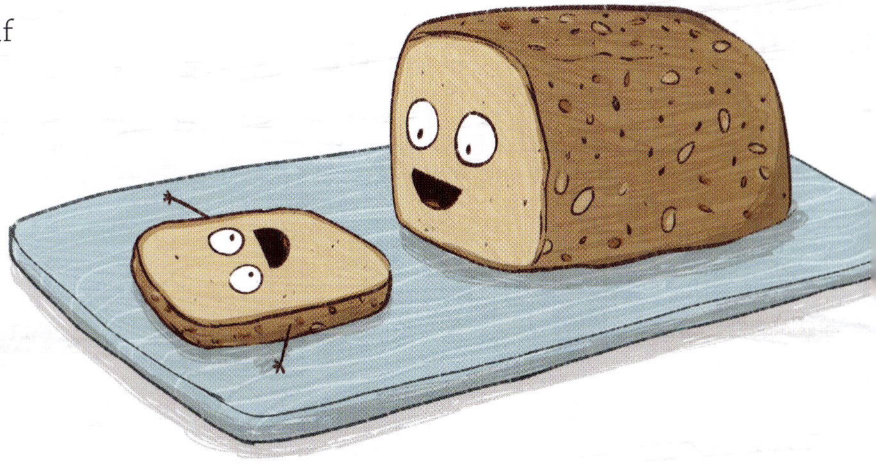

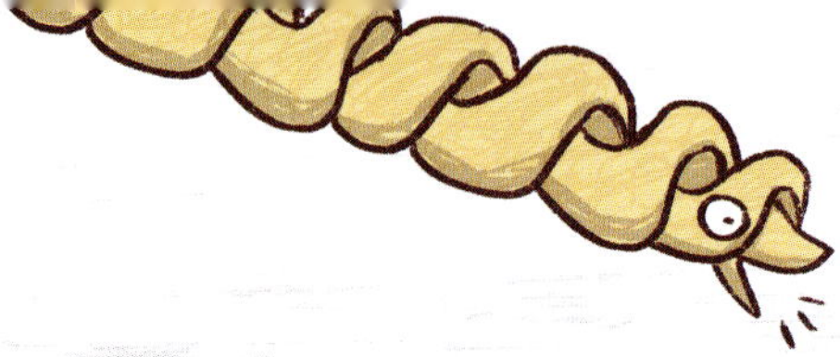

Bei **Hormonen** handelt es sich um Botenstoffe innerhalb unseres Körpers. Meist sind es Proteine. Wir nehmen die Wirkung von manchen Hormonen als Gefühl wahr.

Das **Immunsystem** besteht aus mehreren Organen, wie beispielsweise der Schilddrüse, und ist für unsere Abwehr gegen Krankheiten verantwortlich.

Als **Keime** bezeichnet man Krankheitserreger. Als **multiresistente Keime** bezeichnet man Krankheitserreger, gegen die keine Antibiotika mehr wirken.

Ein **Kernspintomograf** liefert, ähnlich wie ein Röntgenapparat, Bilder vom Inneren des Körpers. Das Gerät arbeitet mit starken elektromagnetischen Feldern und es werden Schnitte vom Körper angefertigt. Sie werden in einem Computer zu einem 3D-Bild zusammengefasst.

Kohlendioxid (CO_2) entsteht in unseren Körperzellen, wenn zum Beispiel Glukose mit Sauerstoff reagiert. Dabei entstehen Kohlendioxid, Wasser und Energie, die den Zellen als ATP zur Verfügung gestellt wird. Kohlendioxid ist also ein Abfallprodukt unseres Stoffwechsels und es wird über die Lunge abgeatmet.

Ein **Kohlenstoffatom** ist ein einzelnes Atom mit vier einzelnen Außenelektronen, über die das Kohlenstoffatom eine Reaktion mit anderen Atomen eingehen kann. Verbindet sich ein Kohlenstoffatom mit vier Wasserstoffatomen, entsteht Methan (CH_4).

Als **Kohlenstoffring** bezeichnet man zum Beispiel das Glukose-Molekül, bei dem sechs Kohlenstoffatome ringartig angeordnet sind.

Bei **Krebs** oder **Krebszellen** handelt es sich um ein unkontrolliertes Wachstum von Körperzellen. Dies kann ständig in unserem Körper passieren, aber im Normalfall werden die entarteten Zellen sofort erkannt und abgetötet. Manchmal wachsen sie aber auch weiter, dann entstehen Krebserkrankungen. Sie können tödlich verlaufen.

Lebensmittelchemiker beschäftigen sich mit der chemischen Grundstruktur von Nahrung und versuchen, sie nach den menschlichen Wünschen zu verändern.

Lycopin, der rote Farbstoff der Tomate, schützt unsere Zellen vor Krankheiten und Alterung.

Eine **Membran** ist eine Art dünne Folie, die zwei Dinge voneinander trennt. Die Zellmembran trennt zum Beispiel das Innere einer Zelle von der Außenwelt ab.

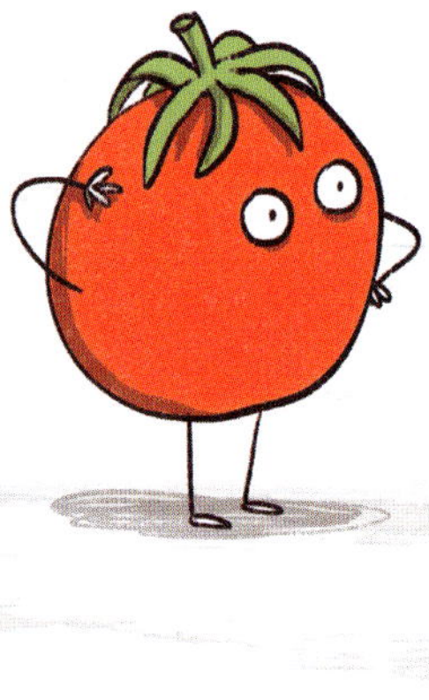

Als **Mikrobiom** bezeichnet man die Lebensgemeinschaft der Bakterien in und am Menschen. Meist sind aber die Bakterien im Dickdarm gemeint (etwa 2 kg). Das Mikrobiom ist lebenswichtig, denn es versorgt uns mit seltenen Nährstoffen und hilft, weniger krank zu sein. Deshalb sollte es immer gut mit Ballaststoffen gefüttert werden.

Als **Mikroorganismen** bezeichnet man viele unterschiedliche kleine Organismen, meist sind damit aber Bakterien oder Pilze gemeint.

Mikroplastik sind sehr kleine Fragmente aus Plastik. Sie entstehen im Laufe der Zeit aus großen Plastikteilen wie zum Beispiel einer Plastiktüte. Das Gefährliche an Mikroplastik ist, dass die kleinen Bestandteile Giftstoffe in sich aufnehmen. Werden die Plastikfragmente dann von beispielsweise Schnecken oder Muscheln gefressen, kommen die Umweltgifte in die Nahrungskette und können letztendlich auf unseren Tellern (z. B. im Fisch) landen.

Ein **Molekül** besteht aus mindestens zwei Atomen, die sich chemisch miteinander verbunden haben. Wasser (H_2O) ist zum Beispiel ein Molekül aus zwei Atomen Wasserstoff und einem Atom Sauerstoff.

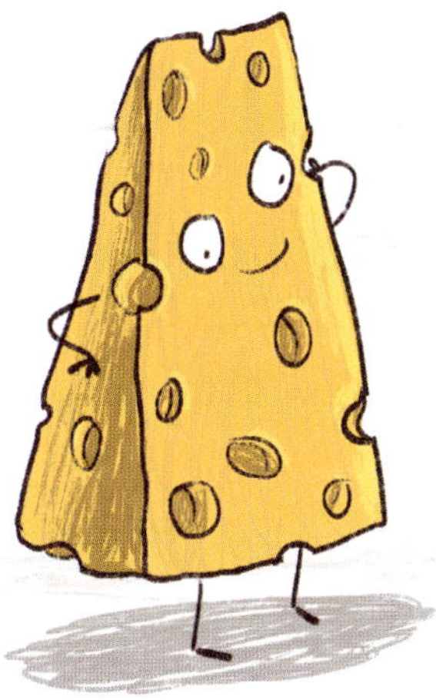

Als **Nanomaterialien** bezeichnet man alle Stoffe, die kleiner als 1 µm und größer als 1 nm sind. Es sind also wirklich sehr kleine Strukturen, von denen man die kleinsten noch nicht einmal mit den besten Mikroskopen erkennen kann.

Neurotransmitter sind Botenstoffe zwischen den Nervenzellen.

Unter **Neutralisieren** versteht man zum Beispiel die Reaktion zwischen einer Säure und einer Base. Die Wirkung hebt sich gegenseitig auf und am Ende ist die Flüssigkeit neutral.

Niedrigdosis-Effekte sind in der Biologie Effekte, die dadurch zustande kommen, dass nicht nur eine einfache chemische Reaktion stattfindet, sondern dass in einem Organismus eine Reaktion gleich eine andere auslösen kann und am Ende eine viel größere Wirkung entsteht, als man ursprünglich erwartet hätte.

Nitrit ist ein Abbauprodukt von Nitrat und kann weiter zu Nitrosamin reagieren.

Nitrosamine sind krebserregende Verbindungen, die besonders bei Temperaturen über 130 °C aus Nitrit und Proteinen entstehen. Besonders betroffen sind gepökeltes Fleisch und Wurstwaren.

Ein **Ökosystem** ist die Gesamtheit aller Lebewesen und ihrer Umwelt in einem bestimmten Gebiet. Es gibt also das Ökosystem Wald, aber auch das Ökosystem See usw.

Organismus ist ein anderes Wort für Lebewesen.

Als **Peristaltik** bezeichnet man die synchrone Muskelbewegung im Magen-Darm-Trakt, mit der Nahrung durch den Darm transportiert wird.

Phenylketonurie ist eine angeborene Stoffwechselerkrankung, die, wenn sie unerkannt bleibt, zu schweren geistigen Entwicklungsstörungen führen kann. Aus diesem Grund wird das Blut von Neugeborenen regelmäßig untersucht. Ist man erkrankt, kann mit einer bestimmten Ernährung gegengesteuert werden.

Pilze sind eine große Gruppe von Lebewesen. Außer ihnen gibt es noch Tiere, Pflanzen und Bakterien.

Proteine sind so etwas wie kleine Maschinen in Lebewesen.

Als **räumliche Struktur** wird die spezielle Form eines Gegenstandes, z. B. eine Kugel oder ein Hammer, bezeichnet.

Rezeptoren sind Proteine, die so konstruiert sind, dass sie, wenn ein ganz bestimmter Stoff bei ihnen andockt, eine Reaktion auslösen. So startet beispielsweise Insulin die Aufnahme von Zucker aus dem Blut in die Zelle.

Als **sauer** bezeichnet man eine Lösung, in der es viele Wasserstoffionen (H^+- Ionen) gibt. Schüttet man gleich viel Säure und Base zusammen, neutralisieren sich beide und es entsteht Wasser H_2O.

Sekundäre Pflanzenstoffe sind Inhaltsstoffe von Pflanzen, die die Pflanzen nicht unmittelbar brauchen. Oft sollen sie vor Fressfeinden schützen. Sekundäre Pflanzenstoffe sind z. B. Koffein und Nicotin.

Als **Stoffgruppe** bezeichnet man eine Gruppe von bestimmten Stoffen, z. B. die Stoffgruppe der Metalle.

Unter **Stoffwechsel** versteht man alle chemischen Reaktionen in einem Organismus. Stoffwechselkrankheiten behindern diesen Vorgang und können schwere Folgen nach sich ziehen.

Ein **Symptom** ist ein bestimmtes Anzeichen für eine Krankheit, z. B. rote Flecken auf der Haut. In diesem Fall könnte es sich um die Krankheit Röteln handeln.

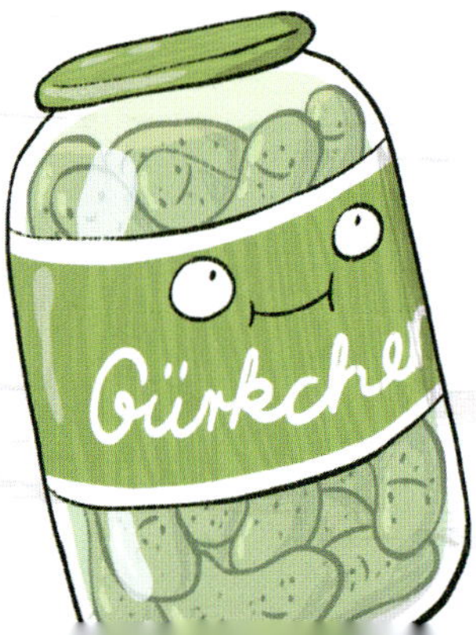

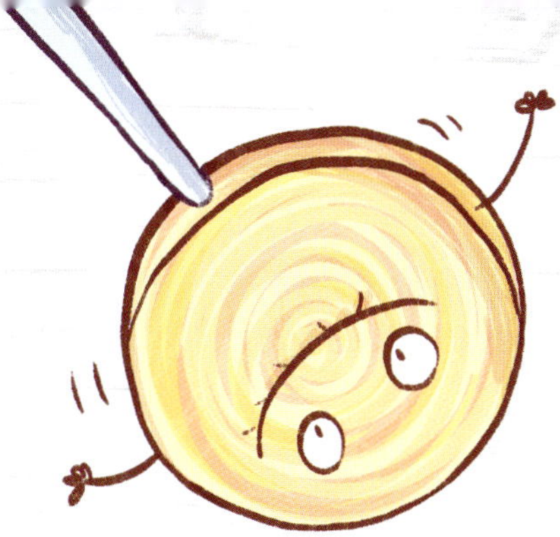

Mit dem Begriff **Therapie** sind alle Maßnahmen gemeint, die ergriffen werden, um einen gesunden Zustand wiederherzustellen.

Als **Vitamin-B-Komplex** bezeichnet man die Gruppe der B-Vitamine. Bei der Nahrungsergänzung wird empfohlen, nicht nur ein bestimmtes Vitamin B zu nehmen, sondern gleich alle, damit kein Ungleichgewicht entsteht.

Wasserstoffionen sind Wasserstoffatome, denen ein Elektron fehlt und die daher eine positive Ladung haben.

Weichmacher sind Stoffe, die Plastik geschmeidig machen. Meist können sie aber verdunsten. Dadurch wird weiches Plastik im Laufe der Zeit hart und brüchig.

Die **Weltgesundheitsorganisation** (WHO) ist eine Organisation der Vereinten Nationen, die sich mit Gesundheitsfragen auf der ganzen Welt beschäftigt.

Ein **Zellmembranbläschen** ist eine kleine Blase, die durch eine Zellmembran von der Umwelt abgeschlossen ist.

Zivilisationskrankheiten sind Krankheiten, die durch unseren Lebensstil hervorgerufen werden. Übergewicht und Diabetes-Typ 2 (Altersdiabetes) sind zwei davon.

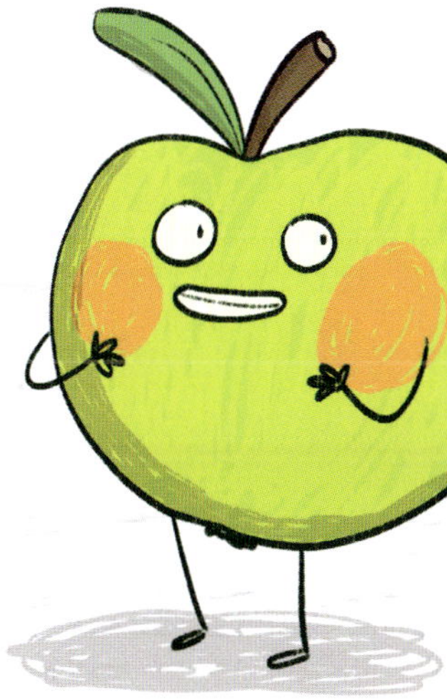

BILDNACHWEIS

Shutterstock: S. 6: © siamionau pavel; S. 7: 590378090 © Mimafoto; S. 8: 392404696 © Rawpixel.com; S. 9: 1742266397 © Amelia Fox; S. 10: 430565590 © Oleksandra Naumenko; S. 13: 611956064 © Oli Moorman; S. 14: 1937900812 © GLRL; S. 15: 89698867 © Ollyy, 1827582362 © MikeSaran; S. 16: 533124349 © Singkham; S. 19: 1083651095 © mailsonpignata; S. 21: 118106128 © Prometheus72, 627415601 © Africa Studio; S. 22: 635866208 © chadin0; S. 24: 1743023351 © Vera Prokhorova; S. 29: 1673063374 © saul goodman; S. 36: 782845624 © JPC-PROD; S. 43: 1767963326 © Sergey Ryzhov; S. 49: 370043891 © Roman Zaiets; S. 51: 555120181 © Korn Pongsakorn; S. 54: 603582320 © Antonina Vlasova; S. 58: 184219730 © Africa Studio; S. 68: 710258587 © NDAB Creativity; S. 71, 95, 133, 169, 178-181 (Hintergrund): 588924086 © primopiano; S. 73: 1801788949 © Vitalii Stock; S. 75: 1603518619 © PawelSdr, 133832651 © Christian Jung; S. 76: 1634217268 © Andriyaki; S. 81: 1886300677 © AnnetteM; S. 96: 1792874593 © Kiian Oksana; S. 101: 1325627765 © fizkes, S. 106: 1487437550 © Krasula; S. 110: 1863321802 © YoloStock; S. 115: 264882746 © Mykola Komarovskyy; S. 119: 1715470414 © DG-Studio; S. 124: 1891568668 © StepanPopov; S. 125: 764178733 © Yuliia Kononenko; S. 129: 219229759 © Joshua Resnick; S. 130: 661504240 © Africa Studio; S. 134: 234670651 © Monkey Business Images; S. 138: 127542449 © grafvision; S. 144: 1186046665 © WAYHOME studio; S. 146: 1892472922 © LADO; S. 149: 1680967501 © Pheelings media; S. 153: 1911616855 © WildMedia; S. 155: 1594135942 © David Moreno Hernandez, 547553083 © Jinning Li; S. 156, 157 (Hintergrund): 1469387822 © Lukasz Szwaj; S. 157: 242289604 © Everett Collection; S. 158: 1803921706 © Fotokostic; S. 159: 1235193082 © RONEDYA; S. 161: 1680210988 © Stokkete; S. 162: 299131739 © ElRoi; S. 165: 1831309483 © Yayah_Ai; S. 172: 772781224 © VGstockstudio;
Pixabay: S. 27: 2788662 © pixel2013, 380212 © cbaquiran; S. 39: 2813899 © jarmoluk; S. 92: 1312524 © jackmac34; **Freepik:** S. 30 Cola © Racool_studio;
Andere: S. 168: © Landesuntersuchungsanstalt für das Gesundheits- und Veterinärwesen (LUA) Sachsen (linkes Bild), © BJV (rechtes Bild)

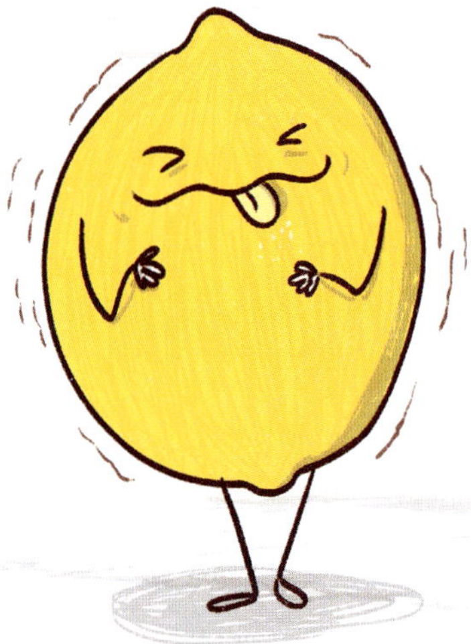

Katrin Linke studierte in Göttingen und Kiel Medizin und Biologie. Sie arbeitet als freie Fernsehjournalistin für Wissensformate der ARD, Arte und des Hessischen Rundfunks. *So ernähren wir uns richtig* ist ihr zweites Kinderbuch.

www.katrin-linke.de

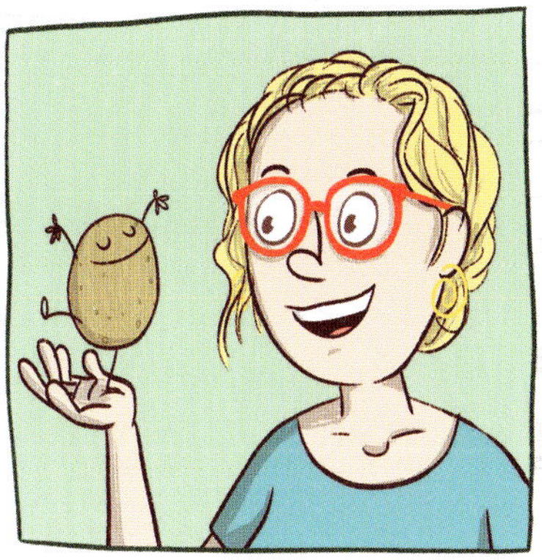

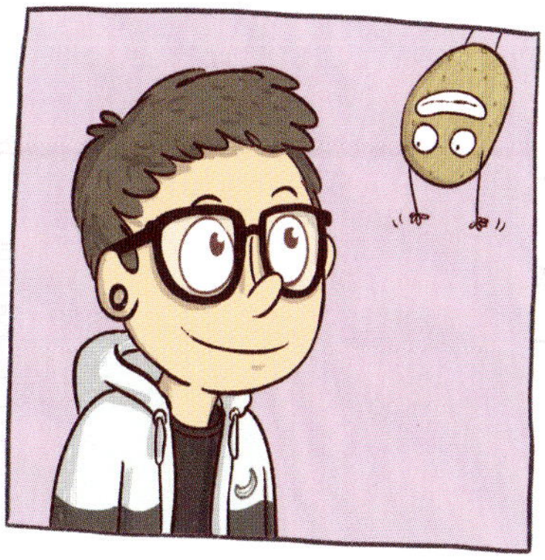

Sonja Kurzbach wurde 1983 in Ostfriesland geboren und zog nach dem Abitur nach Bremen, wo sie eine Ausbildung zur Mediengestalterin machte. Ein Illustrationsdesign-Stipendium brachte sie nach Berlin. Abseits des Zeichentisches liebt sie Karate, Siebdruck, schöne Fahrräder und Punkkonzerte.

www.shortriver.de

FSC
www.fsc.org
MIX
Papier aus verantwortungsvollen Quellen
FSC® C109273

ISBN 978-3-7432-0954-1
2. Auflage 2021

Umschlag- und Innenillustrationen: Sonja Kurzbach
Umschlagfotos: @ S_Photo/shutterstock.com
Umschlaggestaltung: Johanna Mühlbauer
Bildrecherche und Layout: Johanna Mühlbauer
Redaktion: Sabine Gschwender
Printed in the EU

www.loewe-verlag.de